Aggression und Gewalt von Kindern und Jugendlichen

Franz Petermann
Ute Koglin

Aggression und Gewalt von Kindern und Jugendlichen

Hintergründe und Praxis

Mit 23 Abbildungen und 11 Tabellen

Springer

Prof. Dr. Franz Petermann
Universität Bremen
Zentrum für Klinische
Psychologie und Rehabilitation
Grazer Str. 2-6
28359 Bremen

Prof. Dr. Ute Koglin
Universität Bremen
Zentrum für Klinische
Psychologie und Rehabilitation
Grazer Str. 2-6
28359 Bremen

ISBN 978-3-642-22465-2
ISBN 978-3-642-22466-9(e-Book)
DOI 10.1007/978-3-642-22466-9

Die Deutsche Nationalbibliothek verzeichnet diese Publikation in der Deutschen Nationalbibliografie; detaillierte bibliografische Daten sind im Internet über http://dnb.d-nb.de abrufbar.

SpringerMedizin

Planung: Monika Radecki, Heidelberg
Projektmanagement: Sigrid Janke, Heidelberg
Lektorat: Barbara Buchter, Freiburg
Projektkoordination: Barbara Karg, Heidelberg
Umschlaggestaltung: deblik, Berlin
Fotonachweis Umschlag: © Klaus-Peter Adler / fotolia.com
Herstellung: Crest Premedia Solutions (P) Ltd., Pune, India

Gedruckt auf säurefreiem und chlorfrei gebleichtem Papier

Springer Medizin ist Teil der Fachverlagsgruppe Springer Science+Business Media
www.springer.com

Vorwort

Ein extremes Verhalten, wie Aggression und Gewalt, führt sofort zur Frage nach dem »Warum«, ebenso spontan folgt die Frage »Was kann man tun – mit den Tätern und den Opfern?« Wenn Kinder und Jugendliche aggressiv und gewalttätig sind, dann ist die Ratlosigkeit noch größer und die Taten lösen noch größere Betroffenheit aus.

Neben der Frage nach der persönlichen Schuld und der Wiedergutmachung aus der Perspektive der Opfer erfolgt bei Kindern und Jugendlichen als Täter die Frage nach der Verantwortung der Eltern und der Gesellschaft. Alle diese und eine Vielzahl unausgesprochener Fragen sind berechtigt, aber leider sind einfache Antworten kaum möglich. Auch uns wird es lediglich aus der Perspektive der Entwicklungs- und Klinischen Kinderpsychologie gelingen, einige Fragen zu beantworten. Unsere Antworten wollen wir anhand aktueller wissenschaftlicher Studien und klinischer Erfahrungen geben. Da aggressives und gewaltsames Verhalten in allen Lebensbereichen – bei jungen wie alten Menschen – auftreten kann, mussten wir bei unserem Buch eine Auswahl treffen. Selbstverständlich ist aggressives Verhalten in der Schule ein Thema; wir werden uns mit Mobbing (Bullying) unter Schülern beschäftigen; Jugendliche und Heranwachsende zeigen ein riskantes Fahrverhalten, und schädigen damit andere Personen; Kinder und Jugendliche wenden sich gewalthaltigen Computerspielen zu, begehen unter Alkoholeinfluss Gewalttaten und zeigen kriminelles Verhalten.

Die Methoden und Chancen von Prävention und Therapie haben sich vor allem durch Erkenntnisse aus Längsschnitt- und Therapiestudien verbessert – ein wichtiges Thema, mit dem wir uns ausführlich auseinandersetzen! Einige dieser Ansätze sind sehr erfolgreich und vielfach kostenintensiv. Wir erlauben uns hier Empfehlungen auszusprechen, die über den engen Bereich einer psychologischen Sichtweise hinausgehen. Die Beschäftigung mit aggressiven und gewalttätigen Kindern und Jugendlichen führt schnell zu Fragen der Kindererziehung, der Vermittlung von Werthaltungen, der Regeln für ein faires Miteinander und der »gerechten Bestrafung« von Tätern. Wir geben dabei Antworten als Wissenschaftler und Praktiker.

Wir danken dem Springer-Verlag (Heidelberg) für die Geduld im Rahmen der Fertigstellung dieses Buches. Frau Radecki initiierte das Buchprojekt und war eine geduldige Wegbegleiterin. Unser Mitarbeiter und Kollege Dr. Jan Witthöfft unterstützte uns bei einigen Themen dieses Buches bei der Literaturbearbeitung. Allen Beteiligten ein herzliches Dankeschön.

Wir hoffen sehr, dass wir unseren Leserinnen und Lesern hinreichend Fakten und Antworten liefern können, die Lösungen aufzeigen. Über Rückmeldungen aus dem Leserkreis freuen wir uns (fpeterm@uni-bremen.de, ukoglin@uni-bremen.de).

Franz Petermann und Ute Koglin
Bremen, im April 2013

Die Autoren

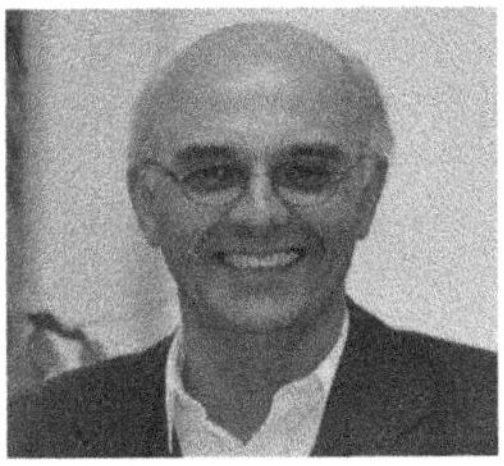

Prof. Dr. Franz Petermann

geboren 1953, studierte Mathematik und Psychologie an der Universität Heidelberg Heidelberg: Im Anschluss war er wissenschaftlicher Assistent an den Universitäten Heidelberg und Bonn, promovierte 1977. Nach seiner Habilitation 1980 war er Professor am Psychologischen Institut in Bonn und Leiter des Psychosozialen Dienstes der Universitäts-Kinderklinik. In den 1980er und Anfang der 1990er Jahre begründete er im deutschen Sprachraum das Fach Klinische Kinderpsychologie. 1991 übernahm er den Lehrstuhl für Klinische Psychologie an der Universität Bremen und 2007 den Lehrstuhl für Klinische Psychologie und Diagnostik. Er ist Direktor des Zentrums für Klinische Psychologie und Rehabilitation (ZKPR) der Universität Bremen. In den letzten 20 Jahren sind zahlreiche Therapie- und Testverfahren für Kinder und Jugendliche entstanden, die fortlaufend evaluiert und optimiert werden. Besonders bekannt sind Ansätze zur Aggressionsbehandlung.

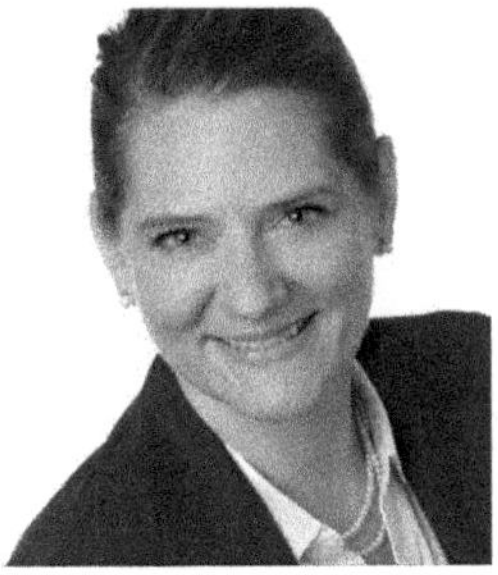

Prof. Dr. Ute Koglin

geboren 1972, Studium der Psychologie an der Universität Bremen. Ab 1999 war sie wissenschaftliche Mitarbeiterin in der Erlangen-Nürnberger Entwicklungs- und Präventionsstudie und führte u. a. Kinder- und Elternkurse zur Förderung der sozialen Entwicklung und Prävention aggressiven Verhaltens durch. Seit der Promotion 2003 ist sie Mitarbeiterin am Zentrum für Klinische Psychologie und Rehabilitation (ZKPR) der Universität Bremen mit den Arbeitsschwerpunkten Prävention früher Verhaltensprobleme und Entwicklungsförderung von Kindern in verschiedenen Projekten. Seit 2010 vertritt sie den Lehrstuhl für Entwicklungspsychologie an der Universität Bremen und betreut den Bereich Gesundheitspsychologie im Kindes- und Jugendalter.

Inhaltsverzeichnis

Einführung

Aggressivem Verhalten begegnen wir im Alltag ständig. In der Straßenbahn, zu Hause oder am Arbeitsplatz, überall wo Menschen aufeinandertreffen, können wir aggressives Verhalten beobachten. Schlägereien und lautstarke Auseinandersetzungen sind für uns besonders sichtbar, aber aggressives Verhalten kann auch sehr leise seine Opfer treffen. Gerüchte werden in die Welt gesetzt, bestimmte Personen werden ausgegrenzt oder es wird heimlich etwas zerstört, um sich an jemanden zu rächen. Aggression und Gewalt geht jeden etwas an. Wer davon ausgeht, dass er von aggressivem und gewalttätigem Verhalten verschont bleibt, der kann sehr schnell von unangenehmen Erlebnissen eingeholt werden.

Wenn wir bei unseren Mitmenschen aggressives Verhalten beobachten, neigen wir dazu, ihnen eine aggressive Persönlichkeit zu unterstellen: Das ist ein Choleriker, der war schon immer so. Reagieren wir selbst aggressiv, dann sehen wir darin in der Regel eine Notfallreaktion. Wir gehen davon aus, dass es sich dabei um die letzte Option handelt. Diese Haltung wird als »actor-observer-difference« bezeichnet (Nisbett u. Ross 1980). Wir erklären unser Verhalten mit situativen Aspekten, während wir die Aggression unserer Mitmenschen als stabiles Merkmal begreifen.

Durch welche Handlungen wir uns durch unsere Mitmenschen bedroht fühlen, ist unterschiedlich! Wir fühlen uns tief verletzt und gekränkt oder generell als Person infrage gestellt. Vermutlich bildet eine solche Selbstwertbedrohung einen besonders häufigen Anlass für aggressives Verhalten. Bettencourt Talley, Benjamin u. Valentine (2006) zeigen in ihrer Meta-Analyse auf, dass Narzissmus jedoch nur dann mit aggressivem Verhalten in Verbindung steht, wenn zuvor eine für den Selbstwert bedrohliche Provokation erfolgte. Das aggressive Verhalten narzisstischer Personen wäre demnach eine Reaktion auf eine Selbstwertbedrohung. Bleibt die Frage: Warum bedrohen Menschen den Selbstwert ihrer Mitmenschen?

Aus Sicht der evolutionären Psychologie ist aggressives Verhalten eine Lösung für eine Reihe von Anpassungsproblemen (Buss u. Shackelford 1997). Es kann dazu dienen, unser Überleben zu sichern. Wir können damit eigene Ressourcen schützen (wie Essen, den Zugang zu Trinkwasser), aber auch auf die Ressourcen anderer Menschen zugreifen. Menschen bilden und verteidigen mit aggressivem Verhalten ihren sozialen Status innerhalb ihrer Bezugsgruppe oder versuchen, einen Konkurrenten um einen attraktiven Partner zu vertreiben. Demnach ist aggressives Verhalten nicht nur mit Nachteilen behaftet.

Die Psychologie beschäftigt sich aus vielen Blickwinkeln mit aggressivem Verhalten, ebenso wie andere wissenschaftliche Disziplinen (Biologie, Kriminologie, Soziologie). Psychologen fragen nach den Ursachen, Einflussfaktoren und Konsequenzen aggressiven Verhaltens. Dabei werden unterschiedliche Aspekte betont: die Rolle der Gene, der Gesellschaft oder der unmittelbaren sozialen Situation. In diesem Buch beschreiben wir aggressives Verhalten von Kindern und Jugendlichen besonders aus der Perspektive der Klinischen Kinderpsychologie. Der Grund dafür ist relativ einfach: Es ist unsere Perspektive und unsere Erfahrungswelt. Damit schließen wir andere nicht aus oder bewerten unsere als besser dazu geeignet, aggressives Verhalten zu erklären.

Für dieses Buch mussten wir uns auf einige Aspekte festlegen. Wir haben uns für diejenigen Themen entschieden, die wir in den letzten Jahren besonders bearbeitet haben. Es handelt sich dabei um Grundlagen zu aggressivem Verhalten, aber auch um aktuelle Themen, wie beispielsweise »Computerspiele und aggressives Verhalten« oder »Psychopathie in der Kindheit«. Hier weisen wir eine besondere Expertise auf und hoffen, dass die Leser davon profitieren. Daneben existieren weitere spannende Themen, wie Gewalt in Teenagerbeziehungen oder Gewalt gegen Eltern und Lehrer. Ohne die Aktualität der Themen damit zu beschränken, haben wir auf diese verzichtet und uns zunächst auf unsere Themen konzentriert.

In der Vorbereitung zu diesem Buch und in vielen Gesprächen mit betroffenen Kindern und Jugendlichen, Eltern, Lehrkräften, Sozialpädagogen sowie Psychologischen Psychotherapeuten stießen wir auf eine Reihe von Vorurteilen im Rahmen der Bewertung aggressiven Verhaltens. Sie wurden mehr oder weniger offen ausgesprochen. Diese Vorurteile sind deshalb von Bedeutung, weil sie sich als Handlungsmaxime wiederfinden. Sie können damit die Beziehungsqualität zwischen Eltern und Kind beeinflussen, aber auch die Hilfeplanung oder das Ausmaß und die Art der Unterstützung. Obwohl in den folgenden Kapiteln detailliert auf aktuelle Ergebnisse eingegangen wird, möchten wir an dieser Stelle explizit diese Vorurteile oder Mythen, die gegenüber aggressivem Verhalten bestehen, aufgreifen.

Mythen über aggressives Verhalten

1. Aggressive Kinder sind niemals Opfer.
2. Durch Ausagieren (Ausleben) wird aggressives Verhalten abgebaut.
3. Die Zunahme der Aggression resultiert aus einem ungezügelten Medienkonsum.
4. Wenn man genug Liebe erfahren hat, wird man im Leben niemals aggressiv.
5. Bei aggressiven Konflikten in Familien sind Kinder immer der schwächste Teil.
6. Nur durch harsche Strafen bringt man aggressive Kinder zur Einsicht und auf den richtigen Weg.
7. Aggressives Verhalten resultiert aus einem schlechten Charakter und dieser ist angeboren, das heißt, er ist unveränderbar.

Aggressive Kinder agieren als Täter. Sie erschweren mit trotzigem Verhalten geplante Abläufe, sie sprengen mit Wutanfällen gemeinsame Spiele, sie zerstören Dinge und stellen eine potenzielle Bedrohung für andere dar. Sie können damit bei Erwachsenen Frustration und Wut auslösen, aber auch Hilflosigkeit und Überforderung. Hier besteht die Gefahr, dass solche Kinder nur noch als Problemfälle betrachtet werden. Der Perspektivenwechsel, ein solches Kind auch als Opfer aggressiver Handlungen zu sehen, gelingt manchen schon nicht mehr. Besonders in der Mobbingforschung (▶ Kap. 5) wird jedoch deutlich, dass viele Kinder nicht nur Täter sind, sondern auch Opfer. Die sogenannten Täter-Opfer weisen im Vergleich zu anderen Kindern sogar die schlechteste psychosoziale Prognose auf. Neben dem gezeigten aggressiven Verhalten sind sie zudem beeinträchtigt durch Ängste, Depression und durch Schulprobleme (Burk et al. 2011).

Noch schwieriger wird es, aggressive und gewalttätige Jugendliche als Opfer anzuerkennen. Längsschnittliche Studien, die die Entwicklung von Kindern bis zum Erwachsenenalter begleitet haben, verdeutlichen, dass diejenigen das schwerwiegendste aggressive und gewalttätige Verhalten zeigen, die den meisten familiären Belastungen in der Kindheit ausgesetzt waren (Juby u. Farrington 2001; Odgers et al. 2007). Es sind Kinder, die in einem pathologischen Elternhaus aufwuchsen: mit Eltern, die ihre Kinder schlugen oder vernachlässigten, die Probleme mit Alkohol oder Drogen hatten und selbst aggressives und gewalttätiges Verhalten zeigten. Besonders am Thema »Jugendkriminalität« wird deutlich, dass dieses Wissen um die außerordentlichen Belastungen der Jugendlichen für die Entstehung des aggressiven und gewalttätigen Verhaltens bereits im Allgemeinwissen angekommen ist. Deutlich wird jedoch auch, dass in Anbetracht massiver Gewalttaten, die bis zur Tötung eines Mitmenschen reichen, die Bereitschaft sinkt, den Jugendlichen im Kontext seiner gesamten psychosozialen Entwicklung zu sehen. Der gewaltbereite Jugendliche ist der Grund, warum man abends nicht mehr mit öffentlichen Verkehrsmitteln fahren möchte – nicht sein schwieriges soziales Umfeld. Die Anerkennung als Opfer entschuldigt die Taten nicht. Sie verdeutlicht hingegen die besondere Verantwortung, die Erwachsene für die Lebensbedingungen junger Kinder tragen. Sie unterstreicht die Rolle der frühen Prävention, einer effektiven Jugend- und Familienhilfe und damit unsere gesellschaftliche Verantwortung. Sie zeigt auch die besondere Bedeutung einer umfassenden Therapie auf, die das gesamte Lebensumfeld des Jugendlichen einschließen sollte: Eltern, Freunde, Schule, Berufsausbildung (► Kap. 12).

Der zweite Mythos besagt, dass Aggression durch das Ausleben abgebaut werden kann. Er geht zurück auf die Katharsis-Hypothese, die ihre Wurzel unter anderem in der Psychoanalyse findet. Ihr haftet die Vorstellung an, dass Aggression durch das Ausleben aus einer Person herauskommen kann. Wird die Aggression nicht ausgelebt, kann sie zu psychischen Schäden führen. Durch das Ausleben reinigt sich eine Person davon und sie kann ihren emotionalen Zustand verbessern. Diese Annahme gilt in der Psychologie bereits seit Jahrzehnten als widerlegt (Geen u. Quanty 1977). Personen, die ihre Aggression ausagieren, zeigen anschließend nicht weniger aggressives oder feindseliges Verhalten, sondern mehr. Bushman, Baumeister u. Phillips (2001) berichten zudem, dass einige Personen es genossen haben, sich aggressiv zu verhalten und sich deswegen besser fühlen. Lerntheoretisch können sich hier Verstärkungsprozesse anschließen, die dazu führen, dass sich aggressives Verhalten stabilisiert. So scheint es dringend geboten, von diesem Mythos Abschied zu nehmen. Kindern müssen andere Strategien vermittelt werden, um Emotionen angemessen zu regulieren (Kullik u. Petermann 2012).

Der ungezügelte Medienkonsum wird ebenfalls häufiger als zentrale Ursache aggressiven Verhaltens von Kindern benannt. Man vermutet, dass allein die Menge des Medienkonsums schon ausreicht, um aggressives Verhalten bei Kindern zu fördern. Fernsehen, Computer und Handys sind ein so prominenter Teil im alltäglichen Leben geworden, das sie kaum noch wegzudenken sind. Aber machen sie Kinder tatsächlich aggressiv? Wir widmen uns in Kapitel 7 dem Thema »Computerspiele und aggressives Verhalten«. Hierzu liegen mittlerweile zahlreiche Studien vor, die versuchten, diese Frage durch Experimente und Studien zu klären. Das General-Aggression-Modell von Anderson u. Bushman (2002) bietet für diese Frage einen umfassenden bio-psycho-sozialen Rahmen an. Ein solcher Rahmen bietet auch die Chance, ein umfassendes Ursachenmodell zu begründen. Eine isolierte Ursache, wie Medienkonsum, reicht nicht aus, um ein komplexes Muster aggressiven Verhaltens bei Kindern und Jugendlichen zu erklären. Dennoch kann ein ungezügelter Medienkonsum bei gefährdeten Kindern und Jugendlichen mit einer bereits bestehenden psychischen Belastung aggressives Verhalten zusätzlich begünstigen.

Liebe, die sich in einem liebevollen und verlässlichen Band zwischen den Eltern und ihrem Kind zeigt, ist eine Grundvoraussetzung für eine gesunde körperliche und seelische Gesundheit (Pasalich, Dadds, Hawes u. Brennan 2011). Wenn wir den Ausspruch »Wenn man genug Liebe erfahren hat, wird man auch nicht aggressiv.« als Mythos bezeichnen, dann sehen wir vor unseren Augen Menschen in Hilfsberufen, die versuchen aggressive Kinder durch besonders viel Liebe zu kurieren. Jedes aggressive Verhalten wird mit mangelnder Liebe entschuldigt, für regelverletzendes Verhalten gibt es ein Tätscheln auf dem Kopf, für Schlägereien auf dem Pausenhof eine extra liebevolle Umarmung. Kinder mit aggressivem Verhalten brauchen ohne Zweifel verlässliche und liebevolle Bezugspersonen. Liebevolles Verhalten reicht jedoch nicht aus, um ein bestehendes Muster aggressiven Verhaltens bei einem Kind zu verändern. Es benötigt mehr Hilfestellungen, die es ihm beispielsweise ermöglichen, mit eigenen Gefühlen anders umzugehen oder Konflikte anders wahrzunehmen und dafür Lösungen zu finden.

Mit unserem fünften Mythos möchten wir unseren Lesern verdeutlichen, dass in Konflikten zwischen Kindern und Erwachsenen Kinder nicht unbedingt die schwächere Rolle innehaben. Kinder können sehr wohl hochmanipulativ und erpresserisch mit Erwachsenen umgehen und damit zur Eskalation von Aggression und Gewalt aktiv beitragen. Patterson (1982) hat durch viele Beobachtungen von Eltern-Kind-Interaktionen diese Erpresserspiele beschrieben. Eine solche negative Eltern-Kind-Interaktion illustriert, wie aus kleinen Anlässen im Alltag ein allseitiges Genervtsein entsteht, wodurch die Bereitschaft zur Aggression ständig erhöht ausgeprägt ist. Eine Vielzahl solcher Konflikte belastet Familien so stark, dass wechselseitige Provokationen und massive Interaktionsstörungen in Familien die Folge sind. Ungünstige Erziehungsvorstellungen und eine unzureichende Erziehungskompetenz von Bezugspersonen aggressiver Kinder spitzen die Problematik in der Familie und der Schule weiter zu. Die ungünstigen Erziehungsvorstellungen bilden unseren sechsten Mythos. Es herrscht hierbei häufig die Vorstellung, dass harte Strafen aggressives Verhalten unterbinden würden. Sicherlich haben harte Strafen eine abschreckende Wirkung. Strafe allein hilft einem Kind mit aggressivem Verhalten jedoch nicht, sozial angemessenes Verhalten zu erlernen. Bestenfalls lernt es ein bestimmtes Verhalten zu unterlassen, nämlich das, für das es bestraft wurde. Strafe ist vordergründig ein effektives Erziehungsmittel, da es scheinbar eine unmittelbar positive Wirkung hat, indem es störendes Verhalten unterbindet. Allerdings besteht die Gefahr, dass die Beziehung zum Kind beeinträchtigt wird und Erwachsene als mächtiges Modell für aggressives Verhalten dienen.

Aggressives Verhalten wird auch vererbt. Es finden sich Belege dafür, dass 50 % bis 60 % der Varianz des aggressiven Verhaltens genetisch erklärt werden kann. Weniger statistisch belesene Personen schlussfolgern daraus, dass man 50 % bis 60 % des aggressiven Verhaltens durch Gene erklären kann. Diese Lesart ist jedoch falsch! Aggressivem Verhalten liegen vielfältige bio-psycho-soziale Ursachen zu Grunde (Tremblay 2010). Jegliche Vereinfachung und Reduktion auf einen einzelnen Faktor führt zu Fehlschlüssen.

Aggression und Gewalt sind gekoppelt an psychische Ausnahmesituationen, bewirken negative soziale Folgen, persönliches Leid und ökonomische Schäden für die Gesellschaft. Ein sicheres Zusammenleben, moralisch faires Handeln, zwischenmenschliche Verantwortung und Wertschätzung gegenüber dem Anderen bilden hohe Werte in unserer Gesellschaft. Auf der Basis eines solchen sozialen und kulturellen Konsenses in unserer Gesellschaft ist eine »Charta gegen Aggression und Gewalt« formulierbar. Mögliche Inhalte zeigt der abschließende Kasten auf. Die damit formulierten Herausforderungen sollen in diesem Buch aufgegriffen und anhand verschiedener Themen vertieft werden.

Charta gegen Aggression und Gewalt

- Recht auf eine gewaltfreie Erziehung;
- Partnerschaft (Freundschaft) ohne Gewalt;
- Abbau von Diskriminierung und Gewalt in Schulen und Ausbildung (Mobbing im Kindergarten und Schule);
- Begrenzung von Aggressions- und Gewaltdarstellungen in Medien;
- Bereitstellung von finanziellen Mitteln für Aufklärung und Prävention im Bereich Aggression und Gewalt;
- Bekämpfung von aggressiven Gefährdungen im Straßenverkehr;
- Gewährleisten einer sicheren Nachbarschaft, eines sicheren Soziallebens und sicheren Wohnens;
- Entwicklung eines Bewusstseins für Leiden (Opferperspektive) und Kosten von Aggression und Gewalt.

Formen und Klassifikation aggressiven Verhaltens

Fallstudie

Im Rahmen eines Forschungsprojektes führt Frau G. als Psychologin in einer Kindertagesstätte eine Entwicklungsdiagnostik mit Kindern durch. Frau G. wurde bereits von der Leiterin der Einrichtung und von einer Erzieherin auf einen Jungen angesprochen. Tim ist vier Jahre und zwei Monate alt und stellt für die Erzieherinnen eine große Herausforderung dar. Er ist unruhig und hat einen starken Bewegungsdrang, er hat Schwierigkeiten bei einer Sache zu bleiben und zeigt oft Wutanfälle. Er geht sprichwörtlich über Bänke und Stühle und nimmt sich ohne Rücksicht auf andere Kinder die Spielzeuge, die er möchte. Andere Kinder meiden ihn, da er sie schlägt oder tritt. Seine Erzieherin berichtet, dass sie Tim eigentlich nie aus den Augen verlieren darf, weil sonst leicht jemand oder etwas zu Schaden kommt. Dadurch fehle der Kindergruppe nötige Zuwendung und die ständigen Konflikte mit Tim seien eine große Belastung. Sie erhoffen sich durch die Entwicklungsdiagnostik weitere Informationen, um Tims Verhalten besser zu verstehen, aber besonders auch um Hinweise zu erhalten, die Verhaltensprobleme gezielt anzugehen. Tims Mutter hat der Teilnahme am Projekt zugestimmt, sodass Frau G. sich vornimmt, mit Tim die Tests durchzuführen.

Frau G. nimmt in der Gruppe Kontakt zu Tim auf und fordert ihn dann auf, mit ihr in einen anderen Raum zu gehen. Tim geht bereitwillig mit und zeigt sich dabei von seiner gesprächigen Seite. Er redet viel und begeistert über Dinosaurier. Einen Tyrannosaurus-Rex aus Plastik hat er mitgenommen. Frau G. fällt an Tim auf, dass er für sein Alter recht groß und kräftig ist. Er überragt alle Kinder in seinem Alter deutlich. Bei der Testung macht Tim in den ersten Minuten motiviert mit. Dann zeigt er zunehmend motorische Unruhe: Er schwingt mit den Beinen, rutscht mit dem Po umher, gestikuliert mit den Händen und schließlich legt er seinen Oberkörper auf den Tisch. Seine Stimmung wird deutlich schlechter. Er haut gegen die Testmaterialien. Frau G. fordert ihn auf, damit aufzuhören. Daraufhin zieht er sich plötzlich mit dem ganzen Körper auf den Tisch, schlägt und tritt alles weg, was er kann. Frau G. versucht nach seinem Oberkörper zu greifen, da dreht er sich zu ihr und schlägt ihr mit der Faust ins Gesicht. Frau G. blutet an der Lippe. Bevor er erneut zuschlagen kann, versucht sie ihn festzuhalten und spürt mit großem Erstaunen die ungeheure Kraft des Kindes. Sie sagt ihm, dass sie nun etwas anderes spielen können und bricht damit die Testung ab. Tim springt vom Tisch herunter, wirft den Stuhl um und rennt zurück in die Kindergruppe. Er ist sehr wütend und angespannt und tritt im Gruppenraum zunächst die Kinderküche um. Dann wirft er sich auf die Matratze in der Ruheecke und vergräbt sich unter den Kissen. Er weint ärgerlich.

Die Erzieherin sieht Frau G. nicht überrascht, aber doch hilflos an. »Er ist doch erst vier Jahre alt!«, sagt sie zu Frau G., als diese ebenfalls in den Gruppenraum kommt. Unklar ist bei diesem Satz, ob sie ihn verteidigen möchte, weil er erst vier Jahre alt ist, oder ob sie Angst davor hat, wie Tim sich zukünftig entwickeln wird.

Aggressives Verhalten ist negativ besetzt, da es anderen Schaden zufügt. Es ist jedoch auch mit einigen Vorteilen verknüpft. Beispielsweise ist damit auch die Fähigkeit zur Selbstbehauptung, der Etablierung des eigenen Sozialstatus sowie der Erhalt oder Erwerb von Ressourcen verbunden. Tim hat mit seinen vier Jahren bereits sehr gut gelernt, dass er durch aggressives Verhalten die Spielzeuge erhält, die er haben möchte. Andere Kinder meiden ihn aufgrund seines Verhaltens, aber niemand würde sich trauen, ihn anzugreifen. Wenn er zuerst etwas machen möchte, lassen ihm die anderen Kinder, aber auch die Erzieherin, den Vortritt. Damit richten bereits viele Personen in seiner Gruppe ihr Verhalten an dem von Tim aus. Tim weist häufiges und schwerwiegendes aggressives Verhalten gegen Kinder, Erwachsene und Gegenstände auf. Er hat fast täglich mindestens einen heftigen Wutanfall, bei dem es ihm nur sehr langsam gelingt, sich wieder zu beruhigen. Wutanfälle und aggressives Verhalten können bei einigen Vierjährigen beobachtet werden. Das Verhalten von Tim ist in der Intensität, der Frequenz und Schwere jedoch so beeinträchtigend, dass gefragt werden kann, ob er bereits eine Störung des Sozialverhaltens aufweist. Bevor versucht wird, diese Frage zu klären, sollen zunächst einige Begriffe bestimmt werden.

Definition

Aggressiv-dissoziales Verhalten beinhaltet Handlungsweisen, die darauf ausgerichtet sind, anderen Personen Schaden zuzufügen (Anderson u. Bushman 2002).

Anderson u. Bushman (2002) definieren aggressives Verhalten als ein Verhalten, das darauf gerichtet ist, einer anderen Person Schaden zuzufügen. Sie ergänzen, dass der Aggressor davon überzeugt sein muss, dass sein Verhalten das Opfer auch tatsächlich schädigt und dass das Opfer motiviert ist, diesem Verhalten auszuweichen. Davon ausgeschlossen wird unabsichtliches Verhalten, das nicht darauf abzielt, anderen zu schaden.

Eine Steigerung aggressiven Verhaltens bildet gewalttätiges Verhalten. Das Ziel dabei ist es, eine andere Person massiv zu schädigen (bis hin zum Tod). Im deutschsprachigen Raum wird zudem aggressives und gewalttätiges Verhalten, das im Strafgesetz erfasst wird, als delinquentes Verhalten bezeichnet. Im angelsächsischen Bereich geht die Bedeutung von »delinquency« jedoch über die Verletzung von Strafrechtsnormen hinaus und umfasst auch andere Arten sozial negativ bewerteten abweichenden Verhaltens, wie zum Beispiel Lügen, Schuleschwänzen, Alkohol- und Drogenkonsum.

Etwas umfassender wird der Begriff »dissoziales Verhalten« verwendet, da es sich im weiten Sinne auf Verhalten bezieht, das dem Zusammenleben in der Gemeinschaft und Gesellschaft oder der sozialen Interaktion zwischen einzelnen Personen schadet. Im Folgenden bezieht sich der Begriff »aggressiv-dissoziales Verhalten« auf Verhalten, das das Zusammenleben in der Gemeinschaft und der Gesellschaft oder die Interaktion mit anderen Personen schädigt. Dies kann dadurch der Fall sein, dass Rechte und Belange einzelner Personen oder von Personengruppen (z. B. von Geschwistern, einer Spielgruppe, der Klassengemeinschaft) beeinträchtigt werden, oder dadurch, dass Regeln, welche für die Mitglieder einer Gemeinschaft oder Gesellschaft eine normative Verbindlichkeit besitzen, verletzt werden.

2.1 Formen aggressiven Verhaltens

Viele Kinder zeigen im Entwicklungsverlauf leichte Formen oppositionellen oder aggressiven Verhaltens, ohne dass damit schwerwiegende Konsequenzen verbunden sind. Trotziges und aggressives Verhalten tritt besonders bei zwei- bis dreijährigen Kindern gehäuft auf, weswegen sich der Begriff »terrible twos« etablierte (vgl. Mesman u. Koot 2001). Im weiteren Entwicklungsverlauf nimmt die Häufigkeit aggressiven Verhalten wieder ab. Dies kann durch die Zunahme sprachlicher und kognitiver Fähigkeiten erklärt werden (vgl. Tremblay 2010). Von diesem typischerweise im Entwicklungsverlauf auftretenden aggressiven Verhalten kann massiv auffälliges Verhalten nach Campbell (2002) durch folgende Merkmale unterschieden werden:

- Es besteht in schwerwiegender Form über einen längeren Zeitraum,
- es tritt in mehr als einer spezifischen Situation oder einem Lebensumfeld auf,
- es ist in verschiedenen Beziehungen beobachtbar (z. B. gegenüber Eltern, Erzieherinnen oder Lehrkräften) und
- es führt dazu, dass die Bewältigung weiterer Entwicklungsaufgaben gefährdet ist.

Tab. 2.1 Formen aggressiver Verhaltensweisen (adaptiert nach Frick 1998)

Aggressives Verhalten im Kindergartenalter	Aggressives Verhalten im Grundschulalter
– zeigt störrisches Verhalten – ist trotzig gegenüber Erwachsenen – widersetzt sich – verliert die Fassung – ist empfindlich und reizbar – streitet mit Erwachsenen – beschimpft andere – ärgert andere – ist boshaft und gehässig – wird schnell wütend	– lügt – ist körperlich aggressiv – schikaniert andere – quält Tiere – verletzt soziale Regeln – flucht

Das Verhalten von Tim könnte anhand dieser Kriterien überprüft werden. Frau G. ist dieses im Rahmen ihrer Tätigkeit nicht möglich, da sie beispielsweise keinen Kontakt zu den Eltern hat, um Hintergründe über Tims Entwicklung zu erfahren und Entwicklungsbedingungen im Detail abzuklären. Sie kann auch nicht überprüfen, ob das Verhalten in anderen Lebensbereichen auftritt (z. B. außerhalb des Kindergartens). Die Verhaltensbeschreibungen der Erzieherinnen deuten an, dass Tims aggressives Verhalten nicht altersgerecht ist. Wakschlag, Tolan u. Leventahl (2009) weisen zudem daraufhin, dass die aktuellen diagnostischen Kriterien der psychiatrischen Klassifikationssysteme entwicklungsabhängige Aspekte bei jungen Kindern nicht ausreichend berücksichtigen. Rund ein Viertel der beschriebenen Symptome sind für Kinder im Kindergartenalter nicht geeignet (z. B. Betrug), ein Drittel sei völlig unangemessen (z. B. ein Feuer legen) und der Rest sei für diesen Alternsbereich nicht präzise genug (z. B. häufige Wutanfälle; Walkschlag et al. 2009).

An dieser Kritik wird bereits deutlich, dass aggressives Verhalten sich im Entwicklungsverlauf durch sehr unterschiedliche Verhaltensweisen äußert (Tab. 2.1). Aggressives Verhalten ist zudem sehr heterogen; es kann sich gegen Menschen oder Gegenstände richten, es kann verbal oder körperlich ausgeführt werden.

Aggressiv-dissoziales Verhalten wird aufgrund seiner Heterogenität nach verschiedenen Erscheinungsformen unterteilt. Die Unterscheidung von verbaler Aggression (z. B. abfällige Bemerkungen und Kritiken, Beschimpfungen sowie Beleidigungen, Nötigungen und Erpressungen, Anschuldigungen) und körperlicher Aggression (direkter, indirekter und symbolischer Art, z. B. Drohen mit der Faust) hat sich dabei bewährt. Vitiello u. Stoff (1997) bieten eine Einteilung nach folgenden Begriffspaaren an:

- feindselige (mit dem Ziel, einer Person Schaden zuzufügen) vs. instrumentelle Aggression (mit dem Ziel etwas bestimmtes Anderes als Schadenszufügung zu erreichen),
- offene (feindselig und offen trotzig, eher impulsiv und unkontrolliert, wie zum Beispiel Kämpfen oder verbale Streitereien) vs. verdeckte Aggression (verstohlen und versteckt, eher instrumentell und kontrolliert, wie zum Beispiel Feuerlegen oder Stehlen),
- reaktive (Reaktion auf eine wahrgenommene Bedrohung oder Provokation) vs. proaktive Aggression (zielgerichtet ausgeführt, um etwas Bestimmtes zu erreichen),
- affektive (unkontrolliert, ungeplant und impulsiv) vs. räuberische Aggression (kontrolliert, zielorientiert, geplant und versteckt).

Anhand dieser Begriffspaare kann aggressives Verhalten präziser beschrieben werden, beispielsweise ob es feindselig, offen, proaktiv und räuberisch oder instrumentell, verdeckt, reaktiv und affektiv ausgeprägt ist. Mögliche Motive aggressiver Handlungen treten dadurch deutlich hervor.

Die Unterscheidung von Aggressionsformen hat vielfältigen Eingang in die Forschung gefunden. Es können für einige Aggressionsformen abweichende Entwicklungsverläufe beobachtet werden (Tremblay et al. 2004; Vaillancourt, Miller, Fagbemi, Cote u. Tremblay 2007). Sie unterstützen die Analyse geschlechtsspezifischen aggressiven Verhaltens (Campbell et al. 2010) oder die Analyse von spezifischen sozial-kognitiven Verzerrungen nach Aggressionsform (Orobio de Castro, Merk, Koops, Veerman u. Bosch 2005). Zudem liegen Ergebnisse vor, die aufzeigen, dass sich Kinder, gruppiert nach vorherrschender Aggressionsform, auch in anderen Entwicklungsbereichen unterscheiden, wie der Moralentwicklung, der sprachlichen oder kognitiven Entwicklung (Arsenio, Adams u. Gold 2009). Diese Erkenntnisse dienen einer differenzierten Diagnostik und Therapie aggressiven Verhaltens.

Allerdings kann aufgrund des beobachtbaren aggressiven Verhaltens eines Kindes nicht immer unmittelbar auf die Funktion dieses Verhaltens geschlossen werden. Tim könnte ein anderes Kind schlagen, um ein Spielzeug zu erhalten (instrumentelle Aggression), um sich für eine vorangegangene Provokation zu rächen oder weil er prinzipiell Freude dabei empfindet, andere Kinder zu ärgern.

Aggressiv-dissoziales Verhalten umfasst eine große Anzahl heterogener Verhaltensweisen. Durch eine Gruppierung verschiedener Formen aggressiv-dissozialen Verhaltens kann man die Phänomene oft präziser beschreiben und diagnostizieren.

2.2 Klassifikation aggressiven Verhaltens

In der Klinischen Kinderpsychologie und Kinderpsychiatrie wird aggressives Verhalten unter dem Begriff »Störungen des Sozialverhaltens« zusammengefasst. Diese Störungen werden als ein wiederkehrendes und anhaltendes Verhaltensmuster definiert, durch das grundlegende Rechte Anderer und wichtige altersrelevante Normen oder Regeln verletzt werden. Mit der Definition als Muster wird das aggressive Verhalten abgrenzt von einzelnen aggressiven Reaktionen aufgrund unmittelbar auftretenden Ereignissen. Einzelne auffällige Verhaltensweisen, kindischer Unfug oder jugendtypisches aufmüpfiges Verhalten reichen für eine Diagnose nicht aus. Im psychiatrischen Klassifikationssystem ICD-10 wird empfohlen, diese Diagnose nur zu stellen, wenn das Verhaltensmuster seit sechs Monaten oder länger andauert. Es besteht dabei die Möglichkeit eine der im Folgenden aufgeführten Untergruppen zur Diagnose zu wählen.

»Störungen des Sozialverhaltens« klassifiziert nach ICD-10:

- auf den familiären Rahmen beschränkte Störung des Sozialverhaltens (F91.0),
- Störung des Sozialverhaltens bei fehlenden sozialen Bindungen (F91.1),
- Störung des Sozialverhaltens bei vorhandenen sozialen Bindungen (F91.2),
- Störungen des Sozialverhaltens mit oppositionellem, aufsässigem Verhalten (F91.3),
- sonstige Störungen des Sozialverhaltens (F91.8) und
- nicht näher bezeichnete Störung des Sozialverhaltens (F91.8).

Zusätzlich ist es möglich, die häufig mit Störungen des Sozialverhaltens auftretenden emotionalen Probleme in der Kategorie

»kombinierte Störung des Sozialverhaltens und der Emotionen« (F92) zu klassifizieren oder, wenn sie mit hyperkinetischen Symptomen auftreten, in der Kategorie »hyperkinetische Störung des Sozialverhaltens« (F90.1).

Im multiaxialen Klassifikationsschema der ICD-10 (Remschmidt, Schmidt u. Poustka 2001) wird empfohlen, den Störungsbeginn zu kennzeichnen. Unterschieden wird das Auftreten der Symptome der Störung des Sozialverhaltens vor dem zehnten Lebensjahr (d. h. einem Beginn in der Kindheit) von dem Auftreten der Symptome nach dem zehnten Lebensjahr (d. h. mit Beginn in der Adoleszenz). Eine Reihe von längsschnittlichen Studien weisen konsistent auf Unterschiede in der Ätiologie und der Prognose in Abhängigkeit vom Alter bei Störungsbeginn hin. Weitere Empfehlungen beziehen sich darauf, das Störungsausmaß auch in Bezug auf Hyperaktivität und emotionale Störungen zu beschreiben sowie den Schweregrad der Störung des Sozialverhaltens zu beurteilen.

Nach dem Klassifikationssystem der amerikanischen Psychiatrie-Gesellschaft DSM-IV-TR (dt. Saß et al. 2003) lassen sich zwei Klassen unterscheiden: die Störung des Sozialverhaltens und die Störung mit oppositionellem Trotzverhalten. Die Symptome können vier Bereichen zugeordnet werden.

Kriterien der Störung des Sozialverhaltens (adaptiert nach dem DSM-IV-TR):

1. **Aggressives Verhalten gegenüber Menschen und Tieren**
   - bedroht oder schüchtert andere häufig ein,
   - beginnt häufig Schlägereien,
   - hat schon Waffen benutzt, die anderen schweren körperlichen Schaden zufügen können (z. B. Schlagstöcke, Ziegelsteine, zerbrochene Flaschen, Messer, Gewehre),
   - war körperlich grausam zu Menschen,
   - quälte Tiere,
   - hat in Konfrontation mit dem Opfer gestohlen (z. B. Überfall, Taschendiebstahl, Erpressung, bewaffneter Raubüberfall),
   - zwang andere zu sexuellen Handlungen.
2. **Zerstörung von Eigentum**
   - beging vorsätzliche Brandstiftung mit der Absicht, schweren Schaden zu verursachen,
   - zerstörte vorsätzlich fremdes Eigentum (jedoch nicht nur Brandstiftung).
3. **Betrug oder Diebstahl**
   - brach in fremde Wohnungen, Gebäude oder Autos ein,
   - lügt häufig, um sich Güter oder Vorteile zu verschaffen oder um Verpflichtungen zu entgehen (d. h. legt andere herein),
   - stahl Gegenstände von erheblichem Wert ohne Konfrontation mit dem Opfer (z. B. Ladendiebstahl, jedoch ohne Einbruch, sowie Fälschungen).
4. **Schwere Regelverstöße**
   - bleibt schon vor dem 13. Lebensjahr trotz elterlicher Verbote häufig über Nacht weg,
   - lief mindestens zweimal über Nacht von zu Hause weg, während er noch bei den Eltern oder bei einer anderen Bezugsperson wohnte (oder nur einmal mit Rückkehr erst nach längerer Zeit),
   - schwänzt schon vor dem 13. Lebensjahr häufig die Schule.

Zur eindeutigen Feststellung der Störung müssen mindestens drei Symptome in den letzten zwölf Monaten vorgelegen haben und wenigstens eines davon auch in den letzten sechs Monaten. Bei der Störung mit oppositionellem Trotzverhalten kommen – im Unterschied zur Störung des Sozialverhaltens – körperlich-aggressive Handlungen gegenüber Menschen oder Tieren, Zerstörung von fremdem Eigentum und delinquente Verhaltensweisen wie Diebstahl oder Betrug nicht vor. Die Störung mit oppositionellem Trotzverhalten ist durch wiederkehrende trotzige, ungehorsame, feindselige Verhaltensweisen gegenüber Autoritätspersonen (z. B. Mutter oder Vater) bestimmt, wozu folgende Symptome gehören:

- wird schnell ärgerlich,
- streitet sich häufig mit Erwachsenen,
- widersetzt sich häufig aktiv den Anweisungen oder Regeln von Erwachsenen oder weigert sich, diese zu befolgen,
- verärgert andere häufig absichtlich,
- schiebt häufig die Schuld für eigene Fehler oder eigenes Fehlverhalten auf andere,
- ist häufig empfindlich oder lässt sich von anderen leicht verärgern,
- ist häufig wütend und beleidigt und
- ist häufig boshaft und nachtragend.

Analog zum ICD-10 werden die Subtypen im DSM-IV-TR »mit Beginn in der Kindheit« und »mit Beginn im Jugendalter« unterschieden und der Schweregrad lässt sich anhand der Anzahl der Symptome in »leicht«, »mittel« oder »schwer« bestimmen.

Beide psychiatrischen Klassifikationssysteme beschreiben die Symptome der Störung des Sozialverhaltens relativ ähnlich. Dabei umfassen die Kriterien sichtbar sehr heterogene Verhaltensweise von Lügen und Stehlen bis zu körperlich-aggressivem Verhalten. Zur Vorbereitung auf das DSM-5 wird diskutiert, einen neuen Subtypen bei der Störung des Sozialverhaltens aufzunehmen (Moffitt et al. 2008). Es handelt sich dabei um aggressives Verhalten mit Psychopathie-Merkmalen (siehe dazu ▶ Kap. 6). Kinder mit aggressiv-dissozialem Verhalten und Psychopathie-Merkmalen lassen sich von Kindern mit einer Störung des Sozialverhaltens ohne Psychopathie-Merkmale abgrenzen. Sie weisen mehr und schwerwiegendere Symptome der Störung auf, mehr proaktiv-aggressives Verhalten und es lässt sich ein bestimmtes Profil bei diesen Kindern aufzeigen (Blair 2008; Marsee u. Frick 2007). Sie sind weniger dazu in der Lage, durch Vermeidung zu lernen und reagieren weniger mit Stress oder Angst auf aversive Reize (z. B. Strafandrohung durch die Eltern).

Im Weiteren wird zur Vorbereitung auf das DSM-5 diskutiert, ob Änderungen der Kriterien nötig sind, um das Verhalten von Kindern im Kindergartenalter besser beurteilen zu können. Moffitt et al. (2008) weisen darauf hin, dass die Formulierung von altersspezifischen Kriterien zu einer Überschätzung der Kinder mit aggressiv-dissozialem Verhalten führen könnte. Zudem könnte eine am kindlichen Verhalten ausgerichtete Diagnose dazu führen, dass Beziehungsprobleme zwischen dem Kind und seinen Eltern weniger beachtet werden.

Neben der psychiatrischen Diagnostik empfiehlt sich bei aggressivem Verhalten zudem der Einsatz von Fragebogen- und Beobachtungsverfahren. Damit wird berücksichtigt, dass sich viele psychiatrische Symptome besser auf einem Kontinuum beschreiben lassen, das von »wenig bis viel« reichen kann (Hudziak, Achenbach, Althoff u. Pine 2007). Es lassen sich damit Unterschiede im Schweregrad des aggressiven Verhaltens auch innerhalb der Gruppe von Kindern mit diesen Störungen aufzeigen. Für die Therapie sind zudem Informationen über beeinträchtigende Probleme im subklinischen Bereich wichtig. Fergusson, Boden u. Horwood (2010) zeigen auf, dass der dimensionale Ansatz dem kategorialen sogar überlegen ist in Bezug auf die Prognose aggressiv-dissozialen Verhaltens.

Ein Beispiel für ein Fragebogenverfahren stellt die Child Behavior Checklist (CBCL/4-18; Achenbach 1991) für Kinder im Alter zwischen 4 und 18 Jahren dar. Es handelt sich dabei um einen Fragebogen, der von den Eltern der Kinder bearbeitet wird. Neben weiteren Symptomen wird ebenfalls aggressiv-dissoziales Verhalten damit erfasst. Es gibt weitere Variationen des Fragebogens für Lehrkräfte oder für den Selbstbericht ab dem 11. Lebensjahr. Zudem liegt eine Version für Kinder im Alter zwischen 18 Monaten und 5 Jahren vor.

2.3 Prävalenz aggressiv-dissozialen Verhaltens

Epidemiologische Studien, die eine große und möglichst repräsentative Stichprobe von Kindern und Jugendlichen untersuchen, zeigen auf, wie viele Kinder von aggressiv-dissozialem Verhalten betroffen sind. Allerdings wird das aggressiv-dissoziale Verhalten in verschiedenen Studien oftmals durch unterschiedliche Instrumente oder durch unterschiedliche Kriterien erfasst. Es liegen beispielsweise Ergebnisse vor, die sich nach den Kriterien der Störung des Sozialverhalten der psychiatrischen Klassifikationssysteme richten, oder Ergebnisse, die aggressiv-dissoziales Verhalten über verschiedene Verhaltensbeschreibungen erfragen. Dadurch werden in den Studien teilweise sehr unterschiedliche Ergebnisse berichtet, sodass zum Verständnis immer die Form der Erfassung des Verhaltens berücksichtigt werden muss.

Aus dem nationalen Raum liegen Ergebnisse aus dem Kinder- und Jugendgesundheitssurvey (KiGGS) vor. Die Eltern von rund 17.000 Kindern im Alter zwischen null und 17 Jahren wurden zum Verhalten ihrer Kinder befragt. Hier wird eine Rate von 14,8 % angegeben, die nach dem Fragebogen »Strengths and Difficulties Questionnaire« (SDQ; Goodman 1997) auffällige Werte im Bereich »Verhaltensprobleme« aufweisen (Hölling, Erhart, Ravens-Sieberer u. Schlack 2007). Jungen weisen signifikant häufiger Probleme auf als Mädchen (17,6 % vs. 11,9 %) und Kinder mit Migrationshintergrund häufiger als Kinder ohne Migrationshintergrund (17,0 vs. 14,4 %).

Neben den Daten aus dem KiGGS liegen aus der BELLA-Studie ebenfalls Daten zur Verbreitung aggressiv-dissozialen Verhaltens vor. Die BELLA-Studie ist an den KiGGS gekoppelt. Eine Teilstichprobe von 2863 Kindern wurde dazu spezifischer zur psychischen Entwicklung untersucht. Zur Erfassung aggressiv-dissozialen Verhaltens wurden Skalen aus der Child Behavior Checklist (CBCL/4-18; Achenbach 1991) eingesetzt, die dieses deutlich spezifischer erfassen als das KiGGS. Danach zeigen 7,6 % der Kinder aggressiv-dissoziales Verhalten, wobei sich Jungen und Mädchen kaum unterscheiden (7,9 % und 7,2 %). Es liegen auch keine bedeutsamen Unterschiede zwischen verschiedenen Altersgruppen vor. In der Gruppe der 7- bis 10-Jährigen konnten 7,9 % der Kinder mit aggressiv-dissozialem Verhalten bestimmt werden, in der Gruppe der 11- bis 13-Jährigen sind es 7,5 % und in der Gruppe der 14- bis 17-Jährigen sind es 7,4 %. Die Anzahl der Kinder mit aggressiv-dissozialem Verhalten verändert sich deutlicher, wenn der sozioökonomische Status der Familien berücksichtigt wird. Am häufigsten sind Kinder aus Familien mit einem geringen sozioökonomischen Status betroffen (11,3 %), im Vergleich zu Kindern aus Familien mit einem mittleren (7,1 %) oder einem hohen sozioökonomischen Status (5,7 %).

Die Häufigkeit aggressiv-dissozialen Verhaltens hängt erheblich von den verwendeten Erfassungsmethoden und der untersuchten Stichprobe ab. Er werden Häufigkeiten zwischen 3 % und 16 % berichtet. Jungen zeigen häufiger aggressiv-dissoziales Verhalten als Mädchen.

Wird die Prävalenz anhand der psychiatrischen Klassifikationssysteme ermittelt, liegt die Rate bei ca. 6 bis 16 % für Jungen und bei ca. 2 bis 9 % für Mädchen (Saß et al. 2003). Ihle u. Esser (2002) geben zusammenfassend für das Kindes- und Jugendalter eine durchschnittliche Prävalenz von 7,5 % an. In einer aktuellen Meta-Analyse von Studien aus den Jahren 1987 bis 2008 wurden auf dem DSM-III und DSM-IV basierende Prävalenzraten von 3,2 % für die Störung des Sozialverhaltens und 3,3 % für die Störung mit oppositionellem Trotzverhalten ermittelt (Canino, Polanczyk, Bauermeister, Rohde u. Frick 2010). Die Meta-Analyse umfasst Daten aus verschiedenen Ländern, konnte aber keine länderspezifischen Unterschiede aufzeigen. Lediglich methodische Unterschiede führten zu Veränderungen in den Angaben zur Häufigkeit. Die Form des aggressiv-dissozialen Verhaltens verändert sich von der frühen Kindheit bis zum Jugendalter. Im Kindesalter tritt vermehrt oppositionelles Trotzverhalten auf, während im Grundschulalter aggressives und im Jugendalter darüber hinaus noch delinquentes Verhalten erscheint.

2.4 Aggressives Verhalten von Jungen und von Mädchen

In Vorbereitung auf das DSM-5 wird diskutiert, ob die Formulierung geschlechtsspezifischer Symptome sinnvoll ist (Moffitt et al. 2008). Jungen sind etwa dreimal häufiger von einer Störung des Sozialverhaltens betroffen als Mädchen (Moffitt, Caspi, Rutter u. Silva 2001). Dieser Unterschied in der Prävalenz könnte eine tatsächlich existierende Geschlechtsdifferenz anzeigen oder auf den Mangel mädchenspezifischer Symptome zurückgeführt werden. Relational aggressives Verhalten, das bei Mädchen häufiger beobachtet wird als bei Jungen (Crick u. Zahn-Waxler 2003), fehlt beispielsweise in den psychiatrischen Klassifikationssystemen. Crick u. Grotpeter (1995) nahmen an, dass Mädchen genauso oft aggressives Verhalten zeigen wie Jungen, wenn man unterschiedliche Formen der Aggression berücksichtigen würde. Jungen zeigen demnach mehr sichtbares aggressives Verhalten, während Mädchen eher relationale Aggression verwenden würden, wie über ein anderes Kind schlecht zu reden oder es von Aktivitäten auszuschließen. Sie überprüften ihre Annahme anhand einer Stichprobe von rund 500 Kindern der dritten bis sechsten Klasse und konnten diese bestätigen. Während Jungen mehr körperliche Aggression zeigten, verwendeten Mädchen häufiger relationale Aggression. Nach Ostrov u. Keating (2004) ist dieser Unterschied zwischen Jungen und Mädchen bereits im Kindergartenalter im freien Spiel zu beobachten. Nach ihren Verhaltensbeobachtungen zeigen Jungen mehr körperliche und verbale Aggression, Mädchen mehr relationale, und auch die Verhaltensbeurteilungen der Erzieherinnen anhand von Fragebögen stimmten damit überein. Crick u. Grotpeter (1995) weisen darauf hin, dass ein höheres Ausmaß relationaler Aggression ein Risikofaktor für psychische Probleme wie depressive Symptome sowie für eine schlechte Integration in die Gleichaltrigengruppe darstellt.

Die Aggressionsform von Jungen und Mädchen unterscheidet sich: Jungen weisen mehr körperlich-aggressives Verhalten auf und Mädchen zeigen mehr relationale Aggression.

Crick überprüfte schon im Jahre 1997, in welcher Weise geschlechtsspezifisches aggressives Verhalten mit der psychischen Entwicklung von Kindern im Zusammenhang steht. Die Autorin berichtet, dass Kinder dann besonders viele psychische Probleme aufweisen, wenn sie aggressives Verhalten zeigen und dieses nicht typisch ist für ihr Geschlecht. Demnach sind Jungen besonders gefährdet, wenn sie relationale Aggression zeigen, und Mädchen, wenn sie körperlich aggressives Verhalten anwenden. Eine mögliche Erklärung dafür ist, dass diese Abweichung vom geschlechtsrollenkonformen Verhalten von Bezugspersonen und Gleichaltrigen stärker wahrgenommen wird als geschlechtskonformes aggressives Verhalten. Allerdings kann das Auftreten von geschlechtsuntypischem aggressivem Verhalten auch anzeigen, dass ein Kind bereits ein vielfältiges und schwerwiegenderes aggressives Verhaltensmuster und deswegen zudem weitere psychische Probleme aufweist. Frick u. Nigg (2012) argumentieren in diesem Sinne, dass ein hohes Ausmaß relationaler Aggression oft mit anderen Aggressionsformen einhergeht, sodass Mädchen mit relationaler Aggression auch ohne zusätzliche geschlechtsspezifische Symptome die Kriterien einer Störung des Sozialverhaltens erfüllen würden.

Xie et al. (2011) untersuchten Geschlechtsunterschiede aggressiv-dissozialen Verhaltens bezogen auf die Auftretenshäufigkeit und den Verlauf bei Kindern von der mittleren Kindheit über acht Jahre. Sie können vier Entwicklungsverläufe aggressiven Verhaltens für Jungen und für Mädchen bestimmen: aggressiv-dissoziales Verhalten mit Beginn in der Kindheit, auf die Kindheit begrenztes aggressives Verhalten, im Jugendalter auftretendes aggressives Verhalten und eine große Gruppe von Kindern, die über den betrachteten Zeitraum nur wenig aggressives Verhalten gezeigt haben. Für Jungen und für Mädchen steht aggressives Verhalten mit Beginn in der Kindheit mit den schlechtesten Entwicklungsaussichten im Jugendalter in Verbindung. Aggressiv-dissoziales Verhalten mit Beginn im Jugendalter stand besonders mit einer hohen Unabhängigkeit der Jugendlichen in Verbindung, aber es lagen nur wenige Risikofaktoren in der Kindheit vor. Im Kontrast dazu können Xie et al. (2011) bei der Gruppe, die ein auf die Kindheit begrenztes aggressives Verhalten zeigt, eine Reihe von Risikofaktoren aufweisen, jedoch auch Schutzfaktoren, wie ein hohes Ausmaß elterlicher Kontrolle und Engagement für die Schule im Jugendalter. Beide Faktoren unterstützen die Chance, dass sich aggressives Verhalten wieder verliert. Die Autoren folgern aus ihrer Studie, dass die Risikokonstellationen, der Verlauf und die Prognose aggressiv-dissozialen Verhaltens für Jungen und Mädchen relativ ähnlich sind. Allerdings weisen Mädchen insgesamt seltener aggressiv-dissoziales Verhalten auf, was sich in dieser Studie auf körperliches und verbal aggressives Verhalten bezieht. Zudem gehen Mädchen mit stabil-aggressivem Verhalten früher mit Freunden aus und verabreden sich auch früher mit Jungen, verglichen mit Mädchen mit wenig aggressivem Verhalten.

Ein ähnliches Ergebnis berichten Fontaine, Carbonneau, Vitaro, Barker u. Tremblay (2009) aus ihrer Übersichtsarbeit über 46 Studien zum Verlauf aggressiv-dissozialen Verhaltens bei Mädchen. Sie folgern ebenfalls, dass für Mädchen ähnliche Entwicklungsverläufe bestimmt werden können wie für Jungen. Daneben kann für Mädchen eine Gruppe mit einem verzögerten Auftreten aggressiven Verhaltens im Jugendalter beobachtet werden. Es handelt sich dabei um Mädchen, die in der Kindheit einer Vielzahl von Risikofaktoren ausgesetzt waren. Im Unterschied zu Jungen mit dieser Risikokonstellation tritt aggressiv-dissoziales Verhalten dann jedoch erst im Jugendalter auf. Das verzögerte Auftreten aggressiv-dissozialen Verhaltens könnte damit erklärt werden, dass externalisierendes Verhalten bei Mädchen von der sozialen Umgebung stärker abgelehnt wird als bei Jungen. Zudem könnten mehr protektive Faktoren vorliegen, wie eine bessere Schulleistung oder einer stärkere Kontrolle durch die Eltern. Erst im Jugendalter, wenn die elterliche Kontrolle etwas nachlässt und die Orientierung an Gleichaltrige stärker wird, könnten sich die Belastungen weiblicher Jugendlicher durch aggressiv-dissoziales Verhalten äußern.

Keenan et al. (2010) betonen aufgrund der Ergebnisse ihrer Längsschnittstudie mit rund 2.500 Mädchen jedoch die Bedeutung des frühen Auftretens der Störung des Sozialverhaltens. In dieser Studie erfüllten 21,2 % der Mädchen einmal die Kriterien einer Störung des Sozialverhaltens. Bei rund 50 % der Mädchen mit einer Störung des Sozialverhaltens trat das erste Symptom im Alter von 7 Jahren auf und bei 90 % der Mädchen vor dem 10. Lebensjahr. Demnach konnte bei aggressiv-dissozialen Mädchen das Problemverhalten besonders häufig schon in der Kindheit festgestellt werden. Die Ergebnisse widersprechen damit der Annahme eines verzögerten Auftretens der Störung des Sozialverhaltens bei Mädchen ab dem Jugendalter.

Zur Vorbereitung auf das DSM-5 wird ebenfalls diskutiert, ob die Anzahl der geforderten drei Symptome im DSM-IV-TR für Mädchen zu hoch angesetzt ist. Keenan et al. (2010) konnten aufzeigen, dass Mädchen mit zwei Symptomen der Störung des Sozialverhaltens deutliche Beeinträchtigungen in ihrem Funktionsniveau aufweisen. Allerdings lassen sich Mädchen mit drei Symptomen einer Störung des Sozialverhaltens bezüglich der Beeinträchtigungen deutlich von Mädchen mit zwei Symptomen unterscheiden. Als Fazit aus der teilweise widersprüchlichen Ergebnislage bewerten Frick u. Nigg (2012) den Forschungsstand aktuell als noch zu unsicher, um daraus einen mädchenspezifischen Typ aggressiven Verhaltens formulieren zu können.

2.5 Zusammenfassung und Schlussfolgerungen für die Praxis

Aggressives Verhalten tritt bei vielen Kindern und Jugendlichen im Entwicklungsverlauf auf. Am häufigsten ist aggressives Verhalten bei Kleinkindern zu beobachten. Das Verhalten kann in dieser Zeit auch als Ausdruck der Sozialentwicklung des Kindes interpretiert werden. Ein Kleinkind nimmt sich selbst und seine Wünsche nun in Abgrenzung zu anderen wahr (z. B. zu den Eltern) und versucht durch aggressives Verhalten Selbstbestimmung und Autonomie zu erhalten. Aggressiv-dissoziales Verhalten kann jedoch auch schon bei Kindern im Kindergartenalter als überdauerndes Verhaltensmuster beobachtet werden und die Entwicklung in weiteren Bereichen beeinträchtigen (Wakschlag et al. 2010).

Aggressiv-dissoziales Verhalten kann sich über den Entwicklungsverlauf durch sehr unterschiedliche Symptome äußern. Es ist dabei zu berücksichtigen, wie altersangemessen ein Verhalten für Kinder einer definierten Altersgruppe ist. Die Heterogenität aggressiven Verhaltens ist aber nicht nur an den Entwicklungsstand eines Kindes gekoppelt. Damit verbunden sind zudem verschiedene Ziele aggressiven Verhaltens, die auf unterschiedliche Motivationslagen zurückgeführt werden können. Daher hat es sich bewährt, die Erscheinungsformen aggressiven Verhaltens zu unterscheiden. Da diese auch mit unterschiedlichen Konstellationen von Risikofaktoren korrespondieren, sollten diese bei der pädagogischen Förderung und Behandlung aggressiver Kinder berücksichtigt werden. Geschlechtsspezifische Unterschiede in der Prävalenz aggressiv-dissozialen Verhalten werden zu Ungunsten der Jungen berichtet. Darüber hinaus weisen Mädchen mehr relationale Aggression auf und Jungen mehr körperliche und verbale Aggression. Für beide Geschlechter werden ähnliche Risikokonstellationen für die Entwicklung aggressiv-dissozialen Verhaltens berichtet, während für den Verlauf der Störung uneinheitliche Ergebnisse dargestellt werden. Zum einen wird ein verzögerter Verlauf für Mädchen diskutiert, bei dem aggressiv-dissoziales Verhalten erst ab dem Jugendalter auftritt, zum anderen ein Verlauf mit früh auftretendem aggressivem Verhalten wie bei den Jungen. In Vorbereitung auf das DSM-5 wird diskutiert, ob die Einführung geschlechtsspezifischer Kriterien sinnvoll ist. Allerdings unterstützt der aktuelle Forschungsstand dieses (noch) nicht.

Komorbidität und Verlauf

Fallstudie

Tom ist ein 16-Jähriger, der in seinem Leben bereits viele Dinge »verbockt« hat. Er hatte schon einen ungünstigen Start ins Leben: Seine Eltern trennten sich, als er gerade in den Kindergarten kam. Zu seinem Vater hatte er seit dieser Zeit überhaupt keinen Kontakt mehr. Die Trennung war dramatisch: Toms Mutter floh mit ihm gemeinsam aus der Wohnung, da sein Vater – besonders unter Alkoholeinfluss – gewalttätig war. Damals zerstörte der Vater in Volltrunkenheit die Wohnung. Bis zu diesem Zeitpunkt lebte Tom in ständiger Angst vor den Wut- und Gewaltattacken seines Vaters; Toms Mutter litt ebenfalls massiv unter diesen Umständen.

Im letzten Kindergartenjahr war Tom – nach Aussage der Erzieherin – nicht mehr tragbar und in die Kindergruppe nicht mehr integrierbar. Er war getrieben und motorisch unruhig, konnte sich nicht ruhig beschäftigen und zerstörte oftmals das Spiel seiner Alterskameraden. Der Kinderarzt bescheinigte Tom eine ADHS.

In der Grundschule ging es genauso weiter! Tom störte den Unterricht und war selten bei der Sache, selbst wenn ihn etwas interessierte. Er zeigte gegenüber den meisten Lehrkräften in der Grundschule oppositionelles Verhalten. Er galt als »frech« und folgte kaum den Aufforderungen im Unterricht – zu Hause verhielt er sich ebenso. Obwohl Tom am Anfang der Grundschulzeit noch von einigen Mitschülern als »Klassenclown« akzeptiert schien, änderte sich dies schnell: Ab der zweiten Klasse wurde er von den Klassenkamerden abgelehnt, wobei er sich dieses nicht gefallen ließ und häufig in eine Prügelei verwickelt war. Tom hatte Spaß daran, dass seine Mitschüler Angst vor ihm hatten.

Toms Leistungen in der Grundschule waren schlecht, sodass er die vierte Klasse wiederholen musste. Da seine Mutter aufgrund ihrer Berufstätigkeit wenig Zeit hatte und Tom keine Grenzen aufzeigte, nahmen seine Probleme in der Hauptschule noch zu. Er schwänzte oft den Unterricht und war häufig mit älteren Jungen zusammen, die Alkohol tranken und beim Ladendiebstahl mehrfach erwischt wurden.

Tom geht jetzt in die neunte Klasse und wird die Schule vermutlich nicht mit einem Hauptschulabschluss beenden. Er wartet auf seine erste Gerichtsverhandlung, da er dabei erwischt wurde, wie er mit seinen Freunden bei einer Schlägerei so »richtig aufgeräumt« hat; zudem ist er schon zweimal von der Polizei beim »Fahren ohne Führerschein« ertappt worden. Jetzt hat er einiges »auf dem Konto«: schwere Körperverletzung und Führen eines PKWs ohne Fahrerlaubnis. Da wird er wahrscheinlich einige Zeit »wegbleiben«. Alle bisherigen Vorfälle (Ladendiebstahl und über Nacht wegbleiben) hatten für Tom keine spürbaren Konsequenzen gehabt. Toms Mutter ist verzweifelt, sie wollte mit Geduld und Nachsichtigkeit helfen; sie sieht sich selbst als eindeutig gescheitert.

3.1 Komorbidität

Komorbidität umschreibt das gemeinsame Auftreten von mindestens zwei Störungen. Aktuell kann davon ausgegangen werden, dass bei fast jedem Kind oder Jugendlichen mit einer psychischen Störung mindestens eine weitere vorliegt oder sich im weiteren Verlauf entwickeln wird (Costello, Foley u. Angold 2006). Dies trifft auch bei Kindern mit aggressiv-dissozialem Verhalten zu. Kinder und Jugendliche mit aggressiv-dissozialem Verhalten erleben – verglichen mit unauffälligen Kindern, aber auch mit Kindern, die andere psychische Störungen aufweisen – ein hohes Ausmaß an Stress und Beeinträchtigungen in vielen Lebensbereichen (Lambert, Wahler, Andrade u. Bickman 2001). Verlaufsstudien zeigen auf, dass aggressiv-dissoziales Verhalten in der Kindheit das Risiko für weitere psychische Störungen, für kriminelles Verhalten und sogar einen früheren Tod erhöht (Laub u. Vaillant 2000).

Die Komorbidität zwischen aggressiv-dissozialem Verhalten und anderen häufig auftretenden psychischen Störungen kann durch verschiedene Modelle beschrieben werden (vgl. Rhee, Willcutt, Hartman, Pennington u. DeFries 2008):

- Die Störungen treten zufällig gemeinsam auf,
- sie haben eine gemeinsame Ursache,
- es handelt sich tatsächlich um eine abgrenzbare Störung,
- die Risikofaktoren der Störungen sind miteinander assoziiert, sodass die Wahrscheinlichkeit für das Auftreten einer weiteren psychischen Störung ansteigt oder
- die zweite Störung ist lediglich als eine Symptomvariation der ersten anzusehen.

Das Wissen über die Ursache der Komorbidität ist nicht nur für die Entwicklung allgemeiner Ursachenmodelle interessant, sondern auch für die Therapieplanung von erheblicher Bedeutung. So macht es einen Unterschied, ob bei einem Kind tatsächlich zwei psychische Störungen unabhängig voneinander aufgetreten sind oder ob diese tatsächlich eine gemeinsame Ursache aufweisen. Lahey u. Waldman (2011) nehmen an, dass häufig vorkommende psychische Störungen im Kindes- und Jugendalter auf eine gemeinsame Ursache zurückgeführt werden können. Dies begründen sie mit Ergebnissen aus Zwillingsstudien, die aufzeigen, dass aggressiv-dissoziales Verhalten mit anderen psychischen Störungen durch dieselben genetischen Einflüsse erklärt werden kann (siehe dazu ► Abschn. 3.1.4, »Von Genen als Generalisten und den Umweltfaktoren als Spezialisten«). Mit anderen Worten: Es handelt es sich bei der Komorbidität um alternative Erscheinungsformen einer Ursache.

Liegt tatsächlich nur eine psychische Störung vor, handelt es sich im engeren Sinne nicht um Komorbidität (Rhee et al. 2008). Vielmehr stellt diese einen spezifischen Subtyp einer Störung mit einer spezifischen Ursache dar, die sich von einer Störung A und einer Störung B unterscheidet.

Eine weitere Quelle komorbider Störungen resultiert aus gemeinsamen Risikofaktoren. Beispielsweise gilt eine belastete Eltern-Kind-Beziehung als Risikofaktor für aggressiv-dissoziales Verhalten, aber auch für oppositionelles Trotzverhalten oder Depression. Risikofaktoren der einen psychischen Störung können auch Risikofaktoren einer anderen beeinflussen. Aggressiv-dissoziales Verhalten im Kindesalter geht zum Beispiel damit einher, dass betroffene Kinder von anderen eher abgelehnt werden. Schwierigkeiten in der Schule und mit Eltern können dazu führen, dass in Folge davon depressive Symptome auftreten. Zuletzt ist es möglich, dass eine Störung A das Risiko für eine Störung B erhöht, obwohl bei einer Person für die Störung B keine Anfälligkeit vorliegt. Die Störung B kann als Phänokopie beschrieben werden, das heißt, sie erscheint wie Störung B. Beispielsweise können ADHS-Symptome (wie Unaufmerksamkeit und motorische Unruhe) als Folge einer Lernstörung auftreten, weil ein Kind durch diese im Unterricht überfordert ist. Es liegt aber letztlich keine ADHS bei dem Kind vor, sodass auch hier nicht von Komorbidität gesprochen werden kann.

Im Folgenden wird auf die häufigsten komorbiden Störungen bei aggressiv-dissozialem Verhalten eingegangen und zwar auf:

- aggressiv-dissoziales Verhalten und Trotzverhalten,
- Angststörungen,
- affektive Störungen und
- Aufmerksamkeitsdefizit-/Hyperaktivitätsstörung (ADHS).

Epidemiologische Studien zeigen auf, dass komorbide Störungen bei aggressiv-dissozialem Verhalten eher die Regel als die Ausnahme darstellen.

Für aggressiv-dissoziales Verhalten liegt ebenfalls eine hohe Komorbidität zu Problemen mit Alkohol- und Drogenmissbrauch und -abhängigkeit vor. Der Zusammenhang zwischen diesen Störungen wird im ► Kap. 9 detailliert beschrieben.

3.1.1 Störung mit oppositionellem Trotzverhalten und aggressiv-dissozialem Verhalten

Die hohe Komorbidität zwischen der Störung mit oppositionellem Trotzverhalten und aggressiv-dissozialem Verhalten wurde vielfach belegt (zur Übersicht z. B. Burke, Loeber u. Birhamer 2002). In diesem Sinne berichten beispielsweise Maughan, Rowe, Messer, Goodman u. Meltzer (2004) für 5- bis 15-jährige Kinder, dass 57 % der Mädchen und 62 % der Jungen mit einer Störung des Sozialverhaltens ebenfalls die Kriterien für eine Störung mit oppositionellem Trotzverhalten erfüllten. Aus der Perspektive der Störung mit oppositionellem Trotzverhalten war die Überschneidung geringer, aber deutlich höher als zufällig erwartet.

Aufgrund des hohen gemeinsamen Auftretens wurde diskutiert, ob die Störung mit oppositionellem Trotzverhalten als eigenständige Störung von der Störung des Sozialverhaltens überhaupt sinnvoll abgegrenzt werden kann. Allerdings liegen Studien vor, die die Abgrenzung der beiden Störungen unterstützen. Burke, Waldman u. Lahey (2010) berichten, dass einige Kinder mit einer Störung mit oppositionellem Trotzverhalten im Weiteren aggressiv-dissoziales Verhalten entwickeln. Bei anderen tritt aggressiv-dissoziales Verhalten jedoch ohne eine vorherige Störung mit oppositionellem Trotzverhalten auf. Daraus wird gefolgert, dass aggressiv-dissozialem Verhalten nicht grundsätzlich eine Störung mit oppositionellem Trotzverhalten vorausgeht. Für eine Abgrenzung spricht auch, dass die Störungen durch einen unterschiedlichen Verlauf gekennzeichnet sind. Hierzu untersuchten Rowe, Costello, Angold, Copeland u. Maughan (2010) die Entwicklung von Kindern mit einer Störung des Sozialverhaltens, einer Störung mit oppositionellem Trotzverhalten und eine Gruppe mit beiden Störungen im Rahmen der *Great Smoky Mountains Study*. Es handelt sich dabei um einen Längsschnitt vom 9. bis zum 21. Lebensjahr mit rund 1420 Personen. Eine Störung mit oppositionellem Trotzverhalten war hier eine Vorläuferstörung für eine Störung des Sozialverhaltens bei Jungen, aber nicht bei Mädchen. Während eine Störung des Sozialverhaltens weitere externalisierende Probleme im Entwicklungsverlauf vorhersagte, waren es bei einer Störung mit oppositionellem Trotzverhalten stärker emotionale Probleme im frühen Erwachsenenalter.

Boden, Fergusson u. Horwood (2010) führen die hohe Komorbidität darauf zurück, dass die beiden Störungen zum großen Teil dieselben sozialen und familiären Risiken aufweisen. Sie untersuchten die sozialen und familiären Faktoren, die als Ursachen für eine Störung des Sozialverhaltens und einer Störung mit oppositionellem Trotzverhalten infrage kommen. Dazu prüften sie in einem Längsschnitt, welche Faktoren im Alter von 14 bis 16 Jahren eine Störung des Sozialverhaltens und eine Störung mit oppositionellem Trotzverhalten vorhersagen. Als Merkmale wurden betrachtet: Rauchen während der Schwangerschaft, geringer sozioökonomischer Status, abweichendes Verhalten des Vaters, Kindesmissbrauch, Gewalt in der Partnerschaft der Eltern, das Geschlecht, kognitive Fähigkeiten und Anbindung an deviante Gleichaltrige bis zum 14. Lebensjahr. Sie konnten aufzeigen, dass jedes der Merkmale bedeutsam mit den beiden Störungen im Zusammenhang stand. Rund 40 % des Zusammenhangs zwischen den Störungen konnte durch diese gemeinsamen Risikofaktoren vorhergesagt werden.

3.1.2 Aufmerksamkeitsdefizit-/Hyperaktivitätsstörung (ADHS)

Das gemeinsame Auftreten von ADHS und aggressiv-dissozialem Verhalten ist ebenfalls konsistent belegt. Aus einer aktuellen Meta-Analyse wird ein 21-fach höheres Risiko für Kinder mit aggressivem Verhalten berichtet, eine ADHS aufzuweisen (Witthöft, Koglin u. Petermann 2010). Bei der metaanalytischen Berechnung wurden nur Studien aufgenommen, deren Stichprobe aus der Allgemeinbevölkerung stammt und die zur Diagnosestellung das DSM-IV verwendeten. Kinder mit einer Störung des Sozialverhaltens und einer ADHS weisen einen ungünstigeren Entwicklungsverlauf auf als Kinder ohne eine komorbide ADHS (Lynam 2002). Längsschnittliche Studien legen nahe, dass eine ADHS mit einer Störung des Sozialverhaltens mit frühem Beginn einhergeht (Mannuzza, Klein, Abikoff u. Moulton 2004). Die Kinder weisen einen schwereren Verlauf der Störung des Sozialverhaltens auf. Lynam (2002) bezeichnete Kinder mit einer Störung des Sozialverhaltens und einer ADHS aufgrund der ungünstigen Prognose als »heranwachsende Psychopathen«. Diese drastische Position ist aufgrund des aktuellen Forschungsstandes jedoch nicht zu halten (► Kap. 6).

3.1.3 Angststörungen

Kinder mit aggressiv-dissozialem Verhalten weisen etwa dreimal häufiger eine Angststörung auf verglichen mit Kindern ohne aggressiv-dissoziales Verhalten (Cunningham u. Ollendick 2010). Dabei weisen mehr Kinder mit einer Störung des Sozialverhaltens eine Angststörung auf als Kinder mit einer Angststörung eine Störung des Sozialverhaltens. Cunningham u. Ollendick (2010) berichten, dass bei rund 10 % der Kinder mit einer Angststörungen eine komorbide Störung des Sozialverhaltens auftritt und rund 40 % der Kinder mit einer Störung des Sozialverhaltens eine Angststörung. Darüber hinaus liegen Hinweise darauf vor, dass eine komorbide Angststörung bei Kindern mit aggressiv-dissozialem Verhalten den Verlauf der Störung positiv und negativ beeinflussen kann. Mason et al. (2004) und auch die Arbeitsgruppe von Pine et al. (2000) berichten von einem milderen Verlauf aggressiv-dissozialen Verhaltens, wenn komorbid eine Angststörung vorliegt. Angst kann dazu führen, dass ein schwerwiegendes aggressives Verhalten aus Sorge vor den Konsequenzen unterlassen wird. Diese Sichtweise wird auch als Schutzfaktoren-Hypothese bezeichnet.

Demgegenüber stehen Studien, die zu einem gegenteiligen Ergebnis kommen. Garai, Forehand, Colletti u. Rakow (2009) testeten die Schutzfaktoren-Hypothese gegen die Multiproblem-Hypothese an 124 Kindern und Jugendlichen. Die Multiproblem-Hypothese bezieht sich auf die Annahme, dass sich durch komorbide Störungen die Entwicklungsprognose eher verschlechtert. Die Ergebnisse unterstützen die Multiproblem-Hypothese. Bei ausgeprägtem aggressiv-dissozialem Verhalten gingen komorbide Symptome einer Angststörung oder Depression (internalisierende Probleme) mit mehr externalisierenden Verhaltensproblemen eineinhalb Jahre später einher.

3.1.4 Affektive Störungen

Affektive Störungen und aggressiv-dissoziales Verhalten treten ebenfalls gehäuft gemeinsam im Kindesalter auf (Angold u. Costello 1993; Kopp u. Bauchaine 2007). In einer retrospektiven Befragung einer repräsentativen Stichprobe amerikanischer Haushalte ermittelten Nock et al. (2006) beim Vorliegen einer Störung des Sozialverhaltens ein 2,7-fach höheres Risiko, auch eine affektive Störung aufzuweisen. Als Gründe für diese Komorbidität werden gemeinsame Ursachen der Störungen diskutiert oder die Tatsache, dass das Vorliegen der einen Störung das Auftre-

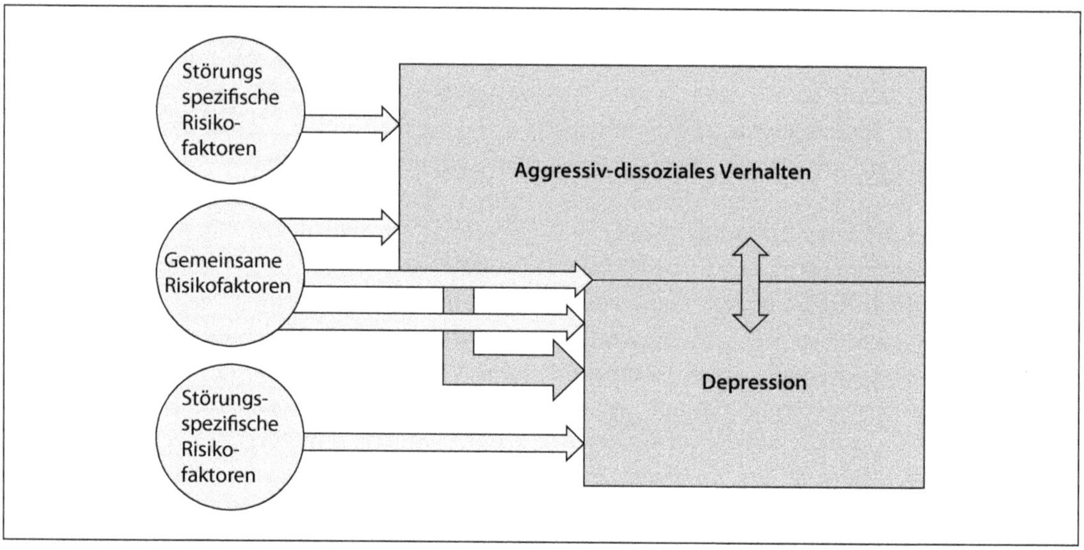

■ **Abb. 3.1** Komorbidität von aggressiv-dissozialem Verhalten und Depression

ten der anderen begünstigt (vgl. Wolff u. Ollendick 2006). In der Studie von Nock et al. (2006) ging in 70,2 % der Fälle aggressiv-dissoziales Verhalten der affektiven Störung voraus. Mögliche Erklärungen dafür sind, dass diese Kinder weniger soziale Kompetenzen aufweisen (Bornstein, Hahn u. Haynes 2010) und häufiger Zurückweisungen durch andere erleben (Morrow et al. 2006). Schlack, Holling, Erhart, Petermann u. Ravens-Sieberer (2010) zeigen jedoch anhand von Daten der BELLA-Studie auf, dass aggressives Verhalten und Depression sich im Kindes- und Jugendalter wechselseitig vorhersagen lassen. Angold u. Costello (1993) berichteten hingegen, dass eine Störung des Sozialverhaltens bei Kindern mit einer affektiven Störung häufiger vorkommt als eine affektive Störung bei Kindern mit einer Störung des Sozialverhaltens. Dementsprechend besitzen verschiedene Varianten Gültigkeit (■ Abb. 3.1). Die Komorbidität der Störungen geht jedoch mit einer höheren Stabilität der Symptome, schlechteren schulischen Leistungen und geringeren sozialen Kompetenzen einher verglichen mit dem isolierten Auftreten der Störung (Ingoldsby et al. 2006).

Von Genen als Generalisten und den Umweltfaktoren als Spezialisten

Lahey u. Waldman (2011) postulieren, dass Gene bei der Entwicklung psychischer Störungen eine unspezifische Wirkung ausüben und die Umwelt diese spezifiziert. Sie nehmen an, dass der Zusammenhang zwischen aggressiv-dissozialem Verhalten und anderen psychischen Störungen im Kindes- und Jugendalter hauptsächlich das Ergebnis von zwei Formen eines genetischen Einflusses darstellen: einerseits eine unspezifische Genwirkung, die insgesamt das Risiko für diverse psychische Störungen erhöht (Pleiotropie), und andererseits ein anderes Set von Genen, das insgesamt das Risiko für eine externalisierende Verhaltensstörung erhöht. Die Umwelt führt aber dazu, dass sich verschiedene psychische Störungen abgrenzen lassen. Um dieses zu überprüfen, führten sie eine Studie durch, um zu klären, ob genetische oder Umweltfaktoren für den Zusammenhang zwischen den häufigsten psychischen Störungen verantwortlich sind. Dazu wurden fast 1600 Zwillingspaare im Hinblick auf verschiedene externalisierende (aggressiv-dissoziales Verhalten, oppositionell-trotziges Verhalten, Hyperaktivität, Unaufmerksamkeit) und internalisierende Störungen (soziale Ängstlichkeit, Trennungsangst, spezifische Phobien) untersucht. Die Ergebnisse unterstützen ihre Hypothese, da sie einen engen Zusammenhang zwischen den genetischen Faktoren für internalisierende und externalisierende Störungen aufzeigen konnten. Hingegen konnten sie nur geringe spezifische Genwirkung feststellen. Die höchste spezifische Genwirkung lag jedoch für aggressiv-dissoziales Verhalten vor. Die hohe Komorbidität ist demnach das Ergebnis einer überwiegend unspezifischen Genwirkung.

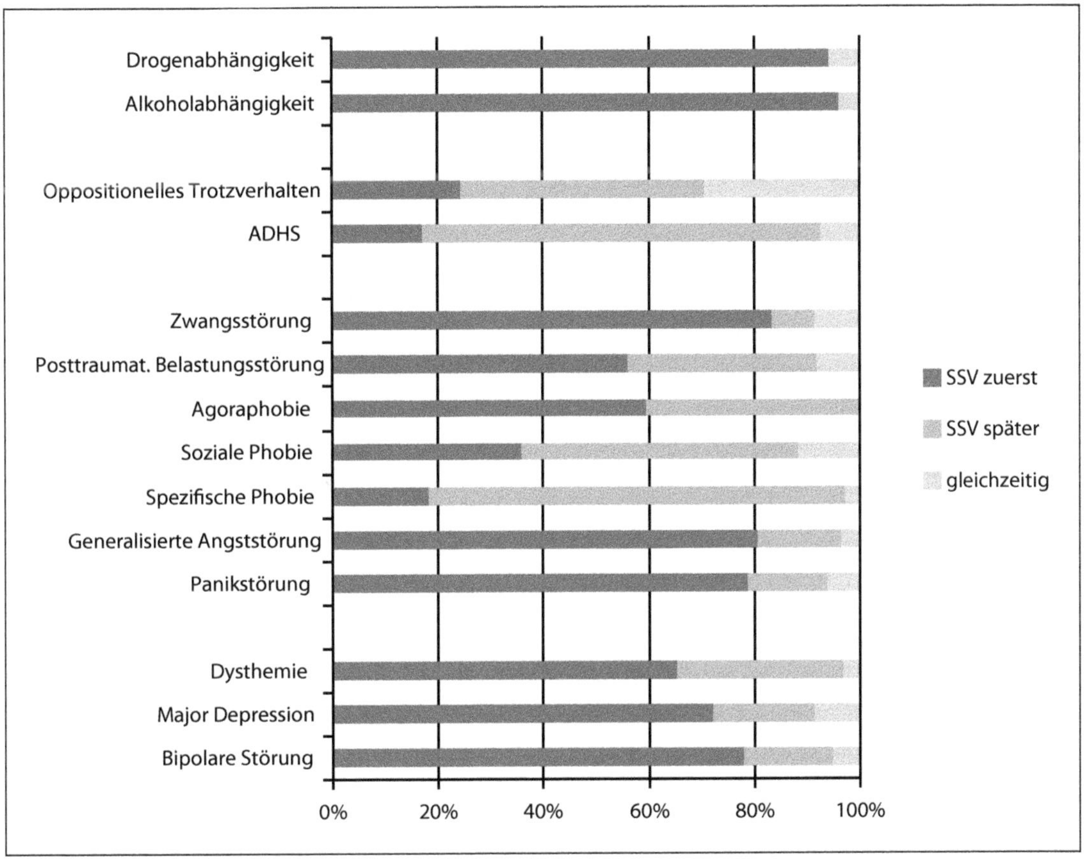

Abb. 3.2 Zeitliche Beziehungen zwischen aggressiv-dissozialem Verhalten (= SSV) und anderen psychischen Störungen (adaptiert nach Nock et al. 2006)

3.1.5 Zeitliches Auftreten der komorbiden Störungen

Einige Studien haben sich mit der zeitlichen Abfolge komorbider Störungen beschäftigt. Die Ergebnisse geben Auskunft darüber, ob aggressiv-dissoziales Verhalten das Risiko für andere psychische Störungen erhöht oder umgekehrt, ob andere psychische Störungen das Risiko für aggressiv-dissoziales Verhalten erhöhen. Wie oben beschrieben, können zwei Störungen auch durch eine gemeinsame Ursache bedingt werden, wie beispielsweise riskantes Verhalten, das sowohl Substanzmissbrauch als auch Einbruch begünstigt.

Eine Studie von Nock, Kazdin, Hiripi u. Kessler (2006) untersuchte dazu eine bevölkerungsrepräsentative Stichprobe von 3199 Personen. Sie befragten diese zum Zeitpunkt des Auftretens psychischer Störungen im Kindes- und Jugendalter. Als Ergebnis berichten sie, dass die Störung des Sozialverhaltens überwiegend vor anderen Störungen auftrat (Abb. 3.2). Dabei konnten lediglich vier Ausnahmen beobachtet werden: Spezifische Phobien und soziale Phobien treten häufiger vor der Störung des Sozialverhaltens auf und dies trifft ebenfalls auf die ADHS und die Störung mit oppositionellem Trotzverhalten zu. Für die zuletzt genannten Störungen wird das zeitversetzte Auftreten auch im Rahmen von entwicklungspsychopathologischen Modellen diskutiert.

> **Störungen des Sozialverhaltens treten zeitlich überwiegend vor anderen Störungen auf. Ausnahme davon stellen die spezifische Phobie und die soziale Phobie sowie die Störungen mit oppositionellem Trotzverhalten und die ADHS dar.**

Sehr deutlich wird bei den Ergebnissen von Nock et al. (2006), dass Störungen durch Substanzkonsum bei fast allen Betroffenen nach der Störung des Sozialverhaltens auftreten. Dies korrespondiert natürlich mit dem durchschnittlichen Alter des erstmaligen Auftretens. In der vorliegenden Studie lag das für die Störung des Sozialverhaltens bei 11,6 Jahren, ein Alter, in dem Kinder kaum Zugang zu Alkohol oder Drogen haben.

Ein weiteres interessantes Ergebnis aus dieser Studie ist, dass auch wenn sich aggressiv-dissoziales Verhalten zurückgebildet hat, das Risiko für das Auftreten anderer psychischer Störungen immer noch erhöht ist (Nock et al. 2006). Beispielsweise war das Risiko für Personen mit einer Störung des Sozialverhaltens um den Faktor 7,2 höher, eine Störung durch Substanzkonsum zu entwickeln, als bei Personen ohne Störung des Sozialverhaltens; bei Personen mit einer remittierten Störung war das Risiko um den Faktor 2,2 erhöht. Dies bedeutet, dass das Risiko nach dem Abklingen aggressiv-dissozialen Verhaltens zwar geringer wird, aber immer noch höher ist als bei Personen, die nie diese Störung hatten.

> **Selbst bei remittierten Störung des Sozialverhaltens ist das Risiko für das Auftreten anderer psychischer Störungen erhöht.**

3.2 Verlauf

In den letzten Jahrzehnten konnte besonders anhand von Daten aus Längsschnittstudien der Frage nach dem Entwicklungsverlauf aggressiv-dissozialen Verhaltens nachgegangen werden. Verschiedene Herangehensweisen wurden genutzt, um den Verlauf aggressiv-dissozialen Verhaltens möglichst gut bestimmen zu können. Dazu wurde beispielsweise fokussiert auf:

- das Alter beim Auftreten der Störung,
- spezifische Formen aggressiven Verhaltens (z. B. körperlich aggressives Verhalten) oder
- die Analyse von entwicklungsbezogenen Sequenzen verschiedener Aggressionsformen.

Verbreitet und empirisch gut gesichert ist die Unterscheidung zwischen einem über den Lebenslauf stabilen (»life-course-persistant«) und einem auf das Jugendalter begrenzten Verlauf (»adolesence limited«) nach Moffitt (1993; Moffitt u. Caspi 2001), die auch Eingang in die psychiatrischen Klassifikationssysteme gefunden hat. Für diese Typen aggressiv-dissozialen Verhaltens werden eine spezifische Ätiologie und ein spezifischer Verlauf angenommen.

Bei Kindern mit stabilem aggressiv-dissozialem Verhalten kann bereits sehr früh eine Reihe von Risikofaktoren bestimmt werden (Moffitt 1993; Moffit u. Caspi 2001). Die Kinder weisen neuro-kognitive Defizite, ein schwieriges Temperament oder eine ADHS auf. Das familiäre Umfeld der Kinder ist durch viele Risikofaktoren belastet und kann als »pathologisch« bezeichnet werden. Das Erziehungsverhalten der Eltern ist eher harsch und inkonsistent und die Eltern weisen vermehrt psychosoziale und sozioökonomische Probleme auf. Die Kinder zeigen über den Entwicklungsverlauf stabiles und schwerwiegendes aggressives und im Jugendalter auch delinquentes Verhalten, welches im Erwachsenenalter in eine antisoziale Persönlichkeitsstörung mündet. Das aggressiv-dissoziale Verhalten bleibt auch im Erwachsenenalter bestehen. Das Geschlechterverhältnis für den stabilen Entwicklungsverlauf wird von Moffitt u. Caspi (2001) mit 10:1 zu Ungunsten der Jungen angeben. Allerdings sind Mädchen mit diesem Verlauf von vergleichbaren individuellen, familiären und sozialen Risiken betroffen wie Jungen.

Empirisch gut abgesichert ist die Unterscheidung zwischen einem über den Lebenslauf stabilen und einem auf das Jugendalter begrenzten Verlauf aggressiv-dissozialen Verhaltens.

Aggressiv-dissoziales Verhalten mit Beginn im Jugendalter lässt sich gut von aggressiv-dissozialem Verhalten mit Beginn in der Kindheit abgrenzen (Moffitt 1993; Moffitt u. Caspi 2001). Ursächlich für das aggressiv-dissoziale Verhalten ist besonders die »Lücke« zwischen der biologischen Reife und dem Zugang zu Privilegien von Erwachsenen. Das Verhalten dient dem Autonomiestreben, dem Aufbau von Freundschaften zu Gleichaltringen oder dem vorzeitigen Erlangen von Privilegien. Das familiäre Umfeld der Jugendlichen und die soziale Entwicklung in der Kindheit sind bei diesen Jugendlichen unauffällig. Im frühen Erwachsenenalter reduziert sich das aggressiv-dissoziale Verhalten wieder, da die nun erwachsenen Personen erhalten können, was sie möchten, und der negative Einfluss durch Gleichaltrige geringer wird. Das auf das Jugendalter begrenzte aggressiv-dissoziale Verhalten ist demnach weiter verbreitet und entspricht schon fast der Normalität.

Farrington, Tfofi u. Coid (2009) zeigen anhand von Daten aus der »Cambridge Study in Delinquent Development« (CSDD) deutliche Unterschiede im Verlauf aggressiv-dissozialen Verhaltens zwischen diesen beiden Typen auf. Dazu konnten längsschnittliche Daten vom 8. bis zum 48. Lebensjahr verwendet werden. Die Ergebnisse von Offizialdaten, z. B. Daten aus Polizei- und Gerichtsakten, zu delinquentem Verhalten und Selbstberichtdaten bestätigen eine hohe Stabilität des aggressiv-dissozialen Verhaltens bei Personen mit einem Störungsbeginn in der Kindheit. 7 % der Stichprobe konnten als chronisch kriminell identifiziert werden (d. h. mindestens zehn Verurteilungen) und auf diese ließen sich 52 % aller Straftaten zurückführen. Nahezu alle gehörten dem Störungstypus mit frühem Beginn an. Im Unterschied dazu entwickelten sich diejenigen mit auf das Jugendalter begrenztem delinquenten Verhalten bis zum 48. Lebensjahr ähnlich wie diejenigen mit unauffälligem Verhalten. Lediglich der Alkoholkonsum war ungünstiger als der in der unauffälligen Gruppe.

Aktuelle Auswertungen aus der »Dunedin-Study« differenzieren von Moffitts Taxonomie abweichend drei Verläufe aggressiv-dissozialen Verhaltens (Odgers et al. 2008). Analysiert wurden die längsschnittlichen Daten vom 3. bis zum 32. Lebensjahr für rund 1000 Männer und Frauen. Für beide Geschlechter konnten drei Verlaufsgruppen aggressiv-dissozialen Verhaltens unterschieden werden:

- auf die Kindheit begrenztes aggressiv-dissoziales Verhalten,
- im Jugendalter auftretendes aggressiv-dissoziales Verhalten, das im Erwachsenenalter bei Männern anhält und bei Frauen nicht,
- chronisch aggressiv-dissoziales Verhalten mit Beginn in der Kindheit.

Auffallend ist, dass Männer mit im Jugendalter auftretendem aggressiv-dissozialem Verhalten dieses nicht im Erwachsenenalter aufgeben. Dies widerspricht der ursprünglichen Taxonomie von Moffitt (1993). Die Männer wenden weiterhin gewalttätiges Verhalten an und weisen häufiger Störungen durch Substanzkonsum auf. Im Vergleich mit dem stabilen Typ mit Beginn in der Kindheit wurden sie jedoch weniger häufig wegen Gewaltdelikten verurteilt und weisen weniger psychische und gesundheitliche Probleme auf. Odgers et al. (2008) zeigen zudem auf, dass diese Gruppe sich hinsichtlich der Risikokonstellation von einer Gruppe mit wenig ausgeprägtem aggressiv-dissozialem Verhalten unterscheidet. Frauen in dieser Gruppe erlebten in der Kindheit häufiger Misshandlungen, ihre Mütter wiesen mehr psychische Probleme sowie einen geringeren Intelligenzquotienten auf. Bei den Männern lagen ebenfalls häufiger Risikofaktoren vor und zwar: ein geringer Sozialstatus, Misshandlungen, familiäre Konflikte, ein schwieriges Temperament, geringe Leseleistungen und ADHS-Diagnosen. Hussong, Carran, Moffitt, Caspi u. Corrig (2004) stellten ebenfalls an Daten aus der »Dunedin-Study« dar, dass besonders Substanzabhängigkeit zu einem stabilen aggressiv-dissozialen Verhalten mit Beginn im Jugendalter beiträgt. Weitere Faktoren, die eine Aufgabe des Verhaltens behindern, sind Verurteilungen oder Inhaftierungen. Diese stellen nach Hussong et al. (2004) »Fallstricke« dar, die zu einer Chronifizierung beitragen. In der Studie von Odgers et al. (2008) wird jedoch deutlich, dass die Männer dieser Gruppe auch im Kindesalter vermehrten Risiken ausgesetzt waren, sodass ebenfalls gefragt werden kann, ob nicht auch für diese Gruppe eine im Entwicklungsverlauf fortbestehende Belastung durch familiäre und kindbezogene Risiken ursächlich für das aggressiv-dissoziale Verhalten sein könnte.

Substanzabhängigkeit, Verurteilungen oder Inhaftierungen tragen zu einer Chronifizierung aggressiv-dissozialen Verhaltens im Jugendalter bei.

Übereinstimmend mit den Annahmen des stabilen Verlaufstypus mit Beginn in der Kindheit konnte in dieser Gruppe eine hohe familiäre und psychosoziale Belastung in der Kindheit aufgezeigt werden (Odgers et al. 2008). Von den zwölf untersuchten Risikofaktoren lagen bei den Männern dieser Gruppe auch zwölf vor und bei den Frauen zehn von zwölf, das heißt, die Annahme einer frühen pathologischen Entwicklung in einem pathologischen familiären Umfeld wird durch die Daten bestätigt. Männer und Frauen mit über den Lebenslauf stabilem aggressiv-dissozialem Verhalten und mit dem im Jugendalter auftretenden aggressiv-dissozialen Verhalten hatten zudem in der Jugend ein hohes Ausmaß an Kontakt mit delinquenten Gleichaltrigen. Frauen und Männer mit Beginn des aggressiven Verhaltens in der Kindheit weisen im Alter von 32 Jahren weiterhin ein hohes Ausmaß aggressiv-dissozialen Verhaltens auf. Zudem stellen sie die durch psychische, gesundheitliche und finanzielle Probleme am stärksten belastete Gruppe dar.

20 % der weiblichen und 24 % der männlichen Stichprobe wiesen ein auf das Kindesalter beschränktes aggressiv-dissoziales Verhalten auf (Odgers et al. 2008). Diese Gruppe stellt damit in dieser Studie die häufigste Form aggressiv-dissozialen Verhaltens in der Kindheit dar. Auch in anderen Studien konnte eine Gruppe mit auf die Kindheit begrenztem aggressiv-dissozialem Verhalten bestimmt werden (Moffitt et al. 1996). Früh auftretendes aggressiv-dissoziales Verhalten geht demnach nicht zwangsläufig mit einer ungünstigen Prognose einher. In der »Dunedin-Study« unterscheiden sich die Frauen dieser Gruppe im Alter von 32 Jahren nicht von der mit wenig ausgeprägtem aggressiv-dissozialem Verhalten. Die Männer weisen häufiger isolierte Probleme auf, wie internalisierende Probleme, Nikotinabhängigkeit und finanzielle Probleme. Dabei fielen die Männer dieser Gruppe im Kindesalter durch ein vergleichbar hohes Ausmaß aggressiv-dissozialen Verhaltens auf wie die stabil aggressiv-dissozialen. Sie waren zudem von erheblichen familiären und psychischen Risiken betroffen. Bei den Männern lagen sieben von zwölf Risiken signifikant häufiger vor als in der Gruppe mit geringem aggressiv-dissozialem Verhalten und bei den Frauen waren es sogar zehn. Von besonderem Interesse ist die Kenntnis über Faktoren, die zur Aufgabe des aggressiv-dissozialen Verhaltens führen.

Veenstra, Lindenberg, Verhulst u. Ormel (2009) berichten hierzu, dass Kinder, die aggressiv-dissoziales Verhalten im Verlauf ablegten, im Vergleich mit stabil aggressiv-dissozialen Kindern weniger familiär belastet waren. Die Eltern wiesen seltener Substanzmissbrauch und aggressiv-dissoziales Verhalten auf und sie zeigten weniger überbehütendes Verhalten. Über die

Kinder mit einem Rückgang aggressiv-dissozialen Verhaltens wurde zudem eine bessere Verhaltens- und Aufmerksamkeitsregulation berichtet. Veenstra et al. (2009) können zudem aufzeigen, dass die Kinder begleitend mit dem Rückgang aggressiv-dissozialen Verhaltens weniger von Gleichalterigen abgelehnt wurden. Sie wurden häufiger in der Schule versetzt und wiesen einen Rückgang internalisierender Probleme auf. Barker, Oliver u. Maughan (2010) konnten ebenfalls aufzeigen, dass die Remission aggressiv-dissozialen Verhaltens mit einem Rückgang weiterer psychischer Probleme (internalisierende Probleme, ADHS, Probleme mit Gleichaltrigen) und einem Anstieg prosozialen Verhaltens einhergeht.

Während die oben zitierten Studien sich auf eine Taxonomie aggressiv-dissozialen Verhaltens nach dem Störungsbeginn richten, liegen weitere Studien zum Verlauf vor, die sich auf eine bestimmte Aggressionsform konzentrieren, besonders auf körperlich aggressives Verhalten. Körperlich aggressives Verhalten tritt im Kleinkindalter sehr verbreitet auf und wird dann seltener. Verdeckt aggressives Verhalten (z. B. Diebstahl, indirekte Aggression) nimmt hingegen mit steigenden kognitiven Fähigkeiten zu. Werden die beiden Aggressionsformen für die Betrachtung von Entwicklungsverläufen nicht getrennt, könnten sich die unterschiedlichen Entwicklungstrends ausmitteln (Tremblay 2010).

Côté, Vaillancourt, Le Blanc, Nagin u. Tremblay (2006) analysierten im Rahmen der »National Longitudinal Survey of Children and Youth« (NLSCY) die längsschnittlichen Daten von über 10.000 Kinder vom 2. bis zum 11. Lebensjahr mit dem Ziel, Entwicklungsverläufe körperlich-aggressiven Verhaltens abzubilden. Sie konnten folgende drei Gruppen bestimmen:

- geringe körperliche Aggression (31,1 %)
- moderate körperliche Aggression (52,2 %) und
- stabile und häufige körperliche Aggression (16,6 %).

Während in den Gruppen mit geringer und mit moderater körperlicher Aggression das Verhalten nach dem Kleinkindalter abnahm, blieb die Frequenz aggressiven Verhaltens in der stabilen Gruppe über die sechs Jahre relativ gleich. Geschlechtsspezifische Verläufe konnten nicht gefunden werden, aber die Jungen waren in der Gruppe mit stabil aggressivem Verhalten doppelt so häufig wie Mädchen vertreten. Hinweise für die Zugehörigkeit zur stabil aggressiven Gruppe waren ein männliches Geschlecht, ein geringes Einkommen der Familie und eine geringe Bildung der Mutter. Dazu war ein feindseliges/nicht-effektives Erziehungsverhalten ein klarer Hinweis auf stabil aggressives Verhalten. Interessanterweise werden auch hinsichtlich der Prädiktoren für stabil aggressives Verhalten keine geschlechtsspezifischen Unterschiede berichtet.

Die Studie von Côté et al. (2006) ist hervorzuheben, da der Längsschnitt bereits im zweiten Lebensjahr der Kinder startete; typischerweise das Alter in dem körperliche Aggression zuerst auftritt. Mit unterschiedlicher Häufigkeit zeigen die Kinder in allen drei Gruppen in diesem Alter körperlich aggressives Verhalten, aber es nimmt in zwei Gruppen über den Entwicklungsverlauf ab. Interessant sind entsprechend diejenigen Faktoren, die körperlich aggressives Verhalten im zweiten Lebensjahr vorhersagen und diejenigen Faktoren, die dazu beitragen, dass es nicht abgelegt wird.

Campbell et al. (2010) zielten ebenfalls auf die Bestimmung von Entwicklungsverläufen körperlich aggressiver Verhaltensweisen ab. Dazu wurden Daten von 1081 Mädchen und Jungen aus der »NICHD Study of Early Child Care and Youth Development« verwendet. Lehrerangaben zum Auftreten körperlicher Aggression von der ersten bis zur sechsten Klasse lagen der Analyse zugrunde. Für Jungen konnten in dieser Studie vier Entwicklungsverläufe körperlich aggressiven Verhaltens und für Mädchen drei bestimmt werden (◘ Tab. 3.1). Deutlich wird im Unterschied zu den Ergebnissen von Côté et al. (2006)

Tab. 3.1 Entwicklungsverläufe körperlich aggressiven Verhaltens (adaptiert nach Campbell et al. 2010)

Jungen	Mädchen
– kein körperlich aggressives Verhalten (62,2 %) – moderat abnehmendes körperlich aggressives Verhalten (16,7 %) – moderat zunehmendes körperlich aggressives Verhalten (14,5 %) – stabiles körperlich aggressives Verhalten (6,6 %)	– nicht aggressiv (78 %) – 17,3 % stabil gering aggressives Verhalten – variierend hohes körperlich aggressives Verhalten (4,7 %)

der hohe Anteil von Kindern, die kein körperlich aggressives Verhalten zeigen. Moderat aggressive Jungen werden in zwei Gruppen geteilt. In beiden liegt zum Schulbeginn moderat aggressives Verhalten vor, in der einen folgt danach ein Abfall und in der anderen ein Anstieg bis zur sechsten Klasse. Stabiles körperlich aggressives Verhalten liegt nur in einer kleinen Gruppe von 6,6 % der Jungen und 4,7 % der Mädchen vor. Im Unterschied zu den Jungen variiert die mittlere Ausprägung körperlicher Aggression über die sechs Jahre bei den Mädchen stärker, liegt jedoch zu allen Zeitpunkten deutlich über dem Niveau in den anderen Gruppen.

Campbell et al. (2010) berichten, dass für die Gruppeneinteilung ebenfalls soziale Risikofaktoren (z. B. geringe Bildung der Mutter, Familieneinkommen, Ein-Elternschaft) und ein harsches Erziehungsverhalten für die Jungen und zudem für Mädchen eine mangelnde Sensitivität der Mütter entscheidend waren. Die Sprachentwicklung der Kinder im Alter von 36 Monaten sowie die Fähigkeiten zum Belohnungsaufschub, experimentell erhoben im Alter von 54 Monaten, konnten jedoch nicht als Risikofaktoren bestätigt werden. Dies ist konträr zu den Annahmen Moffitts (1993) zum aggressiven Verhalten mit frühem Beginn, da über diese Kinder Defizite in der Sprachentwicklung und der Verhaltenshemmung berichtet werden. Campbell et al. (2010) stellen zudem dar, wie sich die Kinder in den Gruppen bezüglich verschiedener Entwicklungsbereiche im sechsten Schuljahr unterscheiden. Demnach zeigen Jungen ohne aggressives Verhalten die wenigsten Probleme und die besten sozialen Fähigkeiten auf. Die beiden Gruppen mit moderat aggressivem Verhalten unterscheiden sich nicht voneinander und nur wenig von den nicht aggressiven Jungen. Die moderat zunehmend aggressiven Jungen zeigen mehr externalisierende Verhaltensprobleme als die nicht aggressiven Jungen, schlechtere Leistungen in der Schule und geringere schulbezogene Fähigkeiten. Die stabil aggressiven Jungen weisen mehr externalisierende Verhaltensprobleme und die geringsten sozialen Fähigkeiten auf. Die Mütter geben mehr Mutter-Kind-Konflikte an. Die Lehrer berichten über diese Jungen schlechtere Schulleistungen und schlechteres Lernverhalten. Bei den Mädchen zeigen sich keine Unterschiede zwischen Mädchen, die kein aggressives Verhalten zeigten, und solchen, bei denen stabil geringes aggressives Verhalten auftrat. Die Gruppe mit stabilem aggressivem Verhalten weist hingegen ähnlich wie die Jungen in vielen Bereichen Probleme und Defizite auf (wie externalisierende Probleme, geringe soziale Kompetenzen, Mutter-Kind-Konflikte, schlechtere Schulleistungen). Hinzu kommt, dass diese Mädchen ebenfalls über eine geringe Qualität der Freundschaften berichten. Demnach geht stabil aggressives Verhalten bei Jungen und bei Mädchen mit vielfältigen negativen Entwicklungen einher, moderat aggressives Verhalten aber nur bei Jungen. Einschränkend ist anzumerken, dass die Mädchen mit stabil aggressivem Verhalten durchschnittlich weniger aggressives Verhalten zeigten als die Jungen mit moderat aggressivem Verhalten.

Die Arbeitsgruppe um Loeber (Loeber, Burke u. Pardini 2009; Loeber u. Hay 1997) grenzt von den Entwicklungsverläufen aggressiv-dissozialen Verhaltens Entwicklungspfade ab. Entwicklungsverläufe beziehen sich auf verschiedene Typen aggressiv-dissozialen Verhaltens, die das Alter beim Auftreten der Störung zur Kategorisierung nutzen. Entwicklungspfade fokussieren hingegen auf entwicklungsbezogene Sequenzen der verschiedenen Aggressionsformen, das heißt auch auf individuelle Veränderungen des Verhaltens im Verlauf der Entwicklung. In dem Entwicklungspfadmodell werden drei Entwicklungspfade herausgearbeitet:

- offen aggressives Verhalten,
- verdeckt aggressives Verhalten und
- Autoritätskonflikte.

Der Entwicklungspfad mit offen aggressivem Verhalten beginnt mit weniger schwerwiegend aggressivem Verhalten wie »andere ärgern«, gefolgt von körperlichen Auseinandersetzungen und später gewalttätigem Verhalten (Körperverletzung, Raub). Der verdeckte Pfad startet ebenfalls in der Kindheit mit verdeckt aggressivem Verhalten (Diebstahl, Lügen), Zerstörung von Eigentum (Vandalismus, Brandstiftung) und späterer Delinquenz (Betrug, Diebstahl). Der Pfad über die Autoritätskonflikte beginnt vor dem 12. Lebensjahr und verläuft über widerspenstiges, trotziges Verhalten zur Vermeidung von Autoritäten (z. B. Schule schwänzen). Über die Zeit können die Kinder auch von einem Pfad auf einen anderen wechseln und auf diesem voranschreiten, das heißt, das aggressive Verhalten wird vielfältiger und schwerwiegender und richtet sich nicht nur gegen die eigene Familie und Bekannte, sondern auch gegen unbekannte Personen.

3.3 Zusammenfassung und Schlussfolgerungen

Die Befunde zur Komorbidität unterstreichen, dass aggressiv-dissoziales Verhalten in der Regel nicht isoliert auftritt. Dies stellt einen wichtigen Befund dar, der nachdrücklich den Einsatz einer umfassenden Diagnostik unterstützt. Die Therapieplanung muss entsprechend auf die gegebenenfalls vorliegenden komorbiden Störungen abgestimmt werden. Die dargestellten Modelle zur Erklärung komorbider Störungen demonstrieren das komplexe Zusammenspiel von Ursachen und Risikofaktoren. Einige sind für die Praxis sicher eher von theoretischem Interesse, da sich beispielsweise aus dem Wissen einer gemeinsam Vererbung von Risiken für eine Psychotherapie keine sinnvollen Handlungen ableiten lassen. Anders verhält es sich, wenn gemeinsame psychosoziale Risikofaktoren bestimmt werden können oder wenn die zweite Störung eine Symptomvariation der ersten darstellt. Durch die Reduktion von gemeinsamen Risikofaktoren oder durch die Therapie einer primären Störung wird auch häufig eine Folgestörung reduziert.

Gemeinsam ist den Studien zum Verlauf aggressiv-dissozialen Verhaltens, dass eine große Gruppe von Kindern bestimmt werden kann, die wenig oder kein aggressiv-dissoziales Verhalten aufweist. Daneben besteht eine kleine Gruppe von Kindern, die bereits früh ein hohes Ausmaß aggressiv-dissozialen Verhaltens zeigt und dieses über den Lebensverlauf beibehält. Die Folgen für die Kinder mit dem stabil aggressiven Verhalten sind gravierend und betreffen zahlreiche Lebens- und Entwicklungsbereiche bis ins mittlere Erwachsenalter. Geschlechtsspezifische Unterschiede werden für diese Entwicklungsverläufe bislang nicht ausreichend gestützt. Daneben existiert eine Gruppe, bei der aggressiv-dissoziales Verhalten ab dem Jugendalter auftritt. Einige der betroffenen Jugendlichen legen dieses Verhalten bis zum Erwachsenenalter nicht wieder ab. Möglicherweise kann die Aufrechterhaltung des aggressiv-dissozialen Verhaltens durch »Fallstricke« erklärt werden, wie Verurteilungen oder Substanzmissbrauch, die eine Rückkehr ins »normale« Leben erschwerten. Des Weiteren können ebenfalls von Kindheit an bestehende Belastungen durch familiäre und kindbezogene Risiken, die jedoch nicht das Niveau der Kinder mit einem über den Lebenslauf stabilen aggressiv-dissozialen Verhalten erreichen, aggressives Verhalten aufrechterhalten. Mehr Aufmerksamkeit sollte zukünftig auf die Gruppe gelegt werden, die das aggressiv-dissoziale Verhalten in der Kindheit wieder aufgibt. Die Prognose für diese Kinder ist nicht deutlich schlechter als für solche, die kein aggressiv-dissoziales Verhalten zeigten. Ähnlich bedeutsam erscheint die Kenntnis von Faktoren, die dazu beitragen, dass Kleinkinder körperlich aggressives Verhalten nicht aufgeben. Dies ist eine im Alltag gut sichtbare Abweichung vom unauffälligen Entwicklungsverlauf, die im Rahmen von Präventionsmaßnahmen stärker aufgegriffen werden sollte.

Entstehung aggressiven Verhaltens

Fallstudie

Mirco ist das älteste von sechs Kindern. Die Mutter hat keine Berufsausbildung und der Vater arbeitet als Handwerker. Die Ehe der Eltern ist von vielen Streitereien geprägt, die oftmals in Prügelattacken gegen die Mutter und auch gegen die Kinder enden. Die Mutter zieht sich zurück und trinkt regelmäßig Alkohol. Mirco fällt bereits im Kindergarten und dann in der Grundschule durch aggressives Verhalten gegenüber anderen Kindern auf. Er beginnt, Tiere zu quälen, zunächst den Hamster eines Freundes und dann die Katze der Nachbarn. Als der Freund ihn verpetzt, wirft er ihn in eine Baugrube. An der Schule hat er kein Interesse und die Mutter ist durch die Organisation des häuslichen Alltags bereits überfordert. Die Eltern lassen sich scheiden und Mirco will zunächst beim Vater leben. Da er dort weiterhin geschlagen wird, zieht er nach einem Jahr zur Mutter. Mit neun Jahren beginnt Mirco ebenfalls, Alkohol zu trinken, mit 12 Jahren trinkt er bereits täglich und raucht Cannabis. Ab dem 15. Lebensjahr steht Mirco wiederholt vor dem Jugendrichter. Es liegen Delikte von Körperverletzung, Sachbeschädigung bis Diebstahl vor, weshalb er bereits zwei Arreste absitzen musste. Die achte Hauptschulklasse absolvierte er gerade zum dritten Mal, als er beschloss, gar nicht mehr in die Schule zu gehen. Zuletzt lebte er mehr bei seinem Freund Michi, der ständig Geldnot hatte. Michi brauchte aufgrund seines Konsums von Kokain, Heroin und Speed sehr viel Geld. Gemeinsam planten sie, den Lebensmittelhändler, der in der Nähe ein Geschäft führt, zu überfallen. Als der Händler abends schließen wollte, zogen sich die beiden eine Sturmhaube über das Gesicht und Mirco stach von hinten mit einem Küchenmesser auf den Mann ein. Der Mann wehrte sich heftig, sodass Michi oder Mirco ihm nochmals in die Nierengegend stach. Nach weiteren Schlägen und Tritten blieb der Mann bewusstlos am Boden liegen. Sie fanden bei dem Händler rund 1000 Euro in bar und verschwanden damit. Beim nächsten Trip erzählte Michi jedoch seiner Freundin von dem Überfall. Diese ging zur Polizei und erzählte, was sie wusste, sodass die beiden in Untersuchungshaft kamen. Mirco wurde zu einer Jugendstrafe von sechs Jahren verurteilt.

Für Jugendrichter in Ballungszentren ist die Geschichte von Mirco wie eine kaputte Schallplatte, die immer und immer wieder dieselbe Musik spielt. Die Frage, ob ein Anti-Aggressionstraining Mirco noch positiv beeinflussen kann, werden einige mit großer Skepsis beantworten. Vielleicht bleibt etwas Zeit dafür übrig, zu fragen, ob Mirco jemals die Chance auf eine normale Entwicklung hatte? Mirco weist seit seiner Kindheit ein stabiles Muster aggressiv-dissozialen Verhaltens auf; Alkoholprobleme, gewalttätiges und kriminelles Verhalten statt Schule und Ausbildung. Was jedoch heißt für Mirco »normal«? Sein Verhalten kann als Überlebensstrategie in einem pathologischen familiären Umfeld interpretiert werden, das ihm systematisch aggressives Verhalten als Handlungsalternative antrainiert hat. Seit seiner Geburt war er negativen Einflüssen ausgesetzt, sodass kaum ein isolierter Faktor bestimmt werden kann, um seinen Entwicklungsverlauf zu erklären.

Die Entwicklungspsychopathologie hat Studien vorgelegt, die klären wollten, warum sich Kinder wie Mirco in der beschriebenen Form entwickeln. Die erzielten Ergebnisse führten zu einem multifaktoriellen Ursachenmodell aggressiven Verhaltens. Es liegt eine große Anzahl von Studien vor, die konsistent biologische, psychologische und soziale Risikofaktoren aggressiven Verhaltens aufzeigen (Ihle, Esser, Schmidt u. Blanz 2002; Loeber et al. 2001; Moffitt u. Caspi 2001). Unter Risikofaktoren lassen sich nach Rutter u. Sroufe (2000) Ereignisse, Umstände oder kindbezogene Merkmale zusammenfassen, deren Vorliegen die Wahrscheinlichkeit für aggressives Verhalten erhöhen. Die Scheidung von Mircos Eltern, die Alkoholabhängigkeit seiner Mutter und die innerfamiliäre Gewalt, die

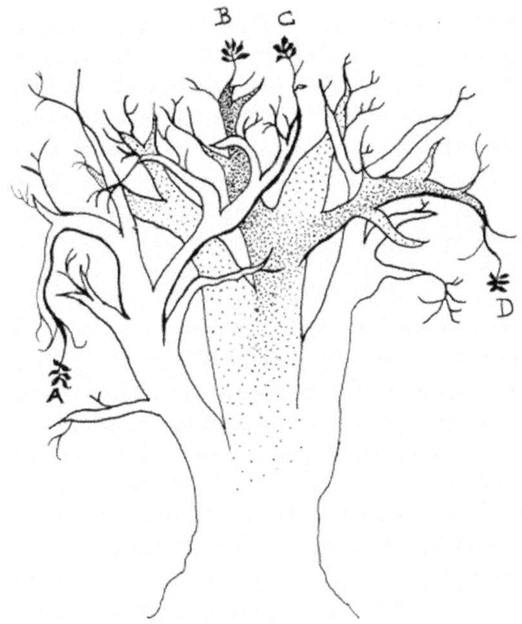

Abb. 4.1 Entwicklungspfadmodell (adaptiert nach Sroufe 1997, S. 253; mit freundlicher Genehmigung von Cambridge University Press). A) Kontinuierliche Fehlanpassung bis hin zur Störung. B) Kontinuierliche positive Entwicklung. C) Initiale Fehlentwicklung, gefolgt von einer positiven Veränderung. D) Initiale positive Entwicklung, gefolgt von einer negativen Veränderung bis hin zur Pathologie.

er erlebte, sind in diesem Sinne Risikofaktoren. Einzelne Risikofaktoren sind aber weder notwendige noch hinreichende Faktoren für aggressives Verhalten (vgl. Rutter u. Sroufe 2000). Ein multifaktorielles Ursachenmodell aggressiven Verhaltens ist dazu in der Lage, die empirischen Befunde zu den verschiedenen Risikofaktoren aggressiven Verhaltens sowie Entwicklungspfadmodelle zu integrieren.

Ein prominentes Entwicklungspfadmodell wurde von Sroufe (1997; Abb. 4.1) beschrieben, das er als Baum visualisiert. Dazu beschreibt er fünf Kernaussagen zur Entwicklung psychischer Störungen, die auch auf aggressives Verhalten zutreffen:

1. Psychische Störungen sind Abweichungen, die über die Zeit auftreten. Scheitert ein Kind an bestimmten Entwicklungsaufgaben, platziert es sich damit in Richtung eines Pfades, der zur Fehlanpassung führen kann.
2. Multiple Entwicklungswege können zu einem ähnlichen Ergebnis führen: Obwohl Kinder auf verschiedenen Pfaden ihre Entwicklung starten, können diese später konvergieren. Dies ist beispielsweise der Fall, wenn zwei Kinder ähnliches aggressives Verhalten zeigen, diese aber verschiedene Risikokonstellationen aufweisen.
3. Ähnliche Entwicklungspfade können zu einem unterschiedlichen Entwicklungsergebnis führen. Kinder, die unter ähnlichen Risikobedingungen aufwachsen, können sich im Entwicklungsergebnis deutlich unterscheiden. Während Mirco aggressives Verhalten zeigt, kann sein Bruder ängstliches oder depressives Verhalten aufweisen.
4. Entwicklungsveränderungen sind an vielen Punkten möglich: Frühe Abweichungen müssen nicht zwangsläufig zu einem negativen Entwicklungsergebnis führen. Veränderungen in der Umwelt des Kindes oder die erfolgreiche Bewältigung von Entwicklungsaufgaben (zum Beispiel der Schuleintritt) können zum Wechsel auf einen positiven Entwicklungspfad führen.
5. Veränderungen sind abhängig von der bisherigen Entwicklung eines Kindes. Je länger sich ein Kind auf einem negativen Entwicklungspfad befindet, desto unwahrscheinlicher wird eine zukünftige positive Entwicklung.

Mit diesem Modell wird die Vielfalt im Entwicklungsverlauf betont. Manifestes Verhalten eines Kindes ist das Ergebnis von vielfältigen Einflüssen, von genetischen bis hin zum Erziehungsverhalten der Eltern oder den Erfahrungen mit Gleichaltrigen. Entwicklung ist weder durch endogene noch durch externe Faktoren determiniert, wenn auch die Wahrscheinlichkeit von Fehlentwicklungen oder einer positiven Anpassung durch die vorherige Entwicklung bestimmt wird. Konkret bedeutet dies, dass auch für Mirco eine hoffnungslose Haltung nicht angemessen ist. Für ihn sind intensive Maßnahmen nötig, um die zahlreichen Belastungen und bereits bestehenden Probleme zu reduzieren. Die Wahrscheinlichkeit, im Erwachsenenalter zu einem gut angepassten Mitglied der Gesellschaft zu werden, muss für ihn jedoch deutlich geringer eingeschätzt werden als für andere Jugendliche.

In diesem Kapitel werden zunächst empirisch belegte Risikofaktoren für aggressives Verhalten vorgestellt. Dabei wird besonders auf Ergebnisse aus großangelegten Längsschnittstudien zurückgegriffen, die die Entwicklung von Kindern über einen längeren Zeitraum – teilweise bis in das Erwachsenenalter – begleiteten. Ausgewählte Studien dieser Art sind in ◘ Tab. 4.1 beschrieben. Anhand dieser Studien wird eindrucksvoll deutlich, wie sich Risikofaktoren über die Zeit wechselseitig beeinflussen, weitere nach sich ziehen und besonders Kinder aus einem hochbelasteten familiären Milieu bereits während der Schwangerschaft negativ beeinflussen. Zuletzt wird ein Entwicklungsmodell von Tremblay (2010) erläutert, das sich auf früh auftretendes aggressives Verhalten bezieht, mit dem er bereits Interventionen für Risikoschwangere einfordert.

4.1 Kindbezogene Risikofaktoren

Zwillings-, Familien- und Adoptionsstudien zeigen relativ konsistent einen mittleren bis starken genetischen Einfluss auf die Entstehung aggressiven Verhaltens auf (Brendgen et al. 2005; Lahey u. Waldman 2012). Erblichkeitsschätzungen liegen mittlerweile für die verschiedenen Aggressionsformen vor (Burt 2009). Es kristallisiert sich eine stärkere Erblichkeit für offen aggressives Verhalten heraus als für verdeckt aggressives Verhalten. Burt (2009) berichtet, dass sich 65 % der Varianz für offen aggressives Verhalten durch genetische Einflüsse klären lässt im Vergleich zu 48 % der Varianz für verdeckt aggressives Verhalten. Dieses Muster kann sie für Jungen und für Mädchen vom Kindesalter bis zur Jugendzeit aufzeigen. Der genetische Einfluss für offen aggressives Verhalten steigt von der Kindheit bis zum Jugendalter an, während der Umwelteinfluss über die Zeit abnimmt. Im Vergleich dazu nimmt der genetische Einfluss auf verdeckt aggressives Verhalten über die Zeit ab, während der Umwelteinfluss in etwa gleich bleibt. Damit wird nahegelegt, dass die Aggressionsformen eine unterschiedliche Ätiologie aufweisen.

> **Für aggressives Verhalten wird eine mittlere bis hohe Erblichkeit berichtet. Der genetische Einfluss auf offen aggressives und gewalttätiges Verhalten ist stärker als auf verdeckt aggressives Verhalten wie Diebstahl oder Betrug (Burt 2009).**

Waldman et al. (2011) untersuchen in einer Zwillingsstudie, welche Persönlichkeitsmerkmale den genetischen Einfluss mit aggressivem Verhalten teilen, um nachzuvollziehen, wie sich der genetische Einfluss auf das Verhalten auswirken kann. Sie fokussierten auf drei Bereiche, und zwar auf Empathie, Emotionalität und die Neigung, Neues und Aufregendes erleben zu wollen. Alle drei Merkmalsbereiche weisen eine moderate Erblichkeit auf und erklären gemeinsam 46 % der Varianz aggressiven Verhaltens. Sie folgern, dass die phänotypisch sichtbare Heterogenität aggressiven Verhaltens auf eine ebenfalls genetische Heterogenität zurückgeht. Einige Kinder haben ein genetisches Risiko für aggressives Verhalten, weil sie Genvarianten aufweisen, die mit einer geringen Empathie einhergehen und andere, weil sie Genvarianten aufweisen, die mit einer hohen negativen Emotionalität einhergehen.

Neben Studien aus dem Bereich der Verhaltensgenetik werden auch molekulargenetische Studien durchgeführt. Allerdings weisen diese

Tab. 4.1 Übersicht über Längsschnittstudien zur Entstehung aggressiven Verhaltens

Name (Autor)	Stichprobe/Datenerhebungen	Erzielte Ergebnisse
Avon Longitudinal Study of Parents and Children Golding, Pembrey, Jones u. ALSPAC Study Team (2001)	Es wurden rund 14.400 Schwangere rekrutiert, die zwischen dem 1.4.1991 und dem 31.12.1992 ein Kind erwarteten. Es wurden umfassende Daten von den Eltern und den Kindern erhoben. Die Kinder sind aktuell Anfang 20 und nehmen noch immer am Längsschnitt teil.	Während der Schwangerschaft bestehende Risikofaktoren der Mutter (wie das Alter der Mutter, eine geringe Bildung, Alkohol- oder Drogenkonsum, Depression, kriminelles Verhalten) fördern ein angstloses Temperament bei Kindern. Kinder mit diesem Temperament erleben häufiger ein harsches Erziehungsverhalten (z. B. Klapsen, sie werden angeschrien). Beides führt zu einem früh auftretenden und schwerwiegenden aggressiv-dissozialen Verhalten im Jugendalter.
Cambridge Study in Delinquent Behavior Farrington (2003)	An der Studie nahmen 411 Jungen aus London teil, die 1961–62 zwischen 8 und 9 Jahre alt waren. Der Längsschnitt reicht von der mittleren Kindheit bis in das Erwachsenenalter. Die Kinder wurden bis zum Alter von 48 Jahren insgesamt neun Mal interviewt (im Alter von 8,10, 14, 16, 18, 21, 25, 32 und 48 Jahren). Die Eltern und Lehrer der Kinder wurden ebenfalls als Informanten genutzt sowie Offizialdaten.	41 % der Stichprobe wurde wegen einer Straftat im Alter zwischen 10 und 50 Jahren verurteilt (ausgenommen Straftaten im Straßenverkehr). Die wichtigsten Risikofaktoren im Kindesalter für delinquentes Verhalten waren kriminelles Verhalten der Eltern, geringe schulische Leistungen, Armut und ungünstiges Erziehungsverhalten. Auf diejenigen Jungen, die bereits sehr früh die ersten Straftaten begingen, gingen bis zum 50. Lebensjahr die meisten Straftaten zurück. Auf einen geringen Anteil von 7 % der Jungen fielen etwa dreiviertel aller Straftaten zurück.
Christchurch Health and Development Study Fergusson u. Horwood (2001)	In die Studie wurden alle 1265 Kinder, die Mitte 1977 in Christchurch (Neuseeland) geboren wurden, einbezogen. Untersuchungen der Kinder fanden statt zur Geburt, mit vier Monaten, jährlich bis zum 16. Lebensjahr sowie im Alter von 18, 21 und 25. Erfasst wurden Angaben aus Elternbefragungen, Selbstberichten, psychometrischen Tests, Lehrerauskünften und Offizialdaten.	Diejenigen 5 % der Kinder, die im Kindesalter den meisten familiären Risikofaktoren ausgesetzt waren, haben ein um das 100-Fache erhöhtes Risiko für multiple Probleme. Sie weisen mehr aggressiv-dissoziales Verhalten auf, Substanzmissbrauch, psychiatrische Probleme und Polizeikontakte verglichen mit den 50 % der Stichprobe, die aus begünstigteren Verhältnissen kamen.
Developmental Trends Study Lahey, Loeber, Burke u. Rathouz (2002)	Die Studie begleitet seit 1987 die Entwicklung von 177 Jungen der mittleren Kindheit (7 bis 12 Jahre) mit klinisch relevanten Verhaltensproblemen (Störung des Sozialverhaltens, ADHS). Jährliche Datenerhebungen fanden durch multiple Informanten und Informationsquellen statt.	Die Störung mit oppositionellem Trotzverhalten ist ein Vorläufer der Störung des Sozialverhaltens. ADHS ist kein Prädiktor für eine Störung des Sozialverhaltens, wenn oppositionell-trotziges Verhalten kontrolliert wird. Die Störung des Sozialverhaltens mit einem Beginn vor dem 10. Lebensjahr ist trotz der Fluktuation der Symptomschwere sehr stabil. Lediglich 15 % der Jungen mit einer Störung des Sozialverhaltens mit Beginn in der Kindheit zeigen im Jugendalter keine Störung des Sozialverhaltens mehr auf.

■ Tab. 4.1 Fortsetzung

Name (Autor)	Stichprobe/Datenerhebungen	Erzielte Ergebnisse
Dunedin Multidisciplinary Health and Development Study Moffitt u. Caspi (2001) Odgers et al. (2008)	Umfasst 1037 Kinder, die zwischen dem 1.4.1972 und dem 31.2.1973 in Dunedin (Neuseeland) in einer Klinik geboren wurden. Die erste Erhebung fand im Alter von drei Jahren statt, mit folgenden Untersuchungen im Abstand von 2 Jahren bis zu 26. Lebensjahr, mit 32 Jahren und einer weiteren geplanten Untersuchung, wenn die Teilnehmer 44 Jahre alt sind.	Anhand der Daten können vier Entwicklungsverläufe aggressiven Verhaltens bestimmt werden: Ein über den Lebensverlauf chronischer Typ, ein auf das Jugendalter begrenzter und ein auf die Kindheit begrenzter Typ sowie einer mit wenig aggressivem Verhalten. Die Entwicklungsverläufe konnten für Mädchen und Jungen gleichermaßen abgebildet werden. Kinder aus einem pathologischen familiären Milieu mit neuropsychologischen Defiziten weisen im Alter von 32 Jahren schwerwiegend gewalttätiges und kriminelles Verhalten, psychische Störungen, eine schlechte körperliche Gesundheit und finanzielle Probleme auf.
Montreal Longitudinal-Experimental Study Tremblay et al. (2001)	Die Stichprobe bezieht sich auf 1037 Jungen aus benachteiligten Bezirken der Stadt Montreal (Kanada). Die erste Erhebung fand im Jahr 1984 statt. Nach einem Screening wurden die Kinder mit den höchsten Werten für externalisierende Probleme drei Gruppen zugeordnet: Einer Experimentalgruppe, einer Kontrollgruppe und einer längsschnittlichen Beobachtungsgruppe. Die Kinder der Experimentalgruppe und deren Eltern nahmen an Interventionen teil. Datenerhebungen wurden jährlich durchgeführt.	Nach der Kontrolle familiärer Belastungen erwies sich physisch aggressives Verhalten im Kindergartenalter aus Sicht der Lehrer als bester Prädiktor für selbstberichtete Delinquenz im Alter von 10–12 Jahren. Danach folgen Hyperaktivität, wenig Ängstlichkeit und ein geringes Ausmaß prosozialen Verhaltens.
Pittsburgh Girls Study (PGS) Kroneman, Hipwell, Loeber, Koot u. Pardini (2011)	2451 Mädchen zwischen 5 und 8 Jahren aus benachteiligten Stadtgebieten Pittsburghs nehmen an der Studie teil. Die erste Datenerhebung begann im Jahr 2000; seitdem werden jährliche Befragungen durchgeführt. Informanten sind die Mädchen, die Eltern und die Lehrer.	Die Symptome einer Störung des Sozialverhaltens mit Beginn in der Kindheit verringern sich in der späten Kindheit und nehmen mit Beginn der Pubertät wieder zu. Ein angstloses Temperament ist mit chronischem und schwerwiegendem aggressiv-dissozialem Verhalten von der Kindheit bis ins Jugendalter verbunden. Geringe elterliche Wärme gegenüber den Mädchen ist ein Risikofaktor für aggressiv-dissoziales Verhalten im Jugendalter.
Pittsburgh Youth Study Loeber, Farrington et al. (2001)	Die Stichprobe umfasst 1517 Jungen aus Pittsburgh der ersten, vierten und siebten Klassenstufe (im Alter von 7, 10 und 13 Jahren). Die Studie startete im Jahr 1987. Datenerhebungen fanden in den ersten drei Jahren im Abstand von sechs Monaten statt und schließlich einmal im Jahr bis zu einem Alter von 19 Jahren (jüngster Teilnehmer) bzw. 25 Jahren (ältester Teilnehmer).	Je höher die Anzahl der Lebensbereiche mit Risikofaktoren, desto größer ist die Wahrscheinlichkeit für delinquentes Verhalten im Jugend- und jungen Erwachsenenalter. Risiko- und Schutzfaktoren bestimmen gemeinsam die Wahrscheinlichkeit für das Auftreten delinquenten Verhaltens.

■ **Tab. 4.1** Fortsetzung

Name (Autor)	Stichprobe/Datenerhebungen	Erzielte Ergebnisse
Tracking Adolescents' Individual Lives Survey (TRAILS) de Winter et al. (2005)	N = 2230 Kinder aus fünf Kommunen aus dem Norden der Niederlande mit einem Durchschnittsalter von 11 Jahren. Die Studie startete 2001, als die Kinder (50,8 % Mädchen) durchschnittlich 11 Jahre alt waren. Kinder, Eltern und Lehrer werden befragt, es werden Interviews und psychometrische Verfahren durchgeführt sowie neurokognitive, biologische Daten erhoben. Weitere Erhebungen wurden und werden im Abstand von zwei Jahren bis zum 25. Lebensjahr durchgeführt.	Aggressiv-dissoziales Verhalten und Substanzmissbrauch im Jugendalter lässt sich gemeinsam auf ein unterliegendes Risikomuster zurückführen: Die Jugendlichen waren in der Kindheit den meisten Risikofaktoren (wie eine geringe Verhaltenshemmung, Scheidung der Eltern) ausgesetzt. Das aggressiv-dissoziale Verhalten in der Kindheit ist ein Prädikor für dasselbe Verhalten im Jugendalter und neu dazu auftretendem riskantem Verhalten. Für Jugendliche mit spät auftretenden Verhaltensproblemen lässt sich kein entsprechendes Persönlichkeitsprofil in der Kindheit aufweisen. Zudem weisen ihre Familien keine erhöhten Risiken auf.
Young Lawbreakers as Adults Eklund u. Klinteberg (2003)	Es nahmen 192 Kinder und Jugendliche aus Stockholm im Alter zwischen 11–14 Jahren teil, die bereits eine Anzeige wegen Einbruch, Diebstahl o. a. hatten und 95 Kontrollkinder. Diese wurden bezüglich des Alters, der Wohngegend, der Familiensituation und des sozioökonomischen Status gematcht.	Es wird ein starker Zusammenhang zwischen Aufmerksamkeitsproblemen in der Kindheit und gewalttätigem Verhalten im Erwachsenenalter berichtet und zwar unabhängig vom Ausmaß aggressiven Verhaltens in der Kindheit.

Studien zur Erklärung komplexer Störungen, wie die Störung des Sozialverhaltens, nur eine geringe Aussagekraft auf (vgl. Tremblay 2010). Studien, die sich auf einzelne Genorte beziehen, sind nicht dazu geeignet, das Auftreten dieser Störung zu erklären, auch wenn sie zusätzlich einzelne Umweltfaktoren berücksichtigen. Einige Studien beschäftigten sich jedoch mit diesem Thema (Aslund et al. 2011; Sjoberg et al. 2008). Beispielsweise wird ein Zusammenhang zwischen dem MAOA-Gen und aggressiv-dissozialem Verhalten angenommen. Dieses Gen enkodiert Enyzme, die für den Metabolismus von Catecholaminen (z. B. Noradrenalin, Dopamin, Serotonin) bedeutsam sind. Die MAOA-Aktivität wurde beispielsweise in der Dunedin-Study untersucht (Caspi et al. 2002). Die Ergebnisse zeigen auf, dass misshandelte Kinder im Erwachsenenalter seltener aggressiv-dissoziales Verhalten zeigen, wenn sie eine hohe MAOA-Aktivität aufweisen. Dabei sind frühe Misshandlungen ein starker Risikofaktor für später auftretendes aggressiv-dissoziales Verhalten (Cullerton-Sen et al. 2008; Teisl u. Cicchetti 2008). Caspi et al. (2002) folgern daraus, dass der Genotyp eines Kindes die Vulnerabilität für Umweltreize verändert. Young et al. (2006) schlossen an diese Arbeit an und untersuchten diesen Zusammenhang bei Jugendlichen mit aggressiv-dissozialem Verhalten. Sie können die einschlägige Beziehung zwischen Kindesmisshandlung und aggressivem Verhalten bestätigen, aber nicht die Moderation dieser Beziehung durch die MAOA-Aktivität. Cicchetti, Rogosch u. Thibodeau (2012) kommen zu dem Schluss, dass diese Genvariation bei Jugendlichen ohne Missbrauchserfahrungen nicht mit aggressivem Verhalten im Zusammenhang steht, aber wiederum bei Jugendlichen mit früher Traumatisierung.

Die epigenetische Forschung erweitert die Perspektive genetischer Einflüsse auf die kindliche Entwicklung. Hierbei wird berücksichtigt, dass Umwelteinflüsse die Funktion von Genen modifizieren, ohne jedoch das Genom zu verändern (Schmidt, Petermann u. Schipper 2012). Besonders deutlich scheinen epigenetische Veränderungen in der frühen Kindheit zu wirken, da in dieser Zeit eine starke Zelldifferenzierung stattfindet. Tremblay (2010) weist in diesem Kontext auf die größere Bedeutung mütterlicher Risiken während der Schwangerschaft und der frühen Kindheit für die Entwicklung aggressiven Verhaltens hin im Vergleich zu den Vätern. Experimente mit Mäusen liefern Hinweise darauf, wie epigenetische Veränderungen auch beim Menschen wirken könnten. Weaver, Meaner u. Szyf (2006) berichten über eine veränderte Hypothalamus-Hypophysen-Nebennieren-Rinden-Aktivität (HPA) bei Mäusen, wenn diese in den Tagen nach der Geburt nicht ausreichend von ihren Müttern geleckt wurden. Die HPA ist an der Reaktion auf und Verarbeitung von Stress beteiligt und wird auch bei Menschen im Zusammenhang mit aggressivem Verhalten untersucht (Montoya, Terburg, Bos u. van Honk 2012). Die frühe Deprivation durch die Mutter kann demnach zu biochemischen Veränderungen führen, die aggressives Verhalten begünstigen.

Zu den frühen kindlichen Entwicklungsrisiken zählen zudem Schwangerschaftsrisiken und Geburtskomplikationen, wie etwa Rauchen in der Schwangerschaft, ein geringes Geburtsgewicht oder ein geringes Gestationsalter, die in einigen Studien mit aggressivem Verhalten im Kindesalter und im Jugendalter korrespondieren (Baillargeon, Thibodeau, Lefebvre u. Jeyaganth 2011; LaPrairie, Schechter, Robinson u. Brennan 2011). Die Komplikationen können zu neurologischen oder neuropsychologischen Defiziten beitragen, die aggressives Verhalten fördern, wie beispielsweise Aufmerksamkeitsprobleme oder eine mangelnde Verhaltenshemmung. Es konnte auch gezeigt werden, dass Kinder mit diesen frühen Risiken häufiger ein schwieriges Temperament aufweisen. Dieses erschwert eine positive Eltern-Kind-Interaktion und begünstigt ein negatives Erziehungsverhalten.

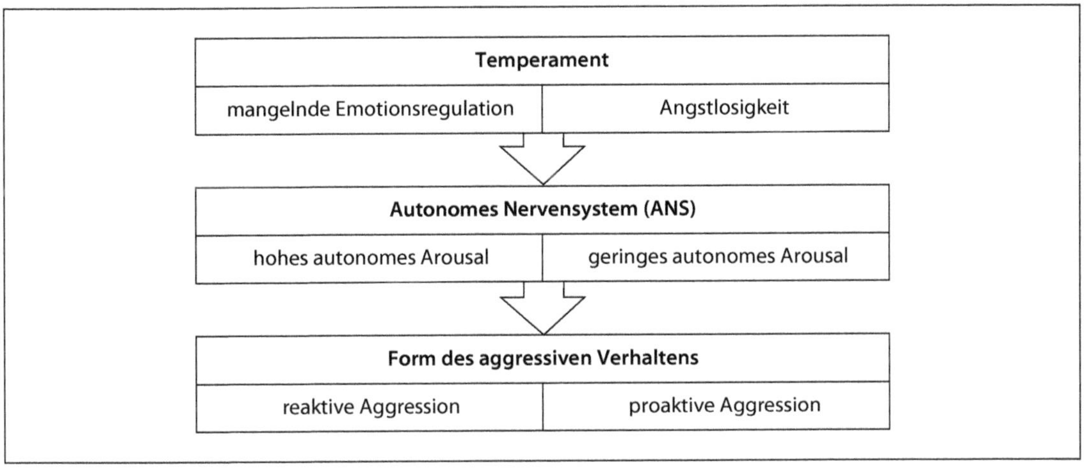

Abb. 4.2 Temperament und Aggressionsform en in der Kindheit

Das *Temperament* eines Kindes beschreibt nach Thomas u. Chess (1977) das »Wie« des Verhaltens. Es ist stark genetisch bestimmt und kann sich im Verlauf der Entwicklung durch Umwelterfahrungen verändern. Anhand empirisch gewonnener Temperamentsdimensionen werden in der Regel drei Temperamentstypen unterschieden: einfache Kinder, langsam auftauende Kinder und schwierige Kinder (Thomas u. Chess 1977). Schwierige Kinder weisen einen unregelmäßigen biologischen Rhythmus auf, sie reagieren intensiv und schnell irritiert auf Reize und sie erleben negative Emotionen sehr intensiv. Besonders Kinder mit einem schwierigen Temperament haben ein erhöhtes Risiko für frühe Verhaltensprobleme und im weiteren Verlauf auch für aggressives Verhalten (Kim et al. 2010; Lorber u. Egeland 2011).

Aktuell wird stärker danach differenziert, welche Dimensionen des Temperaments mit aggressivem Verhalten in Verbindung steht (Frick u. Morris 2004; Nigg 2006). Frick u. Morris (2004) berücksichtigen dabei zudem die Formen aggressiven Verhaltens (■ Abb. 4.2). Reaktiv-aggressivem Verhalten unterliegt ein Temperament, das sich durch eine starke negative Emotionalität, einem hohen physiologischen Erregungsniveau und einer geringen Verhaltenshemmung ausdrückt (Frick u. Morris 2004; Nigg 2006). Aggressives Verhalten kann bei diesem Temperament als Folge stark erlebter Frustration auftreten und im Weiteren auch von beeinträchtigten sozialen Beziehungen zu Eltern oder Freunden negativ beeinflusst werden.

Eine geringe Verhaltenshemmung wurde nicht nur im Kontext der Temperamentforschung als Risikofaktor für aggressives Verhalten betrachtet. Sie bezieht sich auch auf *Impulsivität* und damit assoziierte exekutive Funktionen (z. B. mangelnde Fähigkeit, Handlungen zu planen oder Konsequenzen zu überdenken). Dies spiegelt sich auch in der hohen Komorbidität aggressiven Verhaltens und der ADHS wider (► Kap. 3). Hyperaktives und impulsives Verhalten geht oftmals trotzigem, aggressivem und delinquentem Verhalten voraus (u. a. Costello et al. 2003; van Lier, van der Ende, Koot u. Verhulst 2007). Kinder mit impulsivem und hyperaktivem Verhalten stellen Eltern vor große Anforderungen im Erziehungsverhalten, sodass trotziges und oppositionelles Verhalten begünstigt wird (Costello et al. 2003). Loeber et al. (2000) leiteten daraus ein Entwicklungsmodell ab. Kinder, die früh die Entwicklung von der ADHS über die oppositionell-aggressive bis hin zur aggressiv-dissozialen Symptomatik durchlaufen, können als Hochrisikogruppe mit ungünstiger Prognose betrachtet werden (van Lier u. Crijnen 2005; Sobanski 2006). Mit dem Eintritt in das Erwachsenenalter besteht ein erhöhtes Risiko für eine dissoziale Persönlichkeitsstörung (Hofvander, Ossowski, Lundstrom u. Anckarsater 2009). Aus der kriminologischen Perspektive wird eine geringe Selbstkontrolle als Ursache kriminellen Verhaltens diskutiert (Gottfredson u. Hirschi 1990). Zahlreiche Studien bestätigten einen Zusammenhang zwischen diesen Merkmalen (Pratt u. Cullen 2000). Eine geringe Selbstkontrolle wird durch familiäre Faktoren (ungünstiges Erziehungsverhalten), aber auch durch Geburtskomplikationen sowie neuropsychologische Defizite unterstützt (Buker 2011; Ratchford u. Beaver 2009).

Das Temperament von Kindern mit einem proaktiv-aggressiven Verhalten zeichnet sich hingegen durch Angstlosigkeit aus. Dies spiegelt sich in einer geringeren physiologischen Reaktivität wider (Nigg 2006). Kinder mit einem angstlosen Temperament reagieren weniger auf Bestrafungsreize. In Erziehungssituationen halten sich die Kinder weniger an vereinbarte Regeln; Drohungen der Eltern führen seltener zu einem Abbruch von Handlungen. Dies fördert bei Eltern ein zunehmend ungünstiger werdendes Erziehungsverhalten (Koglin u. Petermann 2008). Barker et al. (2011) berichten aus der »Avon Longitudinal Study of Parents and Children« über einen längsschnittlichen Zusammenhang zwischen einem angstlosen Temperament im Alter von 2 Jahren und aggressiv-dissozialem Verhalten im Jugendalter. Sie zeigen auf, dass Kinder mit diesem Temperament häufiger ein harsches Erziehungsverhalten durch ihre Mütter erfahren; sie werden häufiger geschlagen oder angeschrien. Sowohl das harsche Erziehungsverhalten als auch ein angstloses Temperament führen zu einem frühen Auftreten aggressiv-dissozialen Verhaltens. Aggressiv-dissoziales Verhalten in Begleitung eines angstlosen Temperaments gilt als Vorläufer der Psychopathie im Erwachsenenalter (► Kap. 6).

Eng mit dem Temperament verknüpft sind emotionale Fähigkeiten, die als proximale Risikofaktoren für aggressives Verhalten gelten. Zunehmend mehr Studien zielen ab auf den Zusammenhang zwischen der Fähigkeit zur Emotionsregulation und aggressivem Verhalten (Beauchaine, Gatzke-Kopp u. Mead 2007; Hill, Degnan, Calkins u. Keane 2006; Roberton, Daffern u. Bucks 2012). Emotionsregulation bezieht sich in der Regel auf den Prozess der Veränderung emotionaler Zustände im Sinne der Hemmung, Aufrechterhaltung oder Steigerung emotionaler Zustände (Calkins 2010). Für Kinder und Jugendliche mit einer geringen Fähigkeit zur Emotionsregulation wird mehr aggressiv-dissoziales Verhalten berichtet (Deater-Deckard, Petrill u. Thompson 2007; McLaughlin, Hatzenbuehler, Mennin u. Nolen-Hoeksema 2011). Intensiv erlebter Ärger kann ein unmittelbarer Auslöser für aggressive Handlungen sein (Roberton et al. 2012). Dies knüpft an die Frustrations-Aggressions-Hypothese an, nach der negativ erlebte aversive Ereignisse zu einer feindseligen aggressiven Reaktion führen können (Berkowitz 1989). Spezifischer tritt diese feindselige Aggression dann auf, wenn eine Person daran gehindert wird, etwas Erwartetes zu erreichen. Aggressives Verhalten tritt umso eher auf, wenn ein anderer absichtlich und ungerechtfertigt die Zielerreichung verhindert. Die Bedeutung dieser Zuschreibung zeigt die enge Verknüpfung zwischen emotionalen und sozial-kognitiven Prozessen (s. u.) auf.

Verhaltensbeobachtungen von Kindern zeigen, dass Kinder mit aggressivem Verhalten weniger gut dazu in der Lage sind, sich von frustrierenden Reizen abzulenken. Bereits im Kleinkindalter wenden sie weniger den Blick ab, wodurch emotionale Erregung verringert werden könnte (Crockenberg, Leerkes u. Jo 2008). Anhand einer Studie mit Kindergartenkindern zeigen Helmsen u. Petermann (2010) auf, dass Kinder, die weniger die Aufmerksamkeit von einem frustrierenden Objekt ablenken konnten, aus Sicht ihrer Erzieherinnen mehr aggressives Verhalten aufweisen. Für das Jugendalter berichten McLaughlin et al. (2011), dass eine schlechte Emotionsregulation ein Prädiktor für aggressives Verhalten ein halbes Jahr später war, aber aggressives Verhalten für sich genommen nicht eine geringere Fähigkeit zur Emotionsregulation vorhersagte. Damit wird nahegelegt, dass eine geringe Fähigkeit zur Emotionsregulation ursächlich mit aggressivem Verhalten in Zusammenhang steht.

Neben der Emotionsregulation wurden weitere emotionale Fähigkeiten im Zusammenhang mit aggressivem Verhalten untersucht. Beispielsweise konnte aufgezeigt werden, dass aggressive Kinder größere Schwierigkeiten haben, bei anderen Emotionen korrekt zu erkennen und zu benennen (Denham et al. 2002; Garner, Dunsmore u. Southam-Gerrow 2008). Blair et al. (2001) berichten, dass die Kinder größere Schwierigkeiten haben, das Gefühl Angst bei anderen zu erkennen. Die Fähigkeit, Angst bei anderen zu erkennen, ist wichtig, da sie dazu führt, dass aggressives Verhalten gestoppt wird. Die Schwierigkeiten beim Erkennen von Emotionen beziehen sich aber nicht nur auf visuelle Reize, sondern auch auf akustische Reize. Blair, Budhani, Colledge u. Scott (2005) berichten, dass aggressive Kinder die Prosodie des Gefühles Angst weniger gut erkennen konnten als unauffällige Kinder. Petermann u. Wiedebusch (2008) fassen im Weiteren zusammen, dass aggressive Kinder häufiger ein geringes Emotionsvokabular und geringes Wissen über Emotionen (z. B. deren Ursachen) besitzen.

Eine mangelnde Empathie für andere wird besonders für Kinder mit proaktiv-aggressivem Verhalten angenommen und bei Kindern mit einem angstlosen Temperament (Schwenck et al. 2012). Empathie wird im Allgemeinen durch das Verstehen und emotionale Nachvollziehen der Gefühlszustände anderer definiert und bezieht sich damit auf eine affektive und eine kognitive Komponente (Hoffman 2000). Sie kann als relativ stabile Eigenschaft eines Kindes erfasst werden (dispositionelle Empathie) und als temporäre affektive Reaktion in einer konkreten Situation (situationale Empathie). Es wird angenommen, dass sowohl kognitive als auch affektive Komponenten der Empathie aggressives Verhalten hemmen. Empathie kann Sympathie auslösen, die dazu motiviert, einem anderen zu helfen (Eisenberg 2000). Sie kann auch zum Erleben von Distress führen, sodass folgendes Verhalten eher darauf abzielt, das eigene aversive Erleben zu beenden.

De Wied, Goudena u. Matthys (2005) verglichen die Ausprägung verschiedener Empathiemerkmale von Jungen mit aggressiv-dissozialem Verhalten mit denen von Jungen ohne aggressives Verhalten. Sie können aufzeigen, dass aggressiv-dissoziale Kinder weniger dispositionelle und situative Empathie aufweisen. Dabei unterschieden sich die Kinder der beiden Gruppen nicht in der Fähigkeit, dargestellte Emotionen grundsätzlich erkennen zu können. Lediglich die nachfolgende emotionale Reaktion war bei aggressiven Kindern geringer. Aggressive Kinder reagierten weniger empathisch auf die Emotionen Trauer und Ärger, aber ebenso intensiv auf die Emotion Freude. De Wied et al. (2005) erklären diesen Befund damit, dass eine affektive empathische Reaktion auf Freude zu einer Anhebung der eigenen Stimmung beiträgt und damit eine egoistische Orientierung anzeigt. Schwenck et al. (2012) berichten, dass Kinder mit aggressiv-dissozialem Verhalten und einem angstlosen Temperament deutlich weniger affektive Empathie zeigen, aber keine Beeinträchtigungen in der kognitiven Empathie aufweisen. Aggressive Kinder ohne ein angstloses Temperament unterschieden sich diesbezüglich nicht von unauffälligen Kindern. Diese Ergebnisse unterstützen die Forderung, einen neuen Subtypen zur Klassifikation aggressiven Verhaltens aufzunehmen.

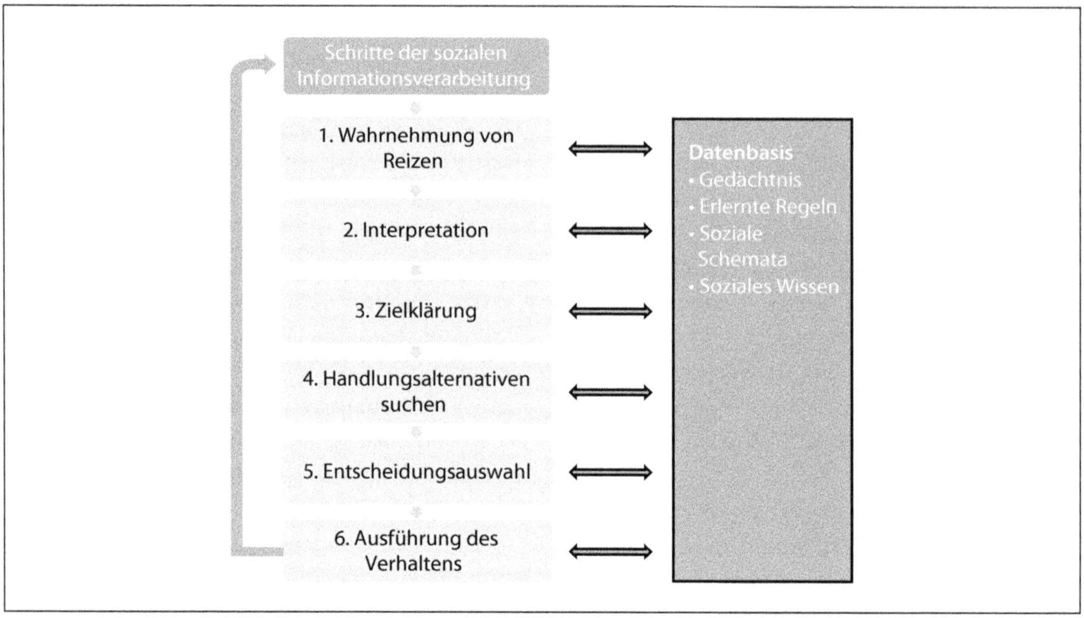

Abb. 4.3 Schritte der sozialen Informationsverarbeitung (adaptiert nach Crick u. Dodge 1994; mit freundlicher Genehmigung von John Wiley u. Sons Inc.)

Die *soziale Informationsverarbeitung* von aggressiven Kindern und Jugendlichen war Gegenstand einer Vielzahl von Studien (Crick u. Dodge 1994; Dodge, Laird, Lochman u. Zelli 2002; Runions u. Keating 2007). Es wurde der Frage nachgegangen, ob die Art und Weise, wie soziale Situationen und Konflikte wahrgenommen und bewertet werden, mit aggressivem Verhalten in Verbindung stehen. Nach dem Modell der sozialen Informationsverarbeitung (abgekürzt: SIP-Modell; Crick u. Dodge 1994) ist das Sozialverhalten die Konsequenz komplexer Wahrnehmungs- und Bewertungsprozesse, die in sechs Schritten beschrieben werden können: Enkodierung und Interpretation sozialer Reize, Zielklärung, Entwicklung von Handlungsalternativen, Vorwegnahme der Handlungskonsequenzen und Handlungsentscheidung (Abb. 4.3). Aggressives Verhalten ist nach dem SIP-Modell die Konsequenz einer verzerrten sozialen Informationsverarbeitung, die zu einem relativ stabilen Muster wird. Die verzerrte Informationsverarbeitung kanalisiert die Handlungen der Kinder zu aggressiven Reaktionen.

Dodge et al. (2002) berichten signifikante Zusammenhänge zwischen der sozialen Informationsverarbeitung von Grundschülern und Verhaltenseinschätzungen ihrer Lehrer. Sie beurteilten Kinder mit einer verzerrten Informationsverarbeitung deutlich aggressiver. Die Verzerrungen in der sozialen Informationsverarbeitung scheinen mit der vorherrschenden Aggressionsform zu korrespondieren (Crick u. Dodge 1996). Für Kinder mit reaktiv-aggressivem Verhalten werden besonders Defizite in den ersten Schritten angenommen. Demnach unterstellen sie anderen Personen vermehrt feindliche Absichten und ihnen fallen weniger Handlungsalternativen ein. De Castro, Verhulp u. Runions (2012) berichten ebenfalls, dass aggressive Kinder häufiger aggressive Lösungen auswählen, und zwar obwohl ihnen die negativen Konsequenzen bewusst sind. Demnach wählen aggressive Kinder diese Handlungen aufgrund starker negativer Emotionen wie Ärger aus. Rache für eine moralisch falsche Handlung einer anderen Person wurde besonders häufig als Begründung für aggressives Handeln angegeben. Helmsen, Koglin u. Petermann (2012) berücksichtigen in ihrer Studie mit Kindern im Kindergartenalter den Einfluss der Emotionsregulation auf die soziale Informationsverarbeitung. Sie können aufzeigen, dass Kinder mit einer mangelnden Emotionsregulation mehr aggressives Verhalten zeigen und dass diese Tatsache dazu führt, dass Schritte der sozialen Informationsverarbeitung erst gar nicht durchlaufen werden. Intensiv erlebte Emotionen (wie Ärger oder Wut) führen demnach unmittelbar zu aggressivem Verhalten.

Arsenio, Adams u. Gold (2009) untersuchten, ob sich für reaktive und proaktive Aggressionsformen Unterschiede in der sozialen Informationsverarbeitung oder in der moralischen Entwicklung finden lassen. Sie stellen ein Zusammenhangsmuster dar, nachdem proaktiv-aggressive Jugendliche über mehr positive Gefühle (Freude) durch provozierte und nicht provozierte aggressive Angriffe auf Gleichaltrige berichten. Begründungen dieser emotionalen Reaktionen gingen bei proaktiv-aggressiven Jugendlichen mit einer Minimalisierung der Auswirkungen beim Opfer einher und damit, dass sie aus der Sicht der Opfer die Folgen aggressiver Handlungen herabsetzen (Arsenio et al. 2009). Defizite in der sozialen Informationsverarbeitung werden nicht berichtet. Arsenio et al. (2009) folgern aus den Ergebnissen ihrer Studie, dass nur bei Jugendlichen mit reaktiv-aggressivem Verhalten eine Verzerrung der sozialen Informationsverarbeitung vorliegt. Proaktiv-aggressives Verhalten könne hingegen besser mit Defiziten der Moralentwicklung erklärt werden. Allerdings ist die Abgrenzung zwischen sozialer Informationsverarbeitung und moralischer Begründung in dieser Studie zu diskutieren. Zusammenfassend kann jedoch ein konsistenter Zusammenhang zwischen sozialer Informationsverarbeitung und aggressivem Verhalten festgestellt werden. Deswegen ist die Förderung sozial-kognitiver Problemlösefähigkeiten oftmals ein Ziel im Rahmen der Prävention und Behandlung bei aggressivem Verhalten (siehe ► Kap. 11 und ► Kap. 12).

Ein *geringer Intelligenzquotient und eine schlechte schulische Leistung* korreliert mit aggressiv-dissozialem Verhalten in der Kindheit und erwies sich in Längsschnittstudien als Prädiktor für kriminelles und gewalttätiges Verhalten im Jugend- und im Erwachsenenalter (Ayduk, Rodriguez, Mischel, Shoda u. Wright 2007; White, Moffitt u. Silva 1989). In der Pittsburgh Youth Study waren geringe schulische Leistungen ein Risikofaktor für aggressiv-dissoziales Verhalten. Anhand dieser Daten wurde gezeigt, dass aggressiv-dissoziale Jugendliche mit einem geringen Intelligenzquotienten das größte Ausmaß an Impulsivität und das schwerwiegendste kriminelle Verhalten zeigen (Koolhof, Loeber, Wei, Pardini u. D'Escury 2007). Gleichzeitig wiesen sie die stärksten Defizite im Bereich Empathie auf und waren weniger gut dazu in der Lage, Schuld zu empfinden.

Murray u. Farrington (2010) folgern, dass besonders ein geringer verbaler Intelligenzquotient über Schwierigkeiten in der Schule und ein vorzeitiger Abbruch der Schule dazu beitragen können, dass aggressiv-dissoziales Verhalten im Jugendalter auftritt. Ein geringer Intelligenzquotient trägt möglicherweise auch dazu bei, dass diese Kinder weniger gut die Konsequenzen ihrer Handlungen vorhersehen können. Nach Moffitt (1993b) erreichen aggressiv-dissoziale Jugendliche höhere Werte in nonverbalen Intelligenztests, das heißt es fällt ihnen leichter, mit konkreten Objekten und Konzepten zu arbeiten als mit abstrakten.

Aggressiv-dissoziales Verhalten in der Kindheit hat eine ungünstige Prognose, wenn es in Begleitung mit einer geringen Intelligenz auftritt. Die Wahrscheinlichkeit für kriminelles Verhalten im Jugendalter wird dadurch deutlich erhöht (Fergusson et al. 2005).

Fergusson, Horwood u. Ridder (2005) kommen anhand der Daten der Christchurch Health and Development Study zu dem Schluss, dass ein geringer Intelligenzquotient nur in Begleitung mit aggressiv-dissozialem Verhalten in der Kindheit zu kriminellem Verhalten im Jugendalter führt. Ein geringer Intelligenzquotient ohne aggressiv-dissoziales Verhalten in der Kindheit sagte zwar Probleme in der Schule und ein geringes Einkommen im Erwachsenenalter vorher, aber nicht kriminelles Verhalten. Für die langfristige Prognose wirkt sich demnach die Kombination von frühen Verhaltensproblemen mit einem geringen Intelligenzquotienten besonders ungünstig auf die weitere Entwicklung im Jugendalter aus.

4.2 Familiäre Risikofaktoren

Harsches Erziehungsverhalten und körperliche Bestrafung sind einschlägige Risikofaktoren aggressiven Verhaltens. Klapsen, Schütteln oder mit einem Gegenstand nach einem Kind werfen oder es damit schlagen sind Beispiele körperlicher Bestrafung. Der Anstieg aggressiven Verhaltens durch so ein Erziehungsverhalten kann durch Modelllernen erklärt werden. Die Kinder erleben, dass ihre Eltern durch körperliche Aggression Erfolg erzielen und ahmen dieses Verhalten nach. Des Weiteren wird den Kindern eine Einstellung zu körperlicher Aggression vermittelt, die diese legalisiert. Vermehrtes aggressives Verhalten auf Seiten des Kindes tritt bereits bei weniger schwerwiegenden und teilweise akzeptierten Formen körperlicher Bestrafung auf, wie beim »Klapse auf den Hintern geben«. Gershoff, Lansford, Sexton, Davis-Kean u. Sameroff (2012) konnten in einer großen US-amerikanischen Längsschnittstudie zeigen, dass bereits das »Klapsen« mit vermehrtem externalisierendem Verhalten aus Sicht der Lehrer einhergeht. Allerdings führte externalisierendes Verhalten bei Kindern dazu, dass die Eltern drei Jahre später ihren Kindern häufiger einen Klaps gaben. Die wechselseitige Zunahme körperlicher Bestrafung und externalisierender Verhaltensprobleme über die Zeit spiegelt einen negativen Kreislauf zwischen Eltern und Kind wider.

Patterson (1982) führte eine Reihe von Beobachtungsstudien durch, in denen er gezielt auf das Erziehungsverhalten von Eltern achtete. Basierend auf der sozialen Lerntheorie beschreibt er einen Anpassungsprozess des Kindes an das Erziehungsverhalten der Eltern, durch den systematisch oppositionelles und aggressives Verhalten aufgebaut wird. Dabei wenden die Eltern dem Kind viel Aufmerksamkeit zu, wenn es trotziges und aggressives Verhalten zeigt, aber kaum, wenn es angemessenes oder prosoziales Verhalten zeigt. Das trotzig-aggressive Verhalten wird dadurch eingeübt und zu einem stabilen Verhaltensmuster. Kurzfristig erreicht das Kind mit dem Verhalten bestimmte Ziele innerhalb der Familie, wie beispielsweise später ins Bett zu gehen oder nicht aufräumen zu müssen. Langfristig ist das Verhalten jedoch nicht zielführend. Besonders außerhalb der Familie wird das Kind die Erfahrung machen, dass es damit seine Ziele weniger gut erreicht und es von anderen abgelehnt wird. Patterson (1982) hat mit den Bobachtungsstudien aufgezeigt, wie durch so einen Erziehungsstil praktisch jedes Kind oppositionell-aggressives Verhalten erwerben kann.

Körperliche Misshandlungen und Missbrauch als extreme Varianten eines negativen Erziehungsverhaltens sind empirisch belegte Risikofaktoren für kindliche Fehlentwicklung und aggressiv-dissoziales Verhalten (Cullerton-Sen et al. 2008; Maas, Herrenkohl u. Sousa 2008; Shields u. Cicchetti 2001; Sousa et al. 20011;

Teisl u. Cicchetti 2008). Körperliche Misshandlungen in der Kindheit können aus daraus resultierenden Schädigungen (wie z. B. Gehirnverletzungen) und neuropsychologischen Defiziten langfristige und gravierende Folgen haben (vgl. Maas et al. 2008; WHO u. ISPCAN 2006). Misshandlungen können auf Seiten des Kindes zu einem unangemessenen und impulsiven Verhalten in Konfliktsituationen führen, beispielsweise durch ein hohes physiologisches Erregungsniveau und Angst (Shields u. Cicchetti 2001). Umgekehrt können frühe Traumatisierungen auch zu einer emotionalen Verflachung führen. Betroffene Kinder reagieren weniger stark auf angstauslösende oder bedrohliche Reize und damit unempfindlicher auf die Bedrohung durch die Eltern. Im Kontext mit Gleichaltrigen geht diese emotionale Verflachung jedoch mit einem ungünstigen Problemverhalten und aggressivem Verhalten einher (Shields u. Cicchetti 2001). Teisl u. Cicchetti (2008) zeigen auf, dass körperlich misshandelte Kinder Schwierigkeiten haben, Reize in sozialen Konflikten angemessen zu interpretieren. Sie generieren eher aggressive Handlungsalternativen und weisen Schwierigkeiten in der Emotionsregulation auf. Diese Defizite der sozialen Informationsverarbeitung stehen wiederum mit aggressivem Verhalten aus Sicht der Gleichaltrigen im Zusammenhang. Bowen u. Nowicki (2007) berichten, dass misshandelte Kinder mehr Schwierigkeiten besitzen, bei anderen Personen Emotionen zu erkennen, besonders Angst. Durch eine beeinträchtigte Empathieentwicklung sind Kinder weniger dazu in der Lage, Rücksicht auf die Bedürfnisse anderer Kinder zu nehmen und aggressiv-dissoziales Verhalten wird dadurch wahrscheinlicher.

Odgers et al. (2007) gingen der Frage nach, welchen langfristigen Einfluss aggressiv-dissoziales Verhalten von Familienmitgliedern (z. B. antisoziale Persönlichkeitsstörung des Vaters) auf die Entwicklung aggressiven Verhaltens bei Kindern haben. Ausgewertet wurde dazu anhand von Daten der Dunedin-Study, ob die Familienmitglieder eine antisoziale Persönlichkeitsstörung, Alkohol- oder Drogenmissbrauch sowie ADHS aufwiesen oder rauchten. Sie kommen zu dem Ergebnis, dass das Vorliegen externalisierender Störungen bei den Eltern als Hinweis darauf genutzt werden kann, um zwischen chronisch aggressivem Verhalten mit Beginn in der Kindheit, auf die Kindheit begrenztes aggressives Verhalten und im Jugendalter auftretendes aggressives Verhalten zu unterscheiden. Besonders die Anzahl der Familienmitglieder mit Störungen durch Alkoholkonsum unterschied zwischen dem chronisch aggressiven Verhalten und dem auf die Kindheit begrenzten. Für die therapeutische Praxis folgern Odgers et al. (2007), dass besonders mütterlicher Alkoholkonsum erfasst werden sollte, um auf diese Weise besonders gefährdete Kinder zu bestimmen.

Ehe- oder Partnerkonflikte, Ein-Elternschaft und Gewalt in der elterlichen Partnerschaft erhöhen das Risiko für aggressives Verhalten bei Kindern (Krohn, Hall u. Lizotte 2009; Leiber, Mack u. Featherstone 2009). Anhand der Daten der Cambrigde Study in Delinquent Development gingen Juby u. Farrington (2001) der Frage nach, wie sich zerrüttete Familienverhältnisse auf die Entwicklung aggressiven Verhaltens auswirken. Sie können aufzeigen, dass 29 % der Jungen aus zerrütteten Familien bereits im Jugendalter eine Verurteilung wegen kriminellen Verhaltens aufwiesen im Vergleich zu 18 % der Jungen aus intakten Familien. Die Jugendlichen geben im Selbstbericht mehr kriminelles Verhalten an und werden im Erwachsenenalter häufiger verurteilt. Das Risiko für aggressiv-dissoziales Verhalten war jedoch nicht nur im Falle einer Trennung oder Scheidung der Eltern erhöht, sondern auch wenn die Partnerschaft der Eltern durch ein hohes Ausmaß von Konflikten geprägt war. Elterliche Disharmonie war in dieser Studie bedeutsamer als der Verlust des Vaters durch Tod, aber nicht als der Tod der Mutter. Wechselnde Bezugspersonen, zum Beispiel durch eine neue Partnerschaft oder Fremdplatzierung, gingen ebenfalls mit einer erhöhten Rate selbstberichteten aggressiv-dissozialen Verhaltens im Jugendalter einher. In dieser Studie konnte der Zusammenhang zwischen zerrütteten familiären Verhältnissen und aggressiv-dissozialem Verhalten auch nach der Kontrolle einer Reihe weiterer Risikofaktoren (wie ein geringer Intelligenzquotient und geringe schulische Leistungen, kriminelles Verhalten des Vaters, finanziellen Schwierigkeiten) nachgewiesen werden.

Juby u. Farrington (2001) weisen darauf hin, dass die Art der Trennung bzw. der familiären Zerrüttung eine bedeutsame Rolle spielt, weil davon die weiteren Lebensbedingungen der Kinder geprägt werden. So haben Kinder, die nach der Trennung bei der Mutter aufwachsen, nicht so ein hohes Risiko für aggressiv-dissoziales Verhalten wie Kinder, die bei ihrem Vater aufwachsen, möglicherweise weil die Mutter engagierter in der Kindererziehung ist. Averdijk, Malti, Eisner u. Ribeaud (2012) berichten ebenfalls aus einer Längsschnittstudie über den Zusammenhang zwischen Trennung der Eltern und aggressivem Verhalten in der Kindheit. Sie analysierten dabei das Auftreten von Verhaltensproblemen vor, während und nach der Trennung der Eltern. Sie zeigen auf, dass aggressiv-dissoziales Verhalten vor der Trennung ansteigt, währenddessen gipfelt und anschließend wieder abfällt. Sie können direkte Effekte durch die Trennung und durch einen Anstieg mütterlicher Depression auf aggressiv-dissoziales Verhalten aufzeigen, aber nicht durch finanzielle Schwierigkeiten oder elterliche Disharmonie. Da die Werte mütterlicher Depression, kindlicher Verhaltensprobleme und elterlicher Disharmonie bis zur Trennung ansteigen und dann mehr oder weniger übereinstimmend abfallen, betonen Averdijk et al. (2012), dass es sich bei der Trennung von Eltern um einen kontinuierlichen Prozess handelt, der sich auf die Entwicklung aggressiven Verhaltens auswirkt. Für den direkten Effekt der Trennung auf den Anstieg aggressiv-dissozialen Verhaltens werden verschiedene Erklärungen diskutiert. Die Kinder sind aufgrund der Abwesenheit eines Elternteils weniger gut beaufsichtigt, die Eltern-Kind-Bindung verschlechtert sich oder erhöhter Stress und unberechtigte Schuldgefühle an der Trennung führen zu vermehrten Verhaltensproblemen. Demnach sind vielfältige Prozesse denkbar, durch die bei einem Kind durch elterliche Disharmonie und Trennung aggressiv-dissoziales Verhalten begünstigt wird. Deutlich ist jedoch, dass Kinder aus zerrütteten Familien ein erhöhtes Risiko für aggressiv-dissoziales Verhalten haben und zwar direkt zum Zeitpunkt der Trennung, aber auch in Folge von veränderten Lebensbedingungen.

Armut und finanzielle Schwierigkeiten der Eltern gelten ebenfalls als Risikofaktor für aggressiv-dissoziales Verhalten (Galloway u. Skardhamar 2010; Tremblay et al. 2001). Es wird angenommen, dass der Zusammenhang zwischen einem geringen Einkommen und aggressiv-dissozialem Verhalten über familiäre Bedingungen vermittelt wird, beispielsweise über ein negatives Erziehungsverhalten. In der Christchurch Health and Developmental-Study gab es keinen signifikanten Zusammenhang mehr zwischen dem Einkommen bzw. dem Beruf des Vaters und aggressiv-dissozialem Verhalten der Kinder, wenn das Erziehungsverhalten der Eltern berücksichtigt wurde (Fergusson, Swain-Campbell u. Horwood 2004). Finanzielle Schwierigkeiten sind in dieser Studie mit einer großen Anzahl weiterer Risikofaktoren verbunden. Die Eltern schlagen oder vernachlässigen die Kinder häufiger, es besteht eine geringe Qualität der Eltern-Kind-Beziehung und die Eltern berichten selbst häufiger von kriminellem Verhalten. Die Kinder haben mehr Probleme in der Schule, sie erbringen schlechtere Leistungen, als sie nach ihren Fähigkeiten erzielen könnten, und sie schwänzen den Unterricht häufiger. Der Bildungsstand der Eltern ist nach Galloway u. Skardhamar (2010) ein Faktor, der die Beziehung zwischen Armut und aggressiv-dissozialem Verhalten auflöst; zumindest für diejenigen Kinder, die nicht aus den

20 % ärmsten Familien stammten. Sie folgern, dass der Bildungsstand der Eltern und die damit verbundene Lebensführung wichtiger sind als die finanziellen Ressourcen einer Familie.

4.3 Risiken im weiteren Umfeld des Kindes

Der *Einfluss der Gleichaltrigen* auf das Auftreten aggressiv-dissozialen Verhaltens war Gegenstand einer Reihe von Studien (Dijkstra, Berger u. Lindenberg 2011; Gifford-Smith, Dodge, Dishion u. McCord 2005; Rees u. Pogarsky 2011; Sijtsema, Lindenberg u. Veenstra 2010). Aggressives Verhalten tritt im Jugendalter häufiger auf, wenn Freunde ebenfalls abweichendes Verhalten zeigen. Die Richtung des Wirkungszusammenhanges ist jedoch nicht eindeutig. Jugendliche mit massiv auffälligen Freunden zeigen mehr aggressiv-dissoziales Verhalten, sodass diese das abweichende Verhalten auslösen oder verstärken können. Allerdings suchen sich Jugendliche mit aggressiv-dissozialem Verhalten eher Freunde, die häufiger massives Problemverhalten zeigen.

Battin et al. (1998) untersuchten dieses Wechselspiel in Bezug auf den Eintritt in eine Jugendgang. Sie berichten über einen deutlichen Anstieg von Alkoholkonsum, Drogenkonsum und Drogenhandel, gewalttätigen Verhaltens und Eigentumsdelikten nach dem Anschluss an eine Gang. Es treten vermehrt Jugendliche ein, die schon vorher mehr abweichendes Verhalten zeigten. Demnach suchen aggressiv-dissoziale Jugendliche die Gesellschaft von ebenfalls auffälligen Jugendlichen (Selektionshypothese), gleichzeitig wird dadurch das abweichende Verhalten verstärkt (Verstärkungshypothese). Allerdings führte die Mitgliedschaft in einer Gang auch nach der Kontrolle des Einflusses delinquenter Gleichaltriger und der vorher bestehenden Delinquenz zu einem Anstieg delinquenten Verhaltens.

In der Pittsburgh-Study wurden Risikofaktoren für aggressiv-dissoziales Verhalten nicht nur zwischen Personen verglichen, sondern auch personenbezogene Veränderungen über die Zeit erfasst (Farrington u. Loeber 2002). Problemverhalten von Freunden war der stärkste Risikofaktor für aggressiv-dissoziales Verhalten. Veränderungen im Problemverhalten der Freunde führten jedoch nicht zu einer Veränderung des aggressiv-dissozialen Verhaltens. Aus diesem Ergebnis wurde gefolgert, dass Freunde mit Problemverhalten eher eine Begleiterscheinung aggressiv-dissozialen Verhaltens darstellen und nicht die Ursache dafür.

Tremblay et al. (2001) können anhand der Daten der Montreal-Study aufzeigen, dass die Ausprägung aggressiven Verhaltens den Einfluss der Gleichaltrigen verändert. Dazu wurden Kinder im Alter zwischen zehn und zwölf Jahren nach der Ausprägung aggressiven Verhaltens in vier Gruppen unterteilt:

- massiv aggressives Verhalten,
- moderat aggressives Verhalten,
- durchschnittlich angepasstes Verhalten und
- sehr angepasstes Verhalten.

Es wurde der Frage nachgegangen, ob sich die Kinder in den vier Gruppen im Alter von 13 Jahren in Abhängigkeit vom Verhalten der Freunde bezüglich aggressiv-dissozialen Verhaltens unterscheiden. Interessanterweise zeigten die Jugendlichen, die massiv aggressives Verhalten aufwiesen, unabhängig vom Verhalten ihrer Freunde immer ein hohes Ausmaß aggressiven Verhaltens. Selbst wenn sie Freunde hatten, die nur durchschnittlich oder kein aggressiv-dissoziales Verhalten berichteten. Jungen ohne aggressiv-dissoziales Verhalten waren scheinbar vor dem Einfluss abweichender Freunde geschützt. Unabhängig davon, ob sie aggressive oder unauffällige Freunde hatten, zeigten diese Jungen immer ein geringes Ausmaß aggressiv-dissozialen Verhaltens. Der negative bzw. positive Effekt der Gleichaltrigen trat lediglich bei den moderat aggressiven Jungen auf. Hatten diese Freunde mit stark ausgeprägtem aggressivem Verhalten, dann stieg auch bei ihnen das aggressiv-dissoziale Verhalten an. Hatten sie angepasste Freunde, dann war das aggressive Verhalten in dieser Gruppe am geringsten ausgeprägt. Wie sich der Einfluss von Gleichaltrigen auf die Entwicklung aggressiv-dissozialen Verhaltens auswirkt, ist offensichtlich abhängig von den bereits bestehenden Verhaltensmustern in der späten Kindheit.

Der Einfluss von Gleichaltrigen wird aufgrund dieser und anderer Ergebnisse im Zusammenhang mit den Typen aggressiver Verhaltensstörungen diskutiert. Patterson, Dishion u. Yoerger (2000) gehen davon aus, dass der Einfluss problematischer Gleichaltriger besonders groß ist bei Jugendlichen mit im Jugendalter auftretendem aggressivem Verhalten, während er bei Jugendlichen mit einer Störung des Sozialverhaltens mit frühem Beginn gering oder nicht vorhanden ist. Kinder mit früh auftretendem aggressivem Verhalten müssen eher Freundschaften mit ebenfalls auffälligen Kindern eingehen, da sie von prosozialen Gleichaltrigen seltener als Freund akzeptiert werden. In einer Befragung von Gleichaltrigen zeigen Sijtsema et al. (2010) auf, dass aggressive Kinder eher Freundschaften mit prosozialen Kindern bevorzugen, die ihnen emotionale und praktische Unterstützung anbieten. Damit wünschen sie sich Freundschaften, wie ihre übrigen Alterskameraden. Allerdings beruht diese Freundschaft nicht auf Gegenseitigkeit, da die Kinder in einer Befragung diese Freundschaft nicht bestätigten. Aggressive Kinder können ihre Freundschaftswünsche nicht umsetzen und gehen daher Freundschaften mit anderen aggressiven Kindern ein.

Der Einfluss aggressiv-dissozialer Gleichaltriger auf das Auftreten und den Verlauf dieses Problemverhaltens ist besonders groß bei Jugendlichen mit einem späten Beginn aggressiven Verhaltens (Patterson et al. 2000).

Merkmale der Schule Die Schule stellt einen wichtigen Lebensbereich für Kinder und Jugendliche dar. Aggressiv-dissoziales Verhalten führt in der Schule zu Problemen mit Gleichaltrigen und Lehrern. Das Interesse an und die emotionale Verbundenheit mit der Schule ist bei Kindern mit aggressiv-dissozialem Verhalten in der Regel geringer als bei Kindern, die kein aggressives Verhalten zeigen (Li et al. 2011). Sie vertrauen weniger darauf, dass ihre Lehrer gerecht und fair mit ihnen umgehen (Gottfredson, Gottfredson, Payne u. Gottfredson 2005). An schulischen Aktivitäten nehmen sie seltener teil. Problematisch ist die Konzentration von Schülern mit aggressiv-dissozialem Verhalten an einer Schule. Kinder aus einem Wohnbezirk kommen hier zusammen und das abweichende Verhalten wird dadurch weiter verstärkt. Das Schulklima oder die Organisation können das aggressiv-dissoziale Verhalten beeinflussen. An Schulen mit klaren und verbindlichen Regeln und einem starken Fokus auf lernbezogene Tätigkeiten zeigen Schüler weniger störendes Verhalten (Gottfredson et al. 2005; Payne 2008). Allerdings nahm in der Studie von Gottfredson et al. (2005) dadurch nicht die Häufigkeit der Viktimisierung von Lehrern ab. Dies wurde jedoch an Schulen mit einem positiven psychosozialen Schulkima erreicht.

Merkmale des Wohnviertels Kinder und Jugendliche mit aggressiv-dissozialem Verhalten wachsen überproportional häufig in städtischen Bezirken mit sozial benachteiligten Familien auf (Schonberg u. Shaw 2007; White u. Renk 2012). Die Wohngebiete sind durch die Zerstörung öffentlicher Einrichtungen gekennzeichnet und die nachbarschaftlichen Beziehungen sind wenig ausgeprägt. Bereits Gottfredson et al. (1991) gingen jedoch davon aus, dass das Wohnviertel keinen direkten Einfluss auf die Entwicklung aggressiv-dissozialen Verhaltens besitzt, sondern nur einen indirekten über die dort lebenden Menschen, deren Merkmale und Lebensumstände. So leben dort beispielsweise eher Familien mit geringen finanziellen Ressourcen, die sich teurere Wohnbezirke nicht leisten können. An die familiären Verhältnisse sind wahrscheinlich weitere Risikofaktoren geknüpft, die zu einem geringen Einkommen beitragen und gleichzeitig aggressiv-dissoziales Verhalten bei Kindern fördern (geringe Bildung, ungünstiges Erziehungsverhalten).

Eine aktuelle Studie von Odgers et al. (2012) bestätigt diese Erklärung zu weiten Teilen. Demnach zeigen Kinder aus problembelasteten Wohngebieten mehr aggressiv-dissoziales Verhalten als Kinder aus begünstigten Wohngebieten. Dieser Unterschied im Verhalten der Kinder nimmt vom 5. bis zum 12. Lebensjahr zu. Während es bei den Kindern aus bevorzugten Wohngebieten zu einem Rückgang aggressiven Verhaltens in der mittleren Kindheit kommt, findet dieser bei Jungen aus benachteiligten Wohngebieten gar nicht erst statt. Der Zusammenhang zwischen Merkmalen des Wohnviertels und dem aggressiv-dissozialen Verhalten der Kinder bestand in dieser Studie auch noch, nachdem der sozioökonomische Status der Familie, aggressiv-dissoziales Verhalten der Eltern, psychiatrische Probleme der Eltern und häusliche Gewalt als eher zentrale Risikofaktoren für aggressiv-dissoziales Verhalten kontrolliert wurden. Allerdings stellte sich ein positives Erziehungsverhalten (d. h. mütterliche Wärme, Interesse und Kontrolle der kindlichen Aktivitäten) als Mediator dieser Beziehung heraus. Ein problembelastetes Wohngebiet hat keinen Effekt mehr auf das Verhalten der Kinder, wenn Eltern ein positives Erziehungsverhalten aufweisen.

Google Street View zeigt, wo aggressive Kinder aufwachsen
Odgers et al. (2012) nutzen Google Street View, um den Zusammenhang zwischen Merkmalen des Wohnbezirks und aggressiv-dissozialem Verhalten von Kindern aufzuzeigen. Dazu wurden die Straßen in England, in denen die Kinder der Environmental Risk Longitudinal Twin Study leben (N = 2024), mittels Google Street View bezüglich verschiedener Maße beurteilt. Google Street View ist ein Online-Programm, mit dem an vielen Orten der Welt ein 360°-Blick auf Straßenebene ermöglicht wird. Beurteilt wurden Anzeichen von Vandalismus und Verschmutzung (Müll auf der Straße, Graffiti, aufgebrochene oder verbrannte Fahrzeuge), Verfall (schlechter Zustand der Straßen, vernachlässigte Gärten) und Sicherheit (Geschwindigkeitsbegrenzungen, Fahrradwege, Fußgängerüberwege). Zudem wurde berücksichtigt, wie viel Grünfläche es im Umkreis von 8 km vom Wohnort der Kinder gibt und wie gefährlich die Nachbarschaft wirkte (z. B. »Ist es ein Ort, an dem man sich nachts sicher fühlt?«). Zur Beurteilung des Verhaltens der Kinder im Alter von 12 Jahren wurden Angaben der Eltern und Lehrer genutzt. Odgers et al. (2012) können aufzeigen, dass Anzeichen von Vandalismus und Verschmutzung sowie von Gefahr signifikant mit aggressiv-dissozialem Verhalten im Zusammenhang steht. Sichere Wohngegenden gingen hingegen mit mehr prosozialem Verhalten der Kinder einher und ein hohes Ausmaß an Grünflächen mit einer gesunden Ernährung und einem angemessenen Körpergewicht.

4.4 Kumulatives Risikomodell

Wie dargestellt, lässt sich eine große Anzahl von Risikofaktoren für aggressiv-dissoziales Verhalten bestimmen. Es stellt sich dabei die Frage, wie die Risikofaktoren gemeinsam auf die Entwicklung eines Kindes wirken, denn nicht alle sind spezifisch für aggressiv-dissoziales Verhalten. Beispielsweise sind Partnerschaftsprobleme der Eltern oder ein geringer Sozialstatus der Familie eher unspezifische Risiken für verschiedene Fehlanpassungen im Kindesalter (vgl. Angold u. Costello 1993). Sie können auch als distale Risikofaktoren bezeichnet werden, weil sie indirekt über andere einwirken, beispielsweise können sich finanzielle Probleme aus den daraus folgenden emotionalen Belastungen negativ auf das Erziehungsverhalten der Eltern auswirken (Rutter 2009).

Im Rahmen eines kumulativen Risikomodells wird angenommen, dass nicht ein isolierter Risikofaktor zu einem negativen Entwicklungsverlauf beiträgt, sondern besonders die negative Wechselwirkung von mehreren Risiken gleichzeitig (Atzaba-Poria, Pike u. Deater-Deckard 2004). Belastungen einer Familie treten in der Regel nicht isoliert auf, sondern ziehen weitere nach sich, das heißt Risikofaktoren sind miteinander verknüpft (vgl. Yoshikawa 1994). Im Rahmen der bereits erwähnten Christchurch-Study (Fergusson u. Horwood 2001) wird berichtet, das 5 % der Kinder mit den meisten familiären Risikofaktoren verglichen mit den 50 %, die in besseren familiären Verhältnissen aufwuchsen, ein um das 100-fach erhöhte Risiko für multiple Probleme im Erwachsenenalter aufweisen. Die Autoren schätzen den Effekt isolierter Risikofaktoren auf die kindliche Entwicklung eher gering bis moderat ein. Familiäre Risikofaktoren stehen miteinander in Zusammenhang und beeinflussen sich wechselseitig, sodass Kinder in der Regel nicht einer Belastung ausgesetzt sind, sondern jeweils gleich mehreren. In diesem Sinne können einzelne Risikofaktoren weitere nach sich ziehen und so über den Entwicklungsverlauf kumulieren (Yoshikawa 1994). Daher sind neben der Art auch die Anzahl der Risikofaktoren entscheidend für die Ausprägung aggressiv-dissozialen Verhaltens (Deater-Deckard, Dodge, Bates u. Petit 1998).

Neben der Kumulation der Risiken muss das Wechselspiel zwischen den Risikofaktoren und der kindlichen Entwicklung über den zeitlichen Verlauf betrachtet werden. Ein Erklärungsmodell, das dieses Wechselspiel beschreibt, wurde von Webster-Stratton u. Taylor (2001) vorgelegt. Ausgehend von einem schwierigen Temperament, das zu frühen Verhaltensproblemen wie impulsivem, hyperaktivem und trotzigem Verhalten führt, werden negative Rückkoppelungen zwischen dem kindlichen und elterlichen Verhalten angenommen. Eltern, die sich durch das schwierige Verhalten ihrer Kinder gestresst und überfordert fühlen, reagieren mit unangemessenem Erziehungsverhalten wie harten Disziplinierungsmaßnahmen. Es können sogenannte Erpresserspiele auftreten, die langfristig dazu führen, dass ein Kind lernt, erpresserisches Verhalten wie Wutanfälle als Mittel zur Vermeidung von unangenehmen Situationen oder Aufforderungen anzuwenden (vgl. Petermann u. Petermann 2000). Dieser Lerneffekt entsteht, wenn Eltern versuchen, ihr Kind durch den Wegfall von Aufforderungen zu beschwichtigen. Durch Vermeidungslernen wird das Kind darin verstärkt, durch schwieriges Verhalten unangenehmen Situationen zu entgehen. Setzt ein Kind das erpresserische Verhalten als generellen Interaktionsstil ein, ohne gleichzeitig prosoziales Verhalten zu erlernen, besteht ein hohes Risiko für langfristig aggressiv-dissoziales Verhalten (vgl. Brennan, Hall, Bor, Najman u. Williams 2003). Das unangemessene Erziehungsverhalten verstärkt die frühen Verhaltensprobleme der Kinder und die Wahrscheinlichkeit für aggressiv-dissoziales Verhalten steigt. Weitere Belastungen der Familie, wie finanzielle Probleme oder chronische Erkrankungen der Eltern, wirken sich zusätzlich negativ auf die kindliche Entwicklung aus. Diese können entscheidend die Qualität des Erziehungsverhaltens vermindern, indem beispielsweise weniger Zeit mit dem Kind verbracht wird oder die Kinder weniger Unterstützung und Förderung erhalten. Als Resultat entsteht ein zunehmend problematisch werdender Kreislauf negativer Konsequenzen, die die kindlichen Probleme verstärken.

Die dargestellten Risikofaktoren für aggressiv-dissoziales Verhalten und das Zusammenspiel von kindlichen und elterlichen Einflüssen wurde bislang zumeist unabhängig von den verschiedenen Subtypen aggressiv-dissozialen Verhaltens oder der Aggressionsform untersucht. Wie im ► Abschn. 2.2 dargestellt, beschreibt Moffitt (1993a) für den über den Lebenslauf stabilen Typ eine hohe Belastung durch diverse Risikofaktoren, während für den auf das Jugendalter begrenzten Verlauf überwiegend im Jugendalter Risiken vorliegen, die sich besonders durch problematische Gleichaltrige ergeben. Biologische Risikofaktoren scheinen eine größere Rolle für stabil aggressives Verhalten, für körperlich aggressives und proaktiv-aggressives Verhalten zu besitzen (Viding, Jones, Paul, Moffitt u. Plomin 2008). Die letztgenannten Aggressionsformen treten häufiger bei Personen mit einem über den Lebenslauf stabilen aggressiv-dissozialen Ver-

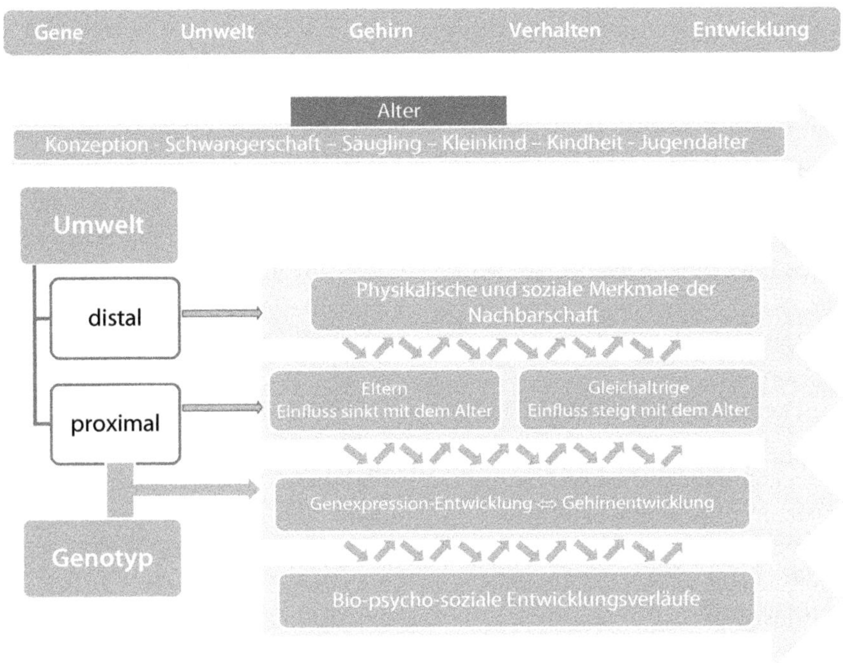

■ **Abb. 4.4** Gen-Umwelt-Gehirn-Verhaltens-Entwicklung (adaptiert nach Tremblay 2010, S. 357; mit freundlicher Genehmigung von John Wiley u. Sons Inc.)

halten auf. Die genetische Vulnerabilität kann sich im Wechselspiel mit der Umwelt in einer Reihe von Veränderungen ausdrücken, zum Beispiel durch strukturelle oder funktionelle neurologische Auffälligkeiten, in zentralnervösen und autonomen Prozessen oder biochemischen Abweichungen. Für die Prävention und Therapie aggressiv-dissozialen Verhaltens sind besonders Veränderungen von Risiko- und Schutzfaktoren für aggressiv-dissoziales Verhalten über den Entwicklungsverlauf interessant (vgl. Loeber et al. 2009). Die Effektivität von Präventions- und Therapiemaßnahmen könnte verbessert werden, wenn stärker auf diejenigen Risiko- und Schutzfaktoren fokussiert würde, die zu einem bestimmten Zeitpunkt im Entwicklungsverlauf den bedeutendsten Einfluss auf aggressiv-dissoziales Verhalten haben.

In einem aktuellen Review stellt Tremblay (2010) ein Modell zur Entwicklung aggressiv-dissozialen Verhaltens vor, das epigenetische Ergebnisse der aktuellen Forschung integriert. Damit wird die genetische Vulnerabilität für aggressiv-dissoziales Verhalten stärker als in dem Modell von Webster-Stratton u. Taylor (2001) betont, ohne den Einfluss der Umwelt zu begrenzen. In dem Modell formuliert Tremblay (2010, S. 357; ■ Abb. 4.4) folgende Annahmen zur Entwicklung aggressiv-dissozialen Verhaltens:

- Entwicklungsverläufe aggressiv-dissozialen Verhaltens von der frühen Kindheit bis zum Erwachsenenalter resultieren als Konsequenz aus der genetischen Ausstattung und der Umwelt.

- Die frühe Lebensumwelt des Kindes wird durch den vorangegangenen Entwicklungsverlauf der Eltern bestimmt. Durch den Einfluss auf die Genexpression und die Gehirnentwicklung hat dieser einen wesentlichen Einfluss auf aggressiv-dissoziales Verhalten.
- Mütter haben den größten Einfluss auf die frühe Genexpression.
- Im Laufe der Entwicklung hat die Umwelt des Kindes einen größeren Einfluss auf aggressiv-dissoziales Verhalten, teilweise durch Genexpression.
- Die genetischen und Umwelteinflüsse haben zudem einen negativen Effekt auf eine Reihe von anderen gesundheitlichen und psychischen Problemen, wie zum Beispiel emotionale Störungen, Übergewicht, Allergien, Asthma, Substanzkonsum, Schulleistung und Arbeitslosigkeit.

Tremblay (2010) betont damit sehr früh auftretende Entwicklungsrisiken, die bereits vor der Geburt sichtbar werden und während der Schwangerschaft ihre Wirkung auf die Gehirnentwicklung entfalten. Risikoverhalten der (potenziellen) Mütter, wie Verhaltensprobleme im Jugendalter, eine geringe Bildung, depressive Symptome, Rauchen oder eine problembelastete Beziehung zum Partner, können bereits vor der Schwangerschaft bestimmt und für die Prävention genutzt werden.

4.5 Zusammenfassung und Schlussfolgerungen

Aggressiv-dissoziales Verhalten resultiert aus einem komplexen Zusammenspiel bio-psychosozialer Risikofaktoren. Die Kenntnis von Risikofaktoren trägt dazu bei, das Auftreten aggressiv-dissozialen Verhaltens nachzuvollziehen und Ansatzpunkte für die Prävention und Therapie abzuleiten. Dafür ist eine Einteilung der Risikofaktoren nach der Nähe zu aggressiv-dissozialem Verhalten sinnvoll. Wesentliche Faktoren sind beispielsweise selbstregulative Fähigkeiten eines Kindes oder seine sozial-kognitiven Kompetenzen, da sie unmittelbar mit einer Handlung verknüpft sind. Im Rahmen von Prävention oder Therapie kann hier direkt durch eine Förderung angesetzt werden. Die Risikofaktoren haben über das Kindes- und Jugendalter hinweg einen unterschiedlichen Einfluss auf die Entwicklung. Beispielsweise ist die Förderung des Erziehungsverhaltens im Kindesalter wirkungsvoller als im Jugendalter.

Für die Diagnose, Therapie und Prognose ist die Anzahl der Risikofaktoren eines Kindes bedeutsam. Risikofaktoren treten dabei nicht isoliert voneinander auf. Sie beeinflussen sich wechselseitig und haben einen kumulativen Effekt auf die kindliche Entwicklung. Je mehr Risikofaktoren bei einem Kind vorliegen, desto größer ist die Wahrscheinlichkeit für eine Chronifizierung aggressiv-dissozialen Verhaltens. Die beste Vorhersagekraft für zukünftiges aggressiv-dissoziales Verhalten ist das aktuelle aggressive Verhalten eines Kindes. Je früher, vielfältiger und schwerwiegender dieses ist, desto größer ist das Risiko für stabil aggressiv-dissoziales Verhalten (Lahey, Loeber, Burke u. Rathouz 2002).

Die epigenetische Sichtweise erweitert das Verständnis für bio-psycho-soziale Wechselwirkungen. Sie zeigt beispielsweise auf, warum Kindesmisshandlung und -vernachlässigung einen so nachhaltigen negativen Effekt auf die kindliche Entwicklung haben kann. Umgekehrt hat sie jedoch auch das Potenzial zu erklären, warum Kinder sich durch einen Wechsel der Lebensumgebung nach solchen Erfahrungen erholen und positiv entwickeln können. Die Bedeutung einer möglichst frühzeitigen Intervention für Schwangere mit vielen Risikofaktoren wird dadurch weiter unterstützt (Tremblay 2010).

Mobbing in der Schule

Fallstudie: Eintrag aus dem Online-Forum: Schüler-gegen-Mobbing.de

Hallo Mein Name ist Annika*. Ich bin 14 und seit ich in der 5. Klasse bin, mobben mich alle. Ich habe Leberflecke und das ist der Grund.

Es hat mal einer damit angefangen und jetzt seit vier Jahren habe ich NIEMANDEN an der Schule, der mich in Ruhe lässt. Ich bin schon viermal im Krankenhaus gelandet, weil ein großes und kräftiges Mädchen mir was gebrochen hat.

Ich bin jetzt in Klasse 9 und kann nicht mehr. An meiner Schule habe ich keine Freunde und die Lehrer tun nichts, ich habe Angst zur Schule zu gehen.

Wir hatten schon Anti-Mobbing-Gruppen an der Schule. Die bringen gar nichts. So bemerken meine Mitschüler, wie verzweifelt ich bin und sie mobben mich seitdem noch mehr! Was soll ich tun?

LG Annika

(*Der Name wurde geändert.)

Annikas Eintrag im Forum »Schüler-gegen-Mobbing.de« ist nur einer von einer großen Anzahl weiterer Hilferufe. Die Schülerin ist verzweifelt, hat Angst vor der Schule, sie hat dort keine Freunde und wird scheinbar wegen Leberflecken von einem größeren und kräftigeren Mädchen körperlich misshandelt. Sie beschreibt mit ihren Worten wesentliche Charakteristika von Mobbing.

Mobbing stellt eine Sonderform aggressiv-dissozialen Verhaltens dar. Es beschreibt nach Olweus u. Limber (2010a) ein wiederholt auftretendes aggressives Verhalten gegen eine schwächere Person. Zwischen dem Täter und dem Opfer besteht ein Machtungleichgewicht, welches der Täter gezielt mit einer Schädigungsabsicht einsetzt.

Die wichtigsten Kennzeichen von Mobbing, das auch als Bullying bezeichnet wird, sind: Wiederholtes aggressives Verhalten gegen dieselbe Person, ein tatsächliches oder wahrgenommenes Machtgefälle zwischen Täter und Opfer und eine Schädigungsabsicht.

Dies alles beschreibt Annika mit ihren Worten. Mobbing tritt zudem wie geschildert in vertrauten sozialen Gruppen auf und in den meisten Fällen scheinbar ohne erkennbare Provokation von Seiten des Opfers. Der Begriff »Mobbing« wird im deutschen Sprachraum auch mit »Schikanieren« oder »Plagen« synonym benutzt. Olweus (2008), der als Pionier der Bullying-Forschung bezeichnet werden kann, verwendet auch den Begriff »peer abuse«, um den Aspekt der Misshandlung zu betonen.

Aus dem Bericht von Annika können wir nur erahnen, dass körperliche Misshandlungen nur eine Form darstellen, wie sich Mobbing äußern kann. Neben körperlich aggressivem Verhalten kann es auch als Zerstören von Eigentum des Opfers auftreten, wenn beispielsweise Schulsachen oder Kleidung beschädigt werden. Beleidigungen und Beschimpfungen gehören zur offenen verbalen Aggression, während Lästern ein Beispiel für verdeckte verbale Aggression darstellt. Oftmals werden die Opfer aus Gruppenaktivitäten ausgeschlossen und es werden Situationen provoziert, um sie lächerlich vor anderen dastehen zu lassen. Dies weist auf ein weiteres Merkmal von Mobbing hin: Die Übergriffe der Täter erfolgen oftmals vor Zeugen (Fekkes, Pijpers u. Vanhorick 2005). Mitschüler und Mitschülerinnen werden durch den Täter in das Geschehen einbezogen, um ihre Überlegenheit zu demonstrieren. Es ist daher üblich, verschiedene Personengruppen beim Mobbing zu unterscheiden. Es handelt sich dabei um

- Täter,
- Täter-Opfer und
- Opfer.

Neben Schülern, die ausschließlich als Täter agieren, können Personen bestimmt werden, die sowohl Täter als auch Opfer von Mobbing sind und deswegen als »Täter-Opfer« bezeichnet wer-

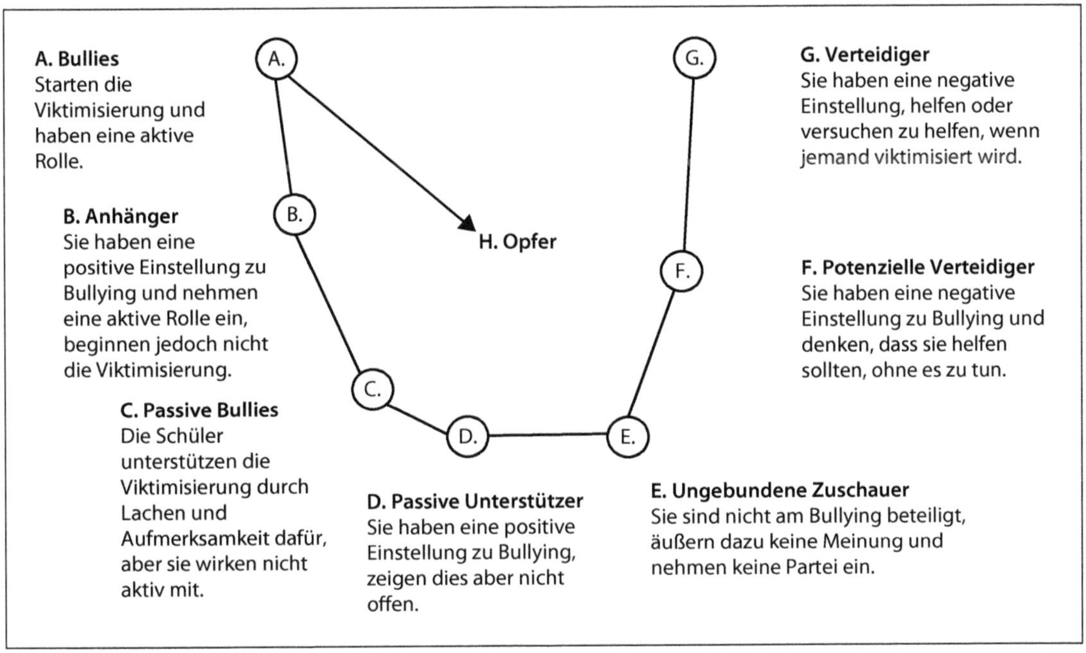

Abb. 5.1 Mobbing-Kreis (adaptiert nach Olweus u. Limber 2010, S. 125; mit freundlicher Genehmigung von John Wiley u. Sons Inc.)

den und von passiven Opfern abgegrenzt werden. Diese drei Gruppen lassen sich bezüglich des Sozialverhaltens und auch der psychosozialen Anpassung gut voneinander unterscheiden (Unnever 2005).

Um den Täter und das Opfer lassen sich weitere Rollen bestimmen, die das Mobbing mehr oder weniger unterstützen, beobachten oder verhindern (Abb. 5.1). Olweus (2001) beschreibt die Rollen anderer Schüler im Rahmen des »Mobbing-Kreises«. Neben »Anhängern« des Täters, die aktiv an der Viktimisierung mitwirken, gibt es auch passive Unterstützer, die dies durch Lachen oder Zurufen positiv verstärken. Passive Unterstützer haben ebenfalls eine positive Einstellung zum Mobbing, beteiligen sich jedoch nicht daran. Unparteiliche Schüler versuchen sich möglichst neutral zu verhalten. Potenzielle Verteidiger lehnen Viktimisierung ab, ohne jedoch dagegen einzuschreiten. Die Verteidiger stellen sich offen dagegen und helfend dem Opfer zur Seite.

Deutlich wird an der Differenzierung der Personengruppe, dass es sich beim Mobbing um Gruppenprozesse handelt. Das Verhalten und die Einstellungen der Mitschüler beeinflussen darüber die Häufigkeit der Viktimisierungen. Beispielsweise zeigen Karna, Voeten, Poskiparta u. Samilvalii (2010), dass in Schulklassen mit vielen dem Mobbing gegenüber positiv eingestellten Schülern und wenigen Verteidigern abgelehnte Kinder stärker viktimisiert werden als in Klassen mit einer günstigeren Rollenverteilung.

Täter greifen ihre Opfer oft vor anderen an. Sie demonstrieren damit ihre Macht und werden durch Beifall und Lachen von Anhängern und Unterstützern darin verstärkt.

Eine Reihe von Studien hat sich mit der Frage beschäftigt, welchen Status Täter in der Gleichaltrigengruppe besitzen. Salmivalli u. Peets (2008) gehen davon aus, dass Mobbing von Schülern eingesetzt wird, um einen hohen Status in der Gleichaltrigengruppe zu erhalten. Sie legen mehr Wert darauf, wie sie von anderen bewertet werden (z. B. selbstbewusst wirken, Eindruck auf andere machen), als darauf, Freundschaften zu schließen oder sich anderen nahe zu fühlen. Diese Ziele für den sozialen Status stehen besonders mit proaktiver Aggression wie beim Mobbing in Zusammenhang und nicht mit reaktiver (Salmivalli et al. 2005). Da besonders im Jugendalter dem sozialen Status unter Gleichaltrigen eine besondere Bedeutung zukommt, steigt in dieser Altersgruppe noch einmal die Häufigkeit von Mobbing an (Pellegrini u. Long 2002).

Da Täter beabsichtigen, durch das Mobbing ihren sozialen Status in der Gleichaltrigengruppe zu festigen, wählen sie eher Mitschüler aus, die vermutlich wenig Unterstützung durch andere erhalten (Salmivalli 2010). Dies können Kinder sein, die einen geringen Status in der Gruppe besitzen, eher abgelehnt werden oder sozial unsicher sind. Bei diesen Kindern besteht für den Täter die geringste Gefahr, dass er von anderen Gruppenmitgliedern zurückgehalten oder kritisiert wird. Caravita, DiBlasio u. Salmivalli (2009) konnten aufzeigen, dass Täter auch von unauffälligen Gleichaltrigen als »cool« wahrgenommen werden, das heißt, dass sie durch das aggressive Verhalten tatsächlich ihren Gruppenstatus als dominant oder mächtig unterstützen können. Gleichzeitig können die Täter jedoch von ihren Mitschülern abgelehnt werden. Dies zeigen Studien auf, die von Kindern erfragen, welchen Mitschüler sie beispielsweise am wenigsten mögen. Täter können demnach zum einen als cool und mächtig wahrgenommen werden, aber gleichzeitig wollen andere nichts mit ihnen zu tun haben (Estell et al. 2008). Auf die Gruppe der Täter-Opfer sind diese Ergebnisse jedoch nicht übertragbar. Das aggressive Verhalten der Täter-Opfer stellt sich als weniger zielorientiert dar. Sie handeln häufiger impulsiv und reagieren damit eher auf Angriffe anderer.

5.1 Verbreitung von Mobbing

Es liegen zahlreiche Studien vor, die Angaben zur Prävalenz von Mobbing machen. Im Allgemeinen schwanken die Raten in Abhängigkeit von der untersuchten Stichprobe, der Definition von Mobbing und den eingesetzten Methoden.

Für das Kindergartenalter kombinierten Perren u. Alsacker (2006) Angaben von Erzieherinnen und Auskünfte der Kinder. Demnach waren 47 % der Kinder nicht am Mobbing beteiligt, 6 % wurden als Opfer kategorisiert, 10 % als Täter-Opfer und 11 % als Täter. Mädchen waren häufiger unbeteiligt als Jungen, während diese häufiger als Täter und Täter-Opfer auftraten.

Für das Grundschulalter (6- bis 11-jährige Kinder aus norddeutschen Grundschulen) ermittelten von Marées u. Petermann (2010a) eine Rate von 10 % der Kinder, die als Täter zu klassifizieren sind, 17,5 % als Opfer und 16,5 % als Täter-Opfer, wobei der Anteil der Jungen unter den Tätern und Täter-Opfern signifikant größer war als der der Mädchen. Hervorzuheben ist an dieser Studie, dass der Klassifikation ein kombiniertes Urteil der Kinder und der Lehrer zugrunde liegt, da besonders junge Kinder dazu neigen, eigenes Verhalten seltener als bedrohlich einzuschätzen, aber gleichzeitig Opfererfahrungen häufiger berichten. Kinder und Lehrer berichten über ältere Kinder häufiger aggressive Handlungen gegenüber anderen; während aus Sicht der Kinder die Anzahl der Viktimisierungen mit dem Alter sinkt, steigt sie aus Sicht der Lehrer. Der Rückgang der Viktimisierung in der mittleren Kindheit wird mit zunehmenden sozialen Fähigkeiten in Verbindung gebracht (Smith, Madsen u. Moody 1999). Ältere Kinder sind besser dazu in der Lage, angemessen auf Übergriffe zu reagieren und diese abzuwehren. Zudem verstehen ältere Kinder das Konzept des Mobbing besser und können es von unabsichtlichen oder einmaligen aggressiven Handlungen abgrenzen.

Für das Jugendalter können die Daten der WHO-Studie »Health Behavior in School-Aged

Children« (HBSC) herangezogen werden. Es wurde erfasst, wie oft Kinder aus 40 Ländern (Europa, Nordamerika und Israel) an Mobbing beteiligt sind (Craig et al. 2009). Dazu wurden repräsentative Stichproben 11-, 13- und 15-jähriger Jugendlicher (N = 202.056) danach befragt, ob sie in den letzten zwei Monaten Opfer oder Täter aggressiver Handlungen waren. Gaben sie an, zwei- oder dreimal im Monat oder öfter an solchen Handlungen beteiligt gewesen zu sein, wurden sie den Kategorien »Opfer« oder »Täter« zugeordnet. Berichteten die Jugendlichen, Opfer und Täter gewesen zu sein, wurden sie der Kategorie »Täter-Opfer« zugewiesen. Gemittelt über alle Länder lag der Anteil der Kinder, die viktimisiert wurden, bei 12,6 %, der Anteil der Täter bei 10,7 % und der Täter-Opfer bei 3,6 %.

Zwischen 5 und 20 % der Kinder und Jugendlichen sind als Täter, Opfer oder Täter-Opfer am Mobbing beteiligt.

Sehr deutlich traten Geschlechtsunterschiede zu Ungunsten der Jungen auf. Unabhängig von der Art der Beteiligung am Mobbing waren 23,4 % betroffen, während es bei den Mädchen 15,8 % waren. In jeder Altersgruppe traten direkte körperliche, direkte verbale und indirekte Aggression bei Jungen häufiger auf als bei Mädchen. Dies spricht gegen die geläufige Annahme, dass Jungen zwar mehr direkte und körperliche Aggression anwenden, aber Mädchen häufiger indirekte. Alterstrends konnten stärker bei den Jungen beobachtet werden. Demnach gibt es einen Anstieg der Täter bis zum 15. Lebensjahr, während sich die Anzahl der Opfer reduziert. Für Mädchen konnte zwar über die Altersstufen 11, 13, 15 eine Abnahme der Opfer beobachtet werden, aber kein genereller Anstieg der Täter bei zunehmendem Alter.

Die exemplarisch genannten Studien zeigen auf, dass Mobbing bereits im Kindergarten auftritt und dass über die gesamte Schulzeit eine erhebliche Anzahl von Schülern davon betroffen ist. Die Auftretenshäufigkeit von Mobbing scheint bis in das Mittelschulalter hinein anzuwachsen. Von den mittleren Schulstufen an reduziert sich mit steigendem Alter die Zahl der Täter und Opfer wieder (Olweus 2008). Bjorkqvist, Lagerspetz u. Kaukiainen (1992) beschreiben entwicklungsbezogene Veränderungen in der Art des Mobbings. Demnach tritt relational aggressives Verhalten mit zunehmendem Alter häufiger auf. Empirisch konnte dies mehrfach bestätigt werden (Crick u. Grotpeter 1995; Ostrov u. Crick 2007; Wolke, Woods u. Samara 2009). Dagegen vermindert sich direkte Viktimisierung von der mittleren Kindheit bis zum Jugendalter (Pellegrini u. Long 2002). Kinder erwerben in dieser Zeit mehr sprachliche und soziale Kompetenzen, die diese Veränderungen unterstützen. Die Häufigkeit von Mobbing gipfelt in der Regel zwischen 9 und 15 Jahren (Merrell u. Carney 2001).

Entwicklungstrends über die am Mobbing beteiligten Kinder über einen Zeitraum von 12 Jahren lassen sich ebenfalls aus den Daten der »Health Behavior in School-Aged Children«-Studie ableiten (Molcho et al. 2009). In Abbildung 5.2 werden die Daten für die Täter aus Deutschland veranschaulicht. Unterschieden wird zwischen gelegentlichen Tätern, dies umfasst alle Schüler und Schülerinnen, die wenigstens einmal oder häufiger im Schuljahr andere schikaniert haben, und chronischen Tätern, die mehr als zweimal als Täter am Mobbing beteiligt waren. Sehr deutlich fällt die starke Abnahme der Täter über die vier Erhebungszeiträume auf. Im Jahr 2005/06 waren es absolut 37 % (gelegentlich) bzw. 31 % (chronische Täter) weniger Jungen als im Jahr 1993/1994 und bei den Mädchen 38 % (gelegentlich) bzw. 22,4 % (chronisch) weniger (■ Abb. 5.2). Im Ländervergleich zeigt sich, dass diese Abnahme in den meisten der 27 einbezogenen Ländern beobachtet werden kann; besonders in Skandinavien, Ost-Europa, den meisten westeuropäischen Ländern und den baltischen Ländern. In England und Nordamerika gab es hingegen einen leichten Anstieg der Täter bis zum Jahr 2005/06.

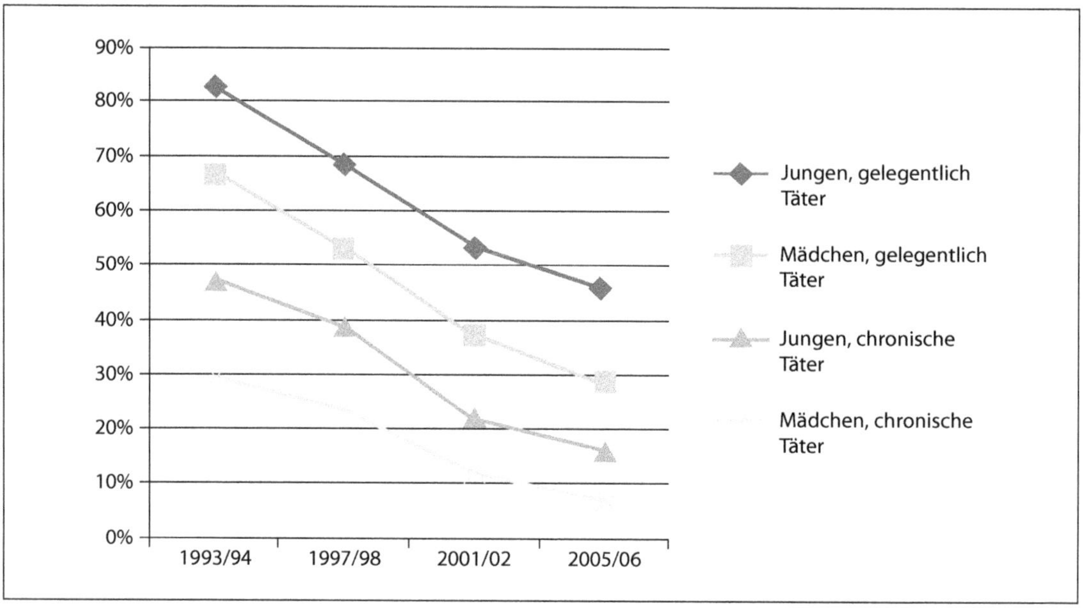

Abb. 5.2 Trends in der Prävalenz (in %) von Mobbing in Deutschland (adaptiert nach Molcho et al. 2009)

In Abbildung 5.3 wird der Entwicklungstrend für die Opfer in Deutschland dargestellt. Über 12 Jahre ist ebenfalls eine deutliche Abnahme der Opfer von Mobbing zu beobachten. Absolut nahm die Anzahl der Opfer von 1993/94 bis 2005/06 bei den Jungen um 30,4 % (gelegentlich) bzw. 16,4 % (chronisch) und bei den Mädchen um 21,2 % (gelegentlich) bzw. 7,3 % (chronisch) ab (Molcho et al. 2009) (Abb. 5.3). Der Rückgang der Täter und Opfer könnte auf eine Zunahme von Maßnahmen zur Prävention von Mobbing an Schulen zurückgehen. In den letzten 20 Jahren wurden sehr viele Arbeiten zum Bereich Mobbing und Prävention veröffentlicht und auch an den Schulen wird diesem Thema mehr Aufmerksamkeit geschenkt. Wahrscheinlich ist dieser Rückgang auch auf eine leicht veränderte Befragungsart zurückzuführen. Wurde in der ersten und zweiten Erhebung noch nach Beteiligung am Mobbing im letzten Schuljahr gefragt, wurde ab 2001/02 nach einer Beteiligung in den letzten Monaten gefragt. Trotz der rückläufigen Anzahl der am Mobbing beteiligten Schüler und Schülerinnen zeigen die Zahlen für das Jahr 2005/2006, dass Mobbing noch immer weit an den Schulen verbreitet ist. Einschränkend muss beachtet werden, dass durch die Erfassungsmethode der Studie das Mobbing nicht nach der Definition von Olweus (2008) erhoben wurde und die Anzahl Betroffener dadurch vermutlich überschätzt wird.

5.2 Psychische Folgen von Mobbing

Die Folgen von Mobbing können für Opfer gravierend sein. Die Kinder und Jugendlichen sind häufiger von Depression und Ängsten betroffen. Sie berichten von Einsamkeit und weisen einen geringen sozialen und globalen Selbstwert auf (Hawker u. Boulton 2000). Beeinträchtigte Schulleistungen gehen oftmals mit Opfererfahrungen einher (Burk et al. 2011). Die Kinder gehen nur ungerne zur Schule und berichten über Bauch- oder Kopfschmerzen, wodurch soziale Isolation und schlechte Schulleistungen weiter

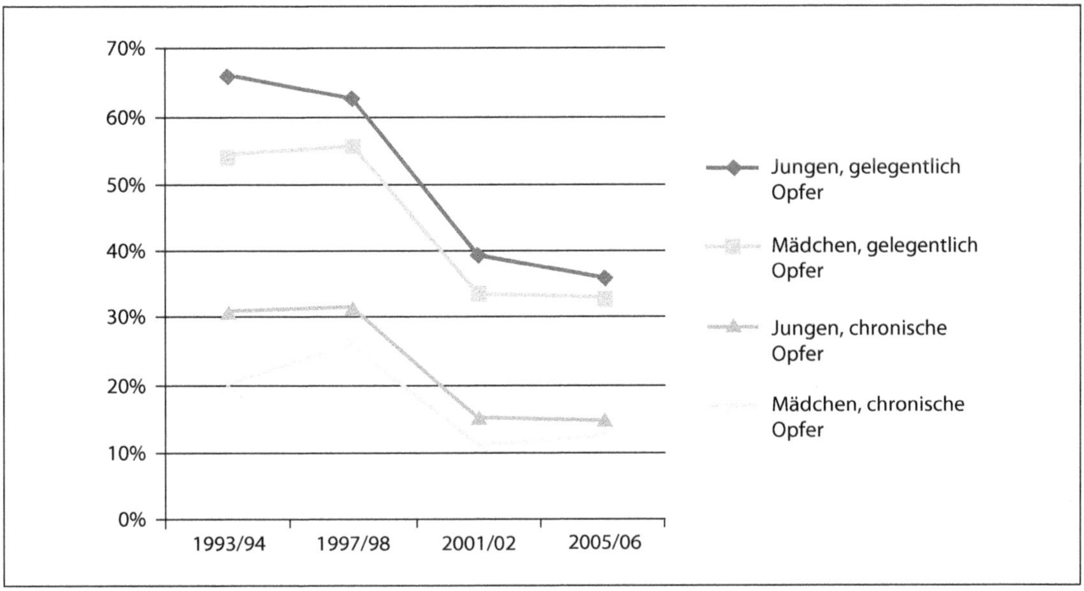

Abb. 5.3 Trends in der Prävalenz (in %) von Viktimisierung in Deutschland (adaptiert nach Molcho et al. 2009)

unterstützt werden. Selbstmordgedanken treten bei ihnen häufiger auf als bei Jugendlichen, die nicht viktimisiert werden. Klomek et al. (2009) zeigen anhand von Längsschnittdaten, dass viktimisierte Kinder bis zu ihrem 25. Lebensjahr häufiger Selbstmordgedanken aufweisen und einen Selbstmordversuch unternehmen. Geschlechtsspezifisch betrachtet erhöht Viktimisierung durch Gleichaltrige bei Mädchen generell die Suizidalität, während dies bei Jungen eher auftritt, wenn bei ihnen weitere psychische Beeinträchtigungen, besonders aggressives Verhalten, vorliegen (Klomek, Sourander u. Gould 2010).

Das Risiko einer erhöhten Suizidalität tritt damit nicht nur auf Seiten der Opfer auf, sondern auch auf Seiten der Täter (Rivers u. Noret 2010). Im Einklang dazu berichten Wang, Nansel u. Iannotti (2011), dass Opfer, Täter und Täter-Opfer immer höhere Depressionswerte aufweisen, wenn sie häufig an Mobbing beteiligt sind, im Vergleich zu unbeteiligten und nur gelegentlich beteiligten Schülern. Jugendliche Täter neigen häufiger als Opfer oder Unbeteiligte zu riskantem Verhalten, wie zum Beispiel Substanzmissbrauch oder kriminelles Verhalten (Kim, Catalano, Haggerty u. Abbott 2011; Niemela et al. 2011). Ttofi, Farrington, Lösel u. Loeber (2011) berichten aus einer Meta-Analyse, dass Mobbing auch nach der Kontrolle von Drittvariablen kriminelles Verhalten vorhersagen kann.

Verglichen mit den Opfern oder den Tätern zeigen sich bei den Täter-Opfern die meisten Beeinträchtigungen. Kinder dieser Gruppe weisen häufiger eine psychische Störung wie eine ADHS oder aggressiv-dissoziales Verhalten auf (Nordhagen et al. 2005). Burk et al. (2011) zeigen in einem Längsschnitt, dass Kinder mit einem wiederholten Status als Täter-Opfer in der Grundschule im Jugendalter das größte Ausmaß an Beeinträchtigungen aufweisen. Sie haben die ausgeprägtesten Symptome im Bereich externalisierender und internalisierender Probleme, die geringsten schulischen Fähigkeiten und nahmen häufiger psychosoziale Hilfe in Anspruch. Bierman (2004) berichtet, dass das Verhalten der Täter-Opfer zu einer Zurückweisung durch Gleichaltrige führt, selbst wenn sich die psychischen Symptome verbessern. Die Viktimisierung, die sie erfahren, ist schwerwiegender und sie erhalten weniger Unterstützung durch Eltern oder Gleichaltrige (Salmivalli u. Nieminen 2002).

Bei Kindern und Jugendlichen, die in irgendeiner Rolle am Mobbing beteiligt sind, treten häufiger psychische Störungen auf, die langfristig negative Effekte bis in das Erwachsenenalter haben können.

Deutlich zeigt sich, dass alle am Mobbing Beteiligten ein erhöhtes Risiko für psychische Störungen aufweisen. Die Richtung der Beziehung zwischen psychischen Beeinträchtigungen und Mobbing ist vermutlich nicht einseitig gerichtet, sondern wechselseitig. Psychische Probleme können die Folge von Mobbing darstellen oder sie können bereits vorher bestanden haben und dazu beitragen, dass Kinder und Jugendliche in einer Form am Mobbing beteiligt werden (vgl. Fekkes, Pijpers, Fredriks, Vogels u. Verloove-Vanhorick 2006). Denkbar ist, dass Opfer ausgewählt werden, weil sie sozial ängstlich sind und ihnen soziale Kompetenzen fehlen, um sich angemessen zu wehren. Ebenso können Kinder mit aggressiv-dissozialem Verhalten zu Tätern werden. Längsschnittliche Daten können helfen, einen Trend zu erkennen. Lopez u. DuBois (2005) zeigen auf, dass Opfer- und Tätererfahrungen nicht nur Korrelate, sondern dass sie Prädiktoren von aggressivem Verhalten, Ängsten und Depression sowie Schulleistungsschwierigkeiten und Delinquenz sind. Naheliegend ist auch, dass sich Erlebens- und Verhaltensprobleme und Mobbing wechselseitig beeinflussen. Für die Praxis bedeutet dies, dass bei an Mobbing beteiligten Kindern oder Jugendlichen, immer von einem erhöhten Risiko für psychische Störung und psychosozialen Beeinträchtigungen auszugehen ist, die bis in das Erwachsenenalter nachwirken können, und zwar bei Opfern und Tätern.

5.3 Die Täter und die Opfer

Gibt es Merkmale oder Eigenschaften, die ein Kind zum Opfer oder zum Täter werden lassen? Besonders die Opfer fragen sich oft, warum gerade sie ausgewählt wurden. Weitverbreitet sind Vorurteile, Opfer würden durch bestimmte Merkmale auffallen, wie eine große Brille, Übergewicht oder besonders gute Schulnoten. Olweus (1994) griff dieses häufige Vorurteil auf und wies daraufhin, dass keine Daten vorliegen, die dieses unterstützen. Er argumentierte, geschätzte 75 % der Kinder würden irgendein hervorstechendes Merkmal besitzen und dieses führe nicht dazu, dass sie Opfer von Viktimisierung würden. Lediglich in Bezug auf die körperliche Größe oder Schwäche berichtet Olweus einen Nachteil der Opfer.

Einige Studien legen nahe, dass Opfer und Täter sich durch bestimmte psychische Merkmale von Kindern unterscheiden, die nicht am Mobbing beteiligt sind (◘ Tab. 5.1) Fekkes et al. (2006) erfassten im Längsschnitt die Neuauftretensrate von Gesundheitsstörungen in Abhängigkeit von Opfererfahrungen durch Mobbing. Sie können deutlich aufzeigen, dass Opfer von Mobbing in Folge häufiger Symptome wie Ängste, Depression, Bettnässen, Bauchschmerzen oder Schlafprobleme zeigen. Umgekehrt veranschaulichen sie zudem, dass Kinder mit depressiven Symptomen und Ängsten zu Beginn des Schuljahres in der Folge häufiger Opfer von Mobbing wurden. Über Opfer wird dazu passend eine mangelnde Emotionsregulation und hohe Erregbarkeit berichtet sowie geringe sozial-kognitive und soziale Fähigkeiten (Gini 2006; Shields u. Cicchetti 2001). Diese Schwierigkeiten können dazu führen, dass sie sich als Opfer »anbieten«, da wenig Widerstand erwartet wird und sie sich in sozialen Situationen wenig kompetent verhalten. Eine weitere Möglichkeit ist jedoch, dass ängstliche und depressive Kinder Verhalten anderer falsch interpretieren. Im Sinne einer verzerrten Wahrnehmung ist es möglich, dass sie

Tab. 5.1 Risikofaktoren für Opfer, Täter und Täter-Opfer

Risikofaktoren für Opfer	Risikofaktoren für Täter	Risikofaktoren für Täter-Opfer
– körperlich kleiner und schwächer, – jüngeres Alter, – emotionale Probleme (Ängstlichkeit) und damit verbundene Defizite emotionaler Kompetenzen, – sozial-kognitive Defizite, – geringe soziale Kompetenzen, – geringer Selbstwert, – geringe Sprachkompetenz, – kaum Freunde und schlecht in die Gleichaltrigengruppe integriert.	– männliches Geschlecht, – Gewalt legalisierende Einstellungen, – geringe Empathie, – aggressiv-dissoziales Verhalten, – hoher Selbstwert, – ablehnende Haltung gegenüber der Schule, – harsches inkonsistentes Erziehungsverhalten der Eltern, – geringer Bildungsstand der Eltern.	– männliches Geschlecht, – ADHS, – aggressiv-dissoziales Verhalten, – Gewalt legalisierende Einstellungen, – internalisierende Probleme, – mangelnde Emotionsregulation bei starker emotionaler Erregbarkeit, – geringer Selbstwert, – Zurückweisung durch Gleichaltrige, – schlechte Beziehung zu den Eltern.

vermehrt ablehnendes Verhalten von anderen erwarten und Verhalten fälschlicherweise als Mobbing einordnen. Auffallend ist an Opfern von Mobbing, dass die Kinder wenig oder keine Freunde haben und sie schlecht in die Gleichaltrigengruppe integriert sind (Perren u. Alsaker 2006). Die soziale Isolation kann jedoch auch Folge der Viktimisierung sein, da andere Kinder sich abwenden könnten, aus Furcht, sonst ebenfalls Opfer zu werden. Hinzukommt, dass Opfer einen schlechten Selbstwert aufweisen, der auf Ängste, Zurückweisungen und Scham über die Viktimisierung zurückgehen kann.

Der Migrationshintergrund wurde in einigen Studien als Risikofaktor für Viktimisierung untersucht, wobei die Ergebnisse nicht einheitlich sind. Für norwegische Jugendliche mit und ohne Migrationshintergrund berichten Fandrem, Strohmeier u. Roland (2009) keine Unterschiede in der Häufigkeit von Viktimisierung. Lösel, Bliesener u. Averbeck (1999) verdeutlichen, dass deutsche Jugendliche häufiger Opfer wurden als Jugendliche mit Migrationshintergrund. Für das Kindergartenalter berichten von Grünigen, Perren, Nägele u. Alsaker (2010) aus einer Studie mit rund 1000 Kindergartenkindern aus der Schweiz, dass Kinder mit Migrationshintergrund bei Gleichaltrigen weniger beliebt sind und häufiger viktimisiert werden. Bei diesen Kindern hatte die Sprachkompetenz einen Einfluss auf die Akzeptanz durch Gleichaltrige. Kinder mit Migrationshintergrund und hoher Sprachkompetenz waren beliebter als Kinder mit geringer Sprachkompetenz. Hingegen spielte die Sprachkompetenz für die Akzeptanz durch Gleichaltrige bei Kindern ohne Migrationshintergrund keine Rolle. Kinder mit geringen Sprachkompetenzen waren jedoch häufiger Opfer, und zwar unabhängig von ihrem Migrationshintergrund. Dies bedeutet, dass ein Kind, das sich sprachlich mit anderen austauschen kann, ein geringeres Risiko aufweist, Opfer zu werden.

Es lassen sich ebenfalls auf Seiten der Täter Merkmale bestimmen, die vermehrt mit Mobbing einhergehen. Neben einem männlichen Geschlecht bezieht sich dies besonders auf aggressives, delinquentes und gewalttätiges Verhalten, das auch in anderen Kontexten auftritt (Schlack, Hölling u. Petermann 2009). Bei Tätern zeigen sich vermehrt positive Einstellungen zur Gewalt (Marini, Dane, Bosacki u. YLC-CURA 2006), für hochfrequente oder gewalttätige Täter wird eine geringere Empathie berichtet (Joliffe u. Farrington 2006). Die Fähigkeit zur kognitiven Perspektivenübernahme von Tätern ist mit der unbeteiligter Kinder vergleichbar oder sogar besser (Gini 2006). Dies hilft ihnen möglicherweise dabei, andere Mitschüler zur Unterstützung zu rekrutieren oder zu manipulieren. Zudem kennzeichnet sie eine eher hohe Selbstwirksamkeit (Natvig, Albrektsen u. Qvarnstrom 2001).

Der Schule fühlen sich Täter weniger verbunden und sie lehnen Unterricht eher als langweilig ab (Natvig et al. 2001). Ein einschlägiger Risikofaktor für aggressives Verhalten und Mobbing stellt ein harsches und inkonsistentes Erziehungsverhalten der Eltern dar. Merrell u. Carney (2001) berichten, dass dieses auch mit Mobbing in Zusammenhang steht. Über Modelllernen kann das Erziehungsverhalten dazu beitragen, dass Kinder in der Schule als Bullies auftreten. Kinder, die von ihren Eltern misshandelt werden, treten häufiger als Täter und Opfer von Viktimisierung in Erscheinung (Shields u. Cicchetti 2001). Ein geringer Bildungsstand der Eltern konnte ebenfalls als Risikofaktor für viktimisierendes Verhalten identifiziert werden (von Marées u. Petermann 2010a).

Einige Studien mit Jugendlichen zeigen auf, dass ein Migrationshintergrund in der Gruppe der Täter häufiger vorliegt (Fandrem, Strohmeier u. Roland 2009). Von Grünigen et al. (2010) berichten aus einer Studie mit Kindergartenkindern jedoch, dass ein Migrationshintergrund nicht die Wahrscheinlichkeit erhöht, zum Täter zu werden. Dies ist insofern interessant, als über Kinder mit Migrationshintergrund häufiger aggressives Verhalten berichtet wird (Hölling, Erhart, Ravens-Sieberer, u. Schlack 2007). Möglicherweise führt die geringere Akzeptanz durch Gleichaltrige im Entwicklungsverlauf dazu, dass Kinder mit Migrationshintergrund vermehrt aggressiv-dissoziales Verhalten zeigen (vgl. von Grünigen et al. 2010). Allerdings konnten Schlack et al. (2009) anhand der KiGGS-Daten keinen Zusammenhang zwischen einem Migrationshintergrund und der Täter-Rolle aufzeigen. Die Befunde zum Migrationshintergrund sind damit nicht konsistent.

Viele Risikofaktoren für Täter und für Täter-Opfer stimmen mit denen überein, die allgemein mit aggressiv-dissozialem Verhalten im Zusammenhang stehen.

Die Täter-Opfer bilden eine Gruppe von Kindern und Jugendlichen, die Merkmale der Täter und der Opfer aufweisen. Mit den Tätern teilen sie Gewalt legalisierende Einstellungen und aggressiv-dissoziales Verhalten (Marini et al. 2006; Perren u. Alsaker 2006). Allerdings zeichnen sie sich wie die Opfer durch internalisierende Probleme und einen geringen Selbstwert aus. Über Kinder und Jugendliche in der Gruppe der Täter-Opfer wird jedoch zudem eine höhere Rate von Problemen der Aufmerksamkeit, Impulsivität und Hyperaktivität berichtet (Alsaker 2003; Unnever u. Cornell 2003). Sie weisen eine höhere emotionale Reaktivität auf, reagieren schnell ärgerlich und haben Schwierigkeiten, Emotionen zu regulieren. Von Gleichaltrigen werden Täter-Opfer häufiger abgelehnt (Perren u. Alsaker 2006). Täter-Opfer erscheinen demnach als Personen, die schnell und intensiv wütend werden und der Ansicht sind, Gewalt sei eine angemessene Lösung, um sich zu rächen (vgl. Scheithauer, Hayer u. Petermann 2003). Die Beziehung zu den Eltern ist weniger vertrauensvoll und sie wachsen häufiger in Ein-Eltern-Familien auf (Perren u. Alsaker 2006; Schlack et al. 2009). Täter-Opfer sind ebenfalls häufiger vom harschen und misshandelnden Verhalten ihrer Eltern betroffen (Shields u. Cicchetti 2001). Schwartz, Dodge, Pettit u. Bates (1997) berichten, dass rund 30 % der Kinder, die von ihren Eltern misshandelt werden, in der Schule als Täter-Opfer auffallen.

5.3.1 Stabilität der Mobbing-Rollen

Mobbing bezieht sich per definitionem auf wiederholte Übergriffe. Dennoch macht es einen erheblichen Unterschied, ob Schüler über mehrere

Jahre oder nur für wenige Wochen am Mobbing beteiligt sind. Bei der Frage nach der Stabilität können Studien nach ihrer Auswertungsstrategie in variablenorientierte und personenorientierte unterschieden werden. Bei den variablenorientierten Studien wird überprüft, ob die Ausprägung des Verhaltens zu einem Zeitpunkt mit dem zu einem anderen Zeitpunkt im Zusammenhang steht. Bei den personenorientierten Studien wird dagegen überprüft, ob sich der Status eines Kindes über einen bestimmten Zeitraum verändert, zum Beispiel, ob es von einer Täter- zu einer unbeteiligten Rolle wechselt. Beide Ansätze liefern demnach ergänzende Informationen.

Rueger, Malecki u. Demaray (2011) führten eine variablenorientierte Studie durch. Sie untersuchten 863 Schüler der siebten und achten Jahrgangsstufe am Anfang und am Ende des Schuljahres. Für Jungen und Mädchen berichten sie eine moderate Stabilität der Viktimisierung in der Höhe von r = .50 bzw. r = .53.

Strohmeier, Wagner, Spiel u. von Eye (2010) haben die Stabilität der Mobbing-Rollen bei Jugendlichen in zwei Studien überprüft. Zum einen führten sie eine Erhebung über wenige Monate bezogen auf die Schulkasse durch und zum anderen eine situationsübergreifende Erhebung, indem sie Angaben zu Mobbing in der Schule mit denen aus einem Sommercamp kombinierten. Für die Schulsituation ergab sich eine moderate Stabilität für Viktimisierung von r = .56 und eine höhere Stabilität für Mobbing (r = .70) über einen Zeitraum von vier bis fünf Monaten. Situationsübergreifend lag die Stabilität für die Täter bei r = .64, während sie für die Opfer deutlich geringer war (r = .25). Dieser Unterschied in der Stabilität der Täter- und Opferrolle bestätigt sich auch in anderen Studien (Kochenderfer-Ladd 2003; Monks, Smith u. Swettenham 2003).

Burk et al. (2011) berichten Daten zur Stabilität der Mobbing-Rollen bei Kindern von der ersten, der dritten und der fünften Klasse. Hier wurden die Kinder nach ihrer Rolle beim Mobbing klassifiziert. Als wiederholte Täter, Täter-Opfer oder Opfer wurden Kinder gruppiert, die zu zwei oder drei Zeitpunkten am Mobbing beteiligt waren. Ausgehend von der Zuordnung in der ersten Klasse blieben 49 % der ursprünglich unbeteiligten Kinder auch in den nächsten fünf Jahren unbeteiligt, weitere 31 % waren einmal in irgendeiner Rolle beteiligt. 41 % der Opfer in der ersten Klasse waren wiederholt Opfer und 36 % nur einmal. 69 % der Täter ließen sich als wiederholte Täter klassifizieren. Täter-Opfer waren ebenfalls häufiger Kinder, die wiederholt in dieser Rolle blieben (64 %). Bei den Tätern und den Täter-Opfern zeigte sich zudem, dass es sich nur bei 15 % um isolierte Klassifizierungen handelte, das heißt, sie blieben in den fünf Jahren überwiegend in irgendeiner Rolle am Mobbing beteiligt.

Die Stabilität der Mobbing-Rolle nimmt mit höherem Alter für die Opfer und Täter zu. Je häufiger und schwerwiegender die Übergriffe, desto stabiler wird der Mobbing-Status.

Zusammenfassend lässt sich für die Täter und die Täter-Opfer von einer bedeutsamen Stabilität ausgehen und eine chronische Beteiligung am Mobbing in irgendeiner Rolle ist wahrscheinlich. Der Opfer-Status weist eine etwas geringere Stabilität auf als der der Täter. Einen Einfluss darauf scheint die Art der Viktimisierung zu haben. Wolke, Woods u. Samara (2009) zeigen auf, dass für Mädchen das Risiko für eine anhaltende Viktimisierung bei direkter Aggression höher ist als bei relationaler Aggression. Waren die Kinder hingegen Opfer relationaler Aggression, erhöhte sich das Risiko für eine anhaltende Viktimisierung nicht. Dies kann damit erklärt werden, dass direkte Aggression gegen Mädchen eher ungewöhnlich ist und Mitschülern dadurch besonders präsent ist, sodass Mädchen aus der Opfer-Rolle nur schwer wieder herauskommen. Besonders die Ergebnisse von Strohmeier et al. (2010) weisen darauf hin, dass der Opfer-Status deutlich von dem Lebenskontext der Jugendlichen abhängt. Für die am Mobbing nicht beteiligten Schüler zeichnet sich ebenfalls eine moderate Stabilität dieser Rolle ab.

Das Alter der Kinder, in dem Mobbing auftritt, ist für die Stabilität der Mobbing-Rolle bedeutsam. Die Häufigkeit von Viktimisierung nimmt mit zunehmendem Alter ab (Smith et al. 2002), dabei nimmt die Stabilität von Viktimisierung jedoch eher zu. Es werden zwar weniger Kinder und Jugendliche Opfer von Mobbing, allerdings richtet sich dieses gegen eine stabilere Gruppe von Kindern, zumindest solange die Gruppen- oder Klassenzusammensetzung unverändert bleibt (Kochenderfer-Ladd u. Wardrop 2001). Das Alter der Kinder und das Geschlecht beeinflussen somit die Stabilität der Einschätzungen.

5.3.2 Erfassung von Mobbing

Die Erfassung von Mobbing steht vor dem Problem, dass in der Regel Täter wenig Interesse daran haben, Außenstehenden ihr Verhalten mitzuteilen. Auf Seiten der Opfer ist ebenfalls zu beobachten, dass viele ihre Erfahrungen verschweigen, entweder weil sie keine Hilfe erwarten oder weil sie sich für die Opferrolle schämen. Des Weiteren schwanken die resultierten Ergebnisse aus Befragungen zu Mobbing, weil Schüler und Erwachsene in unterschiedlichem Maße dazu in der Lage sind, dieses überhaupt wahrzunehmen. Beispielsweise kann verdeckte Aggression gegen einen Mitschüler lange Zeit vor den Augen des Lehrers verborgen bleiben. Bei jungen Kindern besteht wiederum die Möglichkeit, dass sie das Auftreten von Mobbing überschätzen, da sie die Merkmale von Mobbing wie das Machtungleichgewicht oder die Wiederholung nicht verstehen (von Marées u. Petermann 2008). Daher lassen sich zunächst verschiedene Informationsquellen zur Erfassung von Mobbing unterscheiden wie

- Selbstauskunft,
- Fremdbeurteilung durch Lehrer oder
- durch die Gleichaltrigengruppe und
- durch externe Beobachter.

Zudem liegen verschiedene Methoden zur Datenerhebung vor. Verbreitet ist die Befragung mittels Fragebogen, mit dem Schüler die Möglichkeit haben, anonym Angaben zu ihren Mobbingerfahrungen zu machen. Fremdurteile von Erzieherinnen und Lehrern können ebenfalls mittels Fragebogen eingeholt werden. Der Vorteil von Fragebögen besteht darin, dass sie relativ ökonomisch eingesetzt werden können, da sie in der Regel nur eine geringe Bearbeitungszeit benötigen. Beispiele für Fragebögen sind der »Fragebogen für Lehrpersonen – Erfassung von Mobbing« von Perren u. Alsaker (2006) oder der von Olweus (1996) entwickelte »Olweus Bully/Victim Questionnaire« (OBVQ). Exemplarisch soll hier der »Mobbing- und Viktimisierungs-Fragebogen für Kinder« (BVF-K) und Lehrer (BVF-L) von von Marées u. Petermann (2010b) vorgestellt werden. Der Fragebogen für Kinder eignet sich zur Erhebung von Mobbing in Kindergärten und Grundschulen. Er berücksichtigt das Empfinden der Betroffenen und erfasst die Häufigkeit, mit der Kinder Opfer oder Täter direkt oder indirekt aggressiver Handlungen sind. Für junge Kinder im Alter zwischen 4 und 8 Jahren wird er im Einzelinterview durchgeführt. Ältere Kinder können in der Gruppe befragt werden. Neben dem Fragebogen für Kinder liegt zudem eine parallele Version des Fragebogens für Lehrkräfte (BVF-L) vor. Es wird nach primären oder sekundären Anzeichen von Mobbing oder Viktimisierung gefragt.

Der BVF-K umfasst eine Opferskala und eine Täterskala. Die Opferskala umfasst direkte und indirekte/relationale Viktimisierung und die Täterskala direkte und indirekte/relationale Aggression. Für junge Kinder (Kindergarten und erste Klasse) gibt es zu jeder Frage ein Bild, das zum besseren Verständnis das erfragte Verhalten visualisiert (◘ Abb. 5.4). Die Skalen des BVF-K

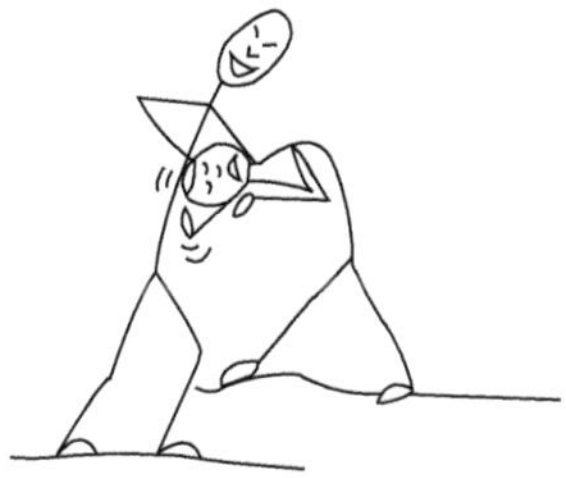
»Wie oft wird dir von anderen Kindern absichtlich weh getan?«
»Passiert das nie, passiert das manchmal oder passiert das oft?«
• Wenn das Kind *manchmal* oder *oft* antwortet, wird weiter gefragt:
»Wer tut das eher, Jungen oder Mädchen?«

Abb. 5.4 Beispiel aus dem Viktimisierungsfragebogen für Kinder (BVF-K; adaptiert nach von Marées u. Petermann 2010b; mit freundlicher Genehmigung des Hogrefe Verlags)

weisen eine interne Konsistenz von Cronbach´s $\alpha = 0.76$ (Opferskala) und 0.77 (Täterskala) auf. Für den BVF-K wurde eine Normierung durchgeführt, sodass für verschiedene Altersgruppen und nach dem Geschlecht Normtabellen vorliegen. Die Durchführung nimmt pro Kind etwa 15 Minuten in Anspruch und die Auswertung fünf Minuten.

Beispielfragen aus dem Mobbing-Viktimisierungsfragebogen für Kinder, BVF-K *

- **Opferskala**
  - Direkte Viktimisierung
  - Wie oft wirst du von anderen Kindern absichtlich geschubst, geschlagen oder getreten?
  - Indirekte/Relationale Viktimisierung
  - Wie oft sagt ein anderes Kind zu dir: »Wenn du nicht tust, was ich will, bist du nicht mehr mein Freund!«
- **Täterskala**
  - Direkte Aggression
  - Wie oft tust du anderen Kindern absichtlich weh?
  - Indirekte/relationale Aggression
  - Wie oft redest du schlecht über ein anderes Kind, damit die anderen es nicht mehr mögen?

(* nach von Marées u. Petermann 2010b; mit freundlicher Genehmigung des Hogrefe-Verlags.)

Der BVF-L umfasst zwei Aussagenbereiche und ebenfalls eine Täter- und eine Opferskala. Die Täterskala erfasst reaktive und proaktive Aggressionsformen und die Opferskala umfasst primäre und sekundäre Opferanzeichen (beispielsweise »Andere Kinder tun, was das Kind will, oder versuchen, ihm alles recht zu machen.«). Die Skalen des BVF-L weisen eine interne Konsistenz von Cronbach´s $\alpha = 0.85$ (Opferskala) und 0.91 (Täterskala) auf. Die Retest-Reliabilität nach vier Wochen betrug für den Gesamtfragebogen $r_s = .82$ (Spearman-Rangkorrelation). Für den Lehrerfragebogen liegen ebenfalls Normdaten zur Auswertung vor. Die Bearbeitungs- und die Auswertungszeiten betragen jeweils fünf Minuten.

Ebenfalls verbreitet sind Nominierungsverfahren. Ein Beispiel hierfür ist der *Participant Role Questionnaire* (PRQ; Schäfer, Hörmann u. Zihl 2006). Den Kindern wird hierbei eine Liste mit den Namen aller Klassenkameraden oder Fotos von ihnen vorgelegt. Sie können dann diejenigen Kinder auswählen, auf die bestimmte Verhaltensweisen zutreffen. Die Antworten können in Form von Fragebögen oder im Interview gegeben werden. Der Vorteil der Nominierungsverfahren besteht darin, dass sie Informationen über die direkt am Mobbing beteiligten Personen liefern.

Zuletzt können auch direkte Verhaltensbeobachtungen zur Erfassung von Mobbing durchgeführt werden. Sie haben den Vorteil relativer Objektivität und die externen Beobachter sind unvoreingenommen, da sie am Mobbing nicht beteiligt sind (von Marées u. Petermann 2008). Sie werden jedoch genau aus diesem Grund eher selten eingesetzt, da Mobbing oftmals schwer für Außenstehende beobachtbar ist (Alsaker u. Valkanover 2001).

5.4 Cyber-Mobbing

Für Kinder und Jugendliche ist die Nutzung des Internets selbstverständlich. Laut der Shell-Studie haben fast alle Jugendlichen (96 %) einen Zugang zum Internet (Albert, Hurrelmann, Quenzel u. TNS Infratest Sozialforschung 2010). Soziale Netzwerke wie Facebook oder StudiVZ werden gerne genutzt, um zu plaudern, Bilder zu posten oder sich zu verabreden. Sie geben jedoch auch die Möglichkeit, über andere zu lästern oder peinliche Fotos zu verbreiten. Besondere Aufmerksamkeit erzielte in jüngster Zeit eine Internetseite, die nur dazu angelegt war, um über andere zu lästern. Die Quälereien begleiten die Opfer nun von der Schule bis nach Hause in ihre Schlafzimmer. Als Medien dienen besonders Textnachrichten über das mobile Telefon, die E-Mail oder Mitteilungen über Chat-Räume.

Das Thema »Cyber-Mobbing« wurde bereits im Rahmen einiger Studien aufgegriffen. Es wurde der Frage nachgegangen, wie viele Kinder und Jugendliche davon betroffen sind und ob Cyber-Mobbing und Mobbing dasselbe Phänomen darstellen. Handelt es sich in der Schule und im Internet beispielsweise um dieselben Täter und Opfer? Informationen über Parallelen und über Unterschiede können dazu dienen, Präventions- und Behandlungsangebote zu entwickeln. Grundsätzlich stellt sich zunächst die Frage nach der Definition, das heißt was ist Cyber-Mobbing. Tokunaga (2010, S. 278) präzisiert Cyber-Mobbing als jedes Verhalten durch elektronische oder digitale Medien durch eine Person oder durch eine Gruppe, das wiederholt feindselige oder aggressive Mitteilungen umfasst und darauf gerichtet ist, Schaden zuzufügen. In Abgrenzung zu Mobbing fehlt in dieser Definition ein Machtungleichgewicht zwischen Täter und Opfer. Es kann auch diskutiert werden, ob die Forderung des mehrmaligen Auftretens verzichtbar ist, denn einmal ins Netz gestellte Videos, Bilder oder Kommentare können täglich aufs Neue von anderen Menschen eingesehen werden. Allerdings zeigen Katzer, Fechthauer u. Belschak (2009a; 2009b) auf, dass Cybertäter durchaus wiederholt dieselbe Person viktimisieren und sie in sozialen Netzwerken besser integriert sind als ihre Opfer, was ein Machtungleichgewicht nahelegt. Es gibt weitere Unterschiede zwischen traditionellem Mobbing und Cyber-Mobbing. Cyber-Mobbing ermöglicht beispielsweise Tätern, anonym zu handeln. Schüler, die sich sonst nicht am Mobbing beteiligen, können leichter zu Tätern werden, weil sie sich vor negativen Konsequenzen geschützt fühlen. Dies bestätigen Kowalski u. Limber (2007) und berichten, dass nur 50 % der Opfer wissen, wer die Täter sind.

Angaben zur Häufigkeit sowie Täter- und Opfermerkmalen bei Jugendlichen aus Deutschland liefert eine Studie von Katzer, Fechtenhauer u. Belschak (2009a; 2009b). Sie befragten rund 1700 Schüler der fünften bis elften Klassenstufe nach ihren Erfahrungen mit Mobbing und Viktimisierung in der Schule und in Chaträumen. Rund 32 % der Schüler gaben an, gelegentlich und ohne sichtbaren Grund von anderen im Chat bedroht zu werden (Katzer et al. 2009a). Weitere 3,7 % berichten sogar von wöchentlichen oder täglichen Drohungen. Umgekehrt geben bis zu einem Drittel der Jugendlichen an, andere gelegentlich online zu beschimpfen oder zu ärgern. Mehrmals in der Woche bis zu täglich sind es bis zu 10 %, die andere beschimpfen, ärgern oder hänseln (Katzer et al. 2009). Riebel, Jäger u. Fischer (2009) definierten als Cyberopfer oder -täter Jugendliche, die im Rahmen einer Online-

Befragung angaben, mindestens wöchentlich mit solchen Vorfällen konfrontiert zu sein. Von den 1987 befragten Jugendlichen traf dies auf 5,4 % zu. Riebel et al. (2009) rechneten diese zunächst scheinbar geringe Anzahl auf alle Jugendlichen in Deutschland um. Demnach sind geschätzte 600.000 Jugendliche mindestens wöchentlich Opfer von Schikanen im Internet.

Die Opfer der Internetschikanen sind zudem oftmals auch Opfer in der Schule. Sowohl für gelegentliche Opfererfahrungen (alle paar Monate bis mehrmals im Monat) als auch für häufige Formen (mehrmals in der Woche bis täglich) berichten Katzer et al. (2009a) signifikante Zusammenhänge zwischen Viktimisierung im Chatraum und in der Schule. Nach Riebel et al. (2009) sind zwar die meisten Schulopfer keine Cyberopfer (81,7 %), aber die meisten Cyberopfer sind auch Schulopfer (83,3 %). Schüler, die in einem Lebensbereich Opfer sind, haben demnach ein höheres Risiko dies auch im anderen Lebensbereich zu werden.

Zwischen Schulopfern und Cyberopfern gibt es weitere Übereinstimmung. So berichten Cyberopfer von einer verringerten Popularität im virtuellen Netzwerk und von einem geringeren Selbstkonzept (wie Selbstakzeptanz, schulische Fähigkeiten oder eigene Erscheinung; Katzer et al. 2009a). Im Unterschied zu den Opfern in der Schule besuchten Opfer von Cyber-Mobbing jedoch häufiger Seiten, die sich mit extremen Inhalten (wie Pornografie, rechtsextremistische Seiten) beschäftigen. Des Weiteren neigen Cyberopfer stärker dazu, im Chat falsche Informationen über ihre Person zu präsentieren, wie über das eigene Alter. Katzer et al. (2009a) spekulieren, ob Lügen über die eigene Person einen Versuch darstellt, sich vor Übergriffen zu schützen oder wahrgenommene Schwächen zu verdecken. Abweichend zur Viktimisierung in der Schule sind Jungen und Mädchen gleichermaßen davon im Chat betroffen.

Aus der Sicht der Täter finden sich noch deutlichere Berührungspunkte zwischen Schulbullies und Cyberbullies. Wer im Internet schikaniert, schikaniert auch häufiger in der Schule. Von den Cyberbullies sind nach Riebel et al. (2009) 82 % auch Schulbullies. Umgekehrt sind von den Schulbullies 45 % auch Cyberbullies. Für Cybertäter konnten Risikofaktoren bestimmt werden, die auch für Schultäter typisch sind. Sie sind häufiger männlich, berichten über eine geringere Qualität der Eltern-Kind-Beziehung, haben positive Einstellungen zu Gewalt und zeigen delinquentes Verhalten (Katzer et al. 2009b). Während jedoch Schultäter eher gut in die Klassengemeinschaft integriert sind, berichten Cybertäter von einer geringen Integration in die Chatclique. Desweiteren erwies sich als stärkster Prädiktor für die Cybertäter der Besuch von Internetseiten mit extremen Inhalten. Dieses wird als Hinweis darauf interpretiert, dass die Täter aggressiv-dissoziales Verhalten nicht auf einen Lebensbereich beschränken (Katzer et al. 2009b) und bestätigt den Zusammenhang zwischen aggressiv-dissozialem Verhalten und Mobbing.

Die Gruppe der Täter-Opfer wurde ebenfalls in beiden Bereichen identifiziert. Gradinger, Strohmeier u. Spiel (2009) zeigen auf, dass die Täter-Opfer in der Schule ebenfalls häufiger als Cyber-Täter-Opfer in Erscheinung treten. Im Vergleich zu unbeteiligten Schülern, zu nur Cyberopfern oder zu nur Schulopfern haben die kombinierten Täter-Opfer zudem die meisten psychosozialen Symptome. Sie erreichen im Vergleich zu den anderen drei Gruppen immer die höchsten Werte für reaktive und instrumentelle Aggression, für somatische Symptome und für Depressivität.

Cyber-Mobbing und Schul-Mobbing sind keine getrennten Phänomene. Cyberbullies sind häufig Schulbullies und Cyberopfer oftmals Schulopfer.

Cyber-Mobbing und Schul-Mobbing sind demnach keine voneinander getrennten Phänomene, da sie, besonders mit Blick auf die häufigen Opfer und Täter, mehr Ähnlichkeiten als Unterschiede aufweisen. Für die Prävention und Intervention bedeutet dies, dass eine Kombination der Inhalte sinnvoll erscheint. Anti-Mobbing-Programme, die in der Schule durchgeführt werden, sollten um ein Modul zum Thema Cyber-Mobbing ergänzt werden.

5.5 Prävention bei Mobbing

Öffentliches Interesse an der Prävention von Mobbing und zahlreiche Forschungsarbeiten zu dem Thema haben dazu beigetragen, dass aktuell eine Reihe von Programmen zur Prävention zur Verfügung steht. Die können grob danach klassifiziert werden, ob es sich um personenbezogene Programme handelt oder um Mehr-Ebenen-Programme. Bei den personenbezogenen Programmen wird mit den Schülern direkt gearbeitet. Mit den Schülern werden beispielsweise soziale und emotionale Fertigkeiten und Konfliktlösungsstrategien eingeübt. Abzugrenzen sind dabei Programme, die allgemein auf die Prävention aggressiv-dissozialen Verhaltens abzielen, von Programmen, die spezifischer auf die Problemlage bei Mobbing ausgerichtet sind. Allgemeine kindorientierte Programme werden in ► Kap. 11 dargestellt.

Ein Beispiel für kindorientierte Maßnahmen, die zur Prävention von Mobbing eingesetzt werden, sind »Streitschlichter-Programme« (z. B. Jefferys-Duden 2008). Die Kinder lernen im Rahmen solcher Programme als Mediator oder Streitschlichter bei Konflikten zwischen den Parteien zu vermitteln. Entsprechend werden sie darin unterstützt, typische Konflikte zu erkennen, faire Konfliktlösungen zu entwickeln und sich angemessen in Konfliktsituationen zu verhalten (z. B. andere ausreden lassen und höflich sprechen). Emotionale Fertigkeiten werden ebenfalls eingeübt, wie das Erkennen von Gefühlen bei sich und bei anderen. Die Kinder erhalten zudem eine Anleitung, welche Schritte beim Schlichten von Konflikten hilfreich sind.

Zur Wirksamkeit von Anti-Mobbing-Programmen liegen Ergebnisse vor, die für umfangreichere Programme sprechen (Vreeman u. Caroll 2007). Sogenannte Mehr-Ebenen-Programme zielen auf die Ebene der Schüler, der Lehrer, der Schule und der Eltern ab. Dieser systemische Blick auf das Mobbing berücksichtigt, dass es sich nicht um ein Problem einzelner Täter und Opfer handelt, sondern die Klassen- und die Schulgemeinschaft betrifft. Mehr-Ebenen-Programme bieten auf Klassenebene im Allgemeinen eine Maßnahme an, die darauf abzielt, ablehnende Einstellungen gegen Mobbing aufzubauen sowie Fähigkeiten zur Konfliktlösung und Selbstwirksamkeit der Kinder zu stärken. Lehrer werden darin unterstützt, positive Beziehungen zu den Schülern aufzubauen, Mobbing zu erkennen und angemessene Handlungsstrategien bei Vikitmisierung einzusetzen. Flankiert werden diese Ansätze von schulweiten Maßnahmen, die sich beispielsweise auf allgemeine Schulregeln und eine einheitliche und ablehnende Haltung gegenüber Mobbing beziehen.

Für die Mehr-Ebenen-Programme sprechen empirische Befunde, die aufzeigen, dass die Präsenz und Einstellungen von Lehrern sowie die Toleranz der Schule die Häufigkeit von Mobbing beeinflussen (Olweus 2008). Eine wichtige Voraussetzung zur Prävention von Mobbing ist zudem, dass es überhaupt von Lehrern oder anderen Erwachsenen erkannt wird. Dem steht entgegen, dass ein Großteil der Opfer nicht mit Erwachsenen und ein Viertel mit niemandem über seine Viktimisierung spricht (Unnever u. Cornell 2004). Dem Schulklima kommt in diesem Zusammenhang eine wichtige Bedeutung zu. Am ehesten berichten Schüler von Viktimisierung, wenn diese bereits über einen längeren Zeitraum solche Erfahrungen gesammelt haben oder sie in schwerwiegender Form erleben. Ein wichtiges Ziel der Schule muss es daher sein, deutlich zu vermitteln, dass Mobbing nicht toleriert wird und dass Lehrer oder andere Erwachsene an der Schule derartige Übergriffe verhindern oder beenden. Allein die Präsenz von Lehrern führt nach Olweus (2008) zu einer Reduktion der Angriffe, zumal die Übergriffe am häufigsten auf dem Schulhof oder im Klassenraum stattfinden (Fekkes, Pijpers u. Vanhorick 2005).

Olweus u. Limber (2010b) weisen zudem darauf hin, dass Kinder eher mit ihren Eltern über Opfererfahrungen sprechen. Dies unterstreicht, wie wichtig der Einbezug von Eltern in Anti-Mobbing-Programme ist. Dies kann über Informationsschreiben oder Veranstaltungen und regelmäßige Gespräche zwischen Eltern und Lehrern geschehen.

Im Folgenden soll das Olweus Mobbing Prevention Program (OBPP; Olweus 2008) vorgestellt werden, weil es verbreitet ist und in mehreren Ländern überprüft wurde. Es handelt sich dabei um ein Mehr-Ebenen-Programm zur Prävention von Gewalt unter Schülern und wurde von Olweus zunächst in Norwegen umgesetzt. Mittlerweile wird es in vielen europäischen Ländern und Nordamerika eingesetzt.

Das OBPP beinhaltet universelle und gezielte Module, die von den Lehrern einer Schule angewandt werden und darauf zielen, das Lebensumfeld Schule so zu organisieren, dass Mobbing verhindert und begrenzt wird (Olweus 2008). Dies soll erreicht werden, indem Möglichkeiten zum Mobbing und positive Verstärkung dafür reduziert werden. Ein positives Gemeinschaftsgefühl zwischen den Schülern und den Lehrern wird unterstützt. Das OBPP richtet sich an Schüler zwischen 6 und 15 Jahren und wird auf vier Ebenen mit folgenden Inhalten umgesetzt:

- **Lokale Ebene.** Gemeindemitglieder wirken bei der Koordination des Programms mit; Aufbau von Partnerschaften zwischen Schule und Gemeinde, um das Programm zu unterstützen, Verbreitung von Inhalten aus dem Programm in der Gemeinde.
- **Schulebene.** Fragebögen zur Informationsgewinnung über die Art und Häufigkeit von Gewalt unter Schülern; Einführung einer Schulkonferenz zur Diskussion über Gewalt und Planung von Maßnahmen; Bildung eines Komitees zur Koordination der Maßnahmen und zur Unterstützung von betroffenen bzw. potenziell betroffenen Schülern.
- **Klassenebene.** Entwicklung und Einhaltung von Klassenregeln gegen Gewalt; Durchführung regelmäßiger Gespräche mit den Schülern.
- **Kindebene.** Maßnahmen für aggressiv-gewalttätige Kinder (Täter) und für Opfer von Gewalt; Gespräche mit den Eltern von Tätern und Opfern.

Zur Wirksamkeit des OBPP liegen zahlreiche Studien vor, die eine Abnahme von Mobbing an den Schulen aufzeigen (zur Übersicht Olweus u. Limber 2010a). Olweus u. Limber (2010b) berichten aus einer in Norwegen landesweiten Umsetzung des Programmes, dass die Anzahl der Opfer von Mobbing innerhalb eines Jahres um rund ein Drittel reduziert werden konnte. Der Anteil der Täter konnte im selben Zeitraum um 37 % verringert werden. Diese positiven Ergebnisse bestätigen sich für Jungen und für Mädchen sowie für verschiedene Klassenstufen. Es handelte sich zudem nicht nur um kurzfristige Effekte, sondern um längerfristige, die auch fünf Jahre später Bestand hatten. Sowohl selbstberichtete Daten der Schüler als auch Daten aus Verhaltensbeobachtungen bestätigten eine Abnahme von Mobbing. Das OBPP kann als das prominenteste und bezüglich der Wirksamkeit am besten untersuchte Präventionsprogramm bezeichnet werden.

Mehr-Ebenen-Programme reduzieren am deutlichsten und nachhaltig Mobbing. Sie sollten langfristig an Schulen eingeführt werden und sich an Schüler, Lehrer, das Schulsystem und die Eltern richten.

Zahlreiche Primärstudien berichten ebenfalls positive Effekte von Anti-Mobbing-Programmen auf das Verhalten von Schülern. Eine aktuelle Übersicht über Studien zur Prävention von Mobbing von Ryan u. Smith (2009) kritisiert jedoch, dass eine große Anzahl der Studien nicht ausreichenden methodischen Standards entsprechen (z. B. fehlende Kontrollgruppe, nur kurzfristige Ergebnisse, keine Informationen über eine manualtreue Umsetzung), um sichere Aussagen über die Wirksamkeit solcher Programme machen zu können.

Zu einem positiveren Ergebnis gelangen Farrington u. Ttofi (2009) aufgrund einer durchgeführten Meta-Analyse zur Wirksamkeit von Anti-Mobbing-Programmen. Von 611 gesichteten Primärstudien erfüllten 89 das Einschlusskriterium einer Kontrollgruppe und 44 enthielten die notwendigen Daten zur Berechnung von Effektstärken. Sie kommen zu dem Schluss, dass Anti-Mobbing-Programme wirksam sind. Durchschnittlich konnte Mobbing um 20 bis 23 % reduziert werden und Viktimisierungen um 17 bis 20 %. Zudem wurden einige Programmmerkmale bestimmt, die mit einer höheren Wirksamkeit einhergingen. Dies waren Elternarbeit, Disziplinierungsmaßnahmen an der Schule, eine längere Dauer der Programme für die Kinder und Lehrer und eine höhere Intensität. Auffallend war jedoch, dass eine Programmkomponente mit einem Anstieg von Viktimisierung einherging. Dies waren Programme, die Gleichaltrige als Mediatoren oder Verteidiger einsetzen.

5.6 Zusammenfassung und Schlussfolgerungen

Mobbing ist ein weit verbreitetes Problem, das nicht nur isoliert an Schulen auftritt und von einzelnen verhaltensauffälligen Schülern ausgeübt wird. Es handelt sich dabei um ein Gruppenphänomen, an dem alle Schüler einer Klasse sowie alle am System Schule angeschlossenen Personen beteiligt sind, Von Mobbing sind etwa 5 bis 20 % aller Schüler und Schülerinnen betroffen. Es findet im alltäglichen Lebensumfeld statt, dem Betroffene nur schwer ausweichen können (z. B. der Schule). Es ist gekennzeichnet durch wiederholt auftretendes aggressiv-dissoziales Verhalten gegen dieselbe Person. Zwischen Täter und Opfer besteht ein tatsächliches oder wahrgenommenes Ungleichgewicht der Macht. Die Beteiligung an Mobbing geht für Täter, Opfer und Täter-Opfer mit vermehrten psychischen Belastungen einher. Besonders für die Täter-Opfer wird eine ungünstige Prognose berichtet. Sie weisen häufiger internalisierende und externalisierende Verhaltensprobleme sowie Lernschwierigkeiten auf und nehmen am häufigsten psychosoziale Hilfe in Anspruch (Burk et al. 2011). Cyber-Mobbing schließt sich dem Phänomen Mobbing in der Schule an. Kinder und Jugendliche, die in der Schule Opfer von Mobbing sind, werden häufig auch in sozialen Netzwerken ausgegrenzt und beleidigt (Katzer et al. 2009a). Präventionsmaßnahmen können erfolgreich eingesetzt werden. Diese erfordern jedoch mehr, als eine sich jährlich wiederholende Projektwoche. Zudem muss Erfolg nicht bedeuten, dass kein Mobbing mehr auftritt, sondern kann auch heißen, dass es lediglich verringert wird. Die Prävention von Mobbing ist zudem sinnvoll, weil es als Risikofaktor für delinquentes Verhalten im Erwachsenenalter bestimmt werden konnte (Bender u. Lösel 2011; Ttofi et al. 2011). Farrington, Ttofi u. Lösel (2011) folgern, dass Maßnahmen zum Abbau von Mobbing auch allgemein zu weniger kriminellem Verhalten führen können.

Psychopathie in der Kindheit

Fallstudie
Tim (8 Jahre) wird von seinen Eltern in der Psychologischen Kinderambulanz vorgestellt. Die Eltern berichten, nicht mehr zu wissen, wie sie mit ihrem Kind umgehen sollen. Tim sei schon immer ein schwieriges Kind gewesen und seit dem Kindergarteneintritt würde er sich regelmäßig mit anderen schlagen. Hinzu käme, dass er mittlerweile oft lügen oder stehlen würde. Tim ist nun in der zweiten Klasse und hätte keine Probleme mit dem Unterrichtsstoff. Allerdings kommt es auch in der Schule immer wieder zu Schlägereien, die oft von Tim ausgehen. Der allerdings bestreitet häufig die Schuld und es gelingt ihm immer wieder, andere Personen, ob Schüler oder Lehrer, auf seine Seite zu ziehen. Tim sei sprachlich sehr gewandt und könne andere sehr gut »umgarnen«. Die Eltern machen sich Sorgen, weil Tim scheinbar gar nicht versteht, dass er anderen Unrecht tut, oder weil es ihm schlicht egal sei, wie es anderen ginge. Sie berichten von dem letzten Vorfall vor zwei Wochen, als Tim seinem Freund Niklas ein neues Computerspiel weggenommen hat, obwohl der ihm deutlich gesagt hatte, dass er es ihm nicht geben wolle. Als Tim das Spiel behält, erzählt Niklas seiner Mutter davon. Diese telefonierte mit Tims Eltern, sodass er das Spielzeug am nächsten Tag in der Schule wieder zurückgeben musste. Tim brachte zwar das Spiel mit, verprügelte Niklas jedoch heftig und fügte ihm einige Verletzungen zu. Auf die Frage, warum er das gemacht habe, sagte Tim, so was dürfe man mit einem Freund nicht machen, ihn verpetzen. Gleichzeitig sah er nicht ein, dass man einen Freund nicht bestehlen dürfe. Er beharrte darauf, dass Tim sowieso kein guter Spieler sei und er es auch gar nicht so schlimm fände, das Spiel für einige Tage nicht zu haben. Er zeigte keine Einsicht ihn das von ihm begangene Unrecht, fühlte sich hingegen von Niklas unfair behandelt und fand, der habe die Strafe verdient.

Psychopathie stellt eine besonders schwere Form der antisozialen Persönlichkeitsstörung dar und tritt erst im Erwachsenenalter auf. Tim zeigt jedoch einige Symptome, die als Vorläufer davon identifiziert werden können. Neben dem aggressiven Verhalten weist Tim einen Interaktionsstil auf, der wenig Rücksicht auf die Gefühle anderer nimmt. Er ist nicht dazu in der Lage, sein Unrecht einzusehen. Vielmehr spielt er die negativen Konsequenzen seines Verhaltens für andere herunter: Sein Freund Niklas findet es gar nicht schlimm, wenn er sein Spiel einige Tage nicht spielen kann. Tim zeigt damit Merkmale auf, die in der angloamerikanischen Literatur als »Callous-unemotional Traits« oder abkürzend als »CU-Traits« bezeichnet werden. Diese beschreiben Temperamentsmerkmale, die sich in einem oberflächlichen, auf den eigenen Vorteil bedachten Verhalten spiegeln sowie in einem mangelnden Einfühlungsvermögen in die Bedürfnisse anderer (Frick 2012). Seit einigen Jahren beschäftigen sich zunehmend mehr Studien mit dem Thema »Psychopathie« in der Kindheit. Dahinter steht das Ziel, Vorläufer der Psychopathie im Erwachsenenalter zu bestimmen. Erwachsene mit Psychopathie zeigen massiv aggressives, gewalttätiges und kriminelles Verhalten auf. Nach Loeber et al. (1998) gehen auf diese relativ kleine Gruppe von Straftätern rund 50 % der schwerwiegenden Straftaten zurück, wie Raubüberfälle, Vergewaltigungen und Mord. Gleichzeitig erzielen diese Personen einen vergleichsweise geringeren Erfolg in der Therapie (vgl. Harris u. Rice 2006). Damit wird besonders eindringlich die Notwendigkeit, diese Gruppe frühzeitig zu bestimmen und möglicherweise eine Therapie durchzuführen.

6.1 Beschreibung der Psychopathie

Nach Hare (2003) beschreibt das Konzept der Psychopathie eine Persönlichkeitsstörung, die mit affektiv-interpersonalen Defiziten und impulsiv-aggressivem Verhalten verbunden ist. Die Personen zeichnen sich durch Empathie- und Angstlosigkeit, einen Mangel an Impulskontrolle und durch massives und vielfältiges aggressiv-dissoziales Verhalten aus. Im Bereich der forensischen Psychologie und Psychiatrie bezieht er sich auf eine kleine Subgruppe von chronischen Straftätern, auf die unverhältnismäßig viele schwere Gewalttaten zurückgehen. Sie verursachen starkes Leid und hohe gesellschaftliche Kosten. Psychopathie-Merkmale gelten als wichtiger Hinweis für den Rückfall bei kriminellen Handlungen und für Gewaltverbrechen. Die Rückfallquote von Personen mit hohen Psychopathie-Werten ist in etwa dreimal höher im Vergleich zu Personen, die eine geringe Ausprägung aufweisen (vgl. Blair et al. 2005).

In den psychiatrischen Klassifikationssystemen ICD-10 und DSM-IV-TR findet sich die Psychopathie nicht als diagnostische Kategorie. Im DSM-IV-TR wird die antisoziale Persönlichkeitsstörung beschrieben und im ICD-10 die dissoziale Persönlichkeitsstörung. Die Psychopathie wird in beiden Systemen als zu diesen Störungen gehörender Begriff benannt. Inhaltlich weichen die diagnostischen Kriterien dieser Störungen jedoch vom Psychopathie-Konzept ab. Besonders die antisoziale Persönlichkeitsstörung orientiert sich an aggressiven oder dissozialen Verhaltensweisen wie Ablehnen von gesellschaftlichen Normen oder Gesetzen, Lügen und Betrügen oder körperlichen Aggressionen. Affektive Aspekte werden bei gleichzeitiger Orientierung an spezifischem Verhalten und Kriminalität in beiden psychiatrischen Klassifikationssystemen zu wenig berücksichtigt. Die Kriterien sind in Bezug auf die Psychopathie zu weit gefasst. Dies führt dazu, dass zwar viele Psychopathen die Kriterien einer antisozialen Persönlichkeitsstörung erfüllen, aber nur wenige Personen mit einer antisozialen Persönlichkeitsstörung die einer Psychopathie (vgl. Blair et al. 2005).

Für das Kindes- und Jugendalter kann es für Psychopathie allein aufgrund des Alterskriteriums keine Kategorie geben. Hier steht in beiden Systemen die Störung des Sozialverhaltens zur Verfügung. Auf Vorläufer der antisozialen Persönlichkeitsstörung wird im DSM-IV-TR insofern eingegangen, dass für die Diagnose erste Symptome bereits ab dem 15. Lebensjahr aufgetreten sein müssen. Im ICD-10 wird kommentiert, dass Verhaltensstörungen in der Kindheit (Störungen des Sozialverhaltens) das klinische Bild der dissozialen Persönlichkeitsstörung vervollständigen, sie aber für eine Diagnosestellung nicht nötig sind. In Vorbereitung für das DSM-5 wird ein neuer Subtyp aggressiv-dissozialen Verhaltens mit Psychopathie-Merkmalen vorgeschlagen (► Kasten).

Vorschlag zum Subtyp der Störung des Sozialverhaltens mit Callous-unemotional Traits für das DSM-5

1. Die Kriterien für eine Störung des Sozialverhaltens sind erfüllt.
2. Es liegen zwei oder mehr der folgenden Merkmale andauernd über mindestens zwölf Monate in mehr als zwei Beziehungen oder Lebensbereichen vor. Es sollten multiple Informationsquellen verwendet werden, um das Vorliegen dieser Traits zu bestimmen, z. B. ob die Person sich im Selbstbericht ebenso beschreibt wie andere (Eltern, Familienmitglieder, Lehrer, Gleichaltrige), die die Person bereits eine längere Zeit kennen.
   - Fehlende Reue oder Schuld: Fühlt sich nicht schlecht oder schuldig, wenn er/sie etwas falsch gemacht hat (außer, wenn die Reue ausgedrückt wird, wenn er/sie erwischt wurde oder eine Bestrafung erwartet).
   - Gleichgültigkeit und Fehlen von Empathie: Missachtet Gefühle anderer und ist von Gefühlen anderer nicht berührt.

- Sorglosigkeit gegenüber eigenen Leistungen: Zeigt keine Sorgen wegen schlechten oder problematischen Leistungen in der Schule, bei der Arbeit oder in anderen wichtigen Lebensbereichen.
- Oberflächlicher oder defizitärer Affekt: Drückt keine Gefühle aus oder zeigt sie anderen nicht, außer in einer oberflächlichen Art (z. B. Emotionen stimmen nicht mit den Handlungen überein, »schaltet« Gefühle schnell »ein« und »aus«) oder wenn sie für ein bestimmtes Ziel eingesetzt werden (z. B. um jemanden zu manipulieren oder einzuschüchtern).

Dieser neue Subtyp soll dazu beitragen, die heterogene Gruppe aggressiv-dissozialer Verhaltensweisen besser zu unterscheiden. Damit kann eine spezifischere Diagnostik und Therapie umgesetzt werden. Eine Reihe von Studien legen nahe, dass dieser Subtypus sich auch von der Störung des Sozialverhaltens mit frühem Beginn abgrenzen lässt. Demnach sind CU-Traits bei Kindern mit einem frühen Beginn der Störung des Sozialverhaltens unabhängig von diesen Symptomen bedeutsam für die Prognose (Dadds, Fraser, Frost u. Hawes 2005; Rowe et al. 2010).

6.2 Erscheinungsformen und Verlauf der Psychopathie

6.2.1 Häufigkeit

In der Allgemeinbevölkerung wird von einer Auftretenshäufigkeit der antisozialen Persönlichkeitsstörung von circa 3 % bei Männern und 1 % bei Frauen ausgegangen (Saß et al. 2003). Die Störung des Sozialverhaltens ist bei Kindern und Jugendlichen hingegen deutlich häufiger (vgl. Petermann 2005). Hier werden Häufigkeitsraten von 6 bis 16 % für Jungen und 2 bis 9 % Prozent für Mädchen berichtet. Über die Prävalenz der Psychopathie in der Allgemeinbevölkerung liegen bislang kaum Zahlen vor. Viding u. McCrory (2012) weisen auf das asymmetrische Verhältnis von aggressiv-dissozialem Verhalten und CU-Traits hin. Ein hohes Ausmaß aggressiv-dissozialen Verhaltens tritt oft ohne begleitende CU-Traits auf, aber eine hohe Ausprägung von CU-Traits geht fast immer mit aggressiv-dissozialem Verhalten einher.

Blair et al. (2005) berichten, dass Psychopathie-Merkmale bei 1,2 bis 3,4 % aller Kinder auftreten. Moran et al. (2009) konzentrierten sich auf die Erfassung von CU-Traits bei Jungen und Mädchen im Alter zwischen 5 und 16 Jahren aus der Allgemeinbevölkerung. Zugrunde gelegt wurden sechs Fragen, die von den Eltern der Kinder beantwortet wurden. Von den rund 8000 Kindern wiesen 88 % keine CU-Traits auf, 8 % ein Symptom, 2 % zwei und 3 % drei. Diese Daten zeigen auf, dass CU-Traits in einer nicht belasteten Stichprobe relativ selten vorkommen. Interessanterweise unterschied sich die mittlere Ausprägung der CU-Traits nicht bei einem querschnittlichen Vergleich über die Altersspanne von 5 bis 16 Jahren.

Im Rahmen der Kölner GAP-Studie legten Sevecke, Lehmkuhl u. Krischer (2011) drei unterschiedliche Konzeptionen zur Erfassung von Psychopathie im Jugendalter zugrunde. Für inhaftierte Jugendliche ergab sich für einen geringeren und einen höheren Schwellenwert (erfasst mit dem PCL-YV; Sevecke u. Krischer 2013) eine Häufigkeit von 37 bis 63 % für Jungen und eine Prävalenz von 8 bis 24 % für Mädchen. Wurden nur die Kerndimensionen betrachtet, die die CU-Traits umfassen, wiesen 27 % der Jungen und 7 % der Mädchen erhöhte Werte auf. In einer ebenfalls erfassten Schulstichprobe ließen sich bei 1,7 % der Jungen erhöhte Werte für affektive und interpersonale Auffälligkeiten identifizieren und bei Mädchen 0,9 % mit erhöhten Werten im interpersonalen Bereich. Keines der

Mädchen wies starke Ausprägungen im affektiven Bereich auf.

Psychopathie-Merkmale treten bei Jungen und Männern häufiger auf als bei Mädchen und Frauen (Essau, Sasagawa u. Frick 2006; Declercq, Markey, Vandist u. Verhaeghe 2009; Moran et al. 2009). Oftmals wurden daher Studien mit ausschließlich männlicher Stichprobe durchgeführt. Bei den Mädchen lassen sich jedoch ähnliche Beziehungen zwischen Psychopathie-Merkmalen und aggressiv-dissozialem und kriminellem Verhalten aufzeigen wie bei den Jungen (Frick, Kimonis, Dandreaux u. Farell 2003; Kroneman, Hipwell, Loeber, Koot u. Pardini 2011). Möglicherweise spielt die Aggressionsform in dieser Beziehung eine Rolle. Marsee, Silverthorn u. Frick (2005) berichten, dass Psychopathie-Merkmale bei Jungen und Mädchen im Alter zwischen 10 und 17 Jahren mit selbstberichteter Delinquenz im Zusammenhang steht. Dabei ergab sich ein stärkerer Zusammenhang zwischen Psychopathie-Merkmalen und offen aggressivem Verhalten bei Jungen, während nur bei Mädchen Psychopathie-Merkmale mit relationaler Aggression in Verbindung standen.

6.2.2 Komorbidität

Für aggressiv-dissoziales Verhalten ist bekannt, dass eine Reihe von Störungen komorbid auftreten. Diese Ergebnisse können jedoch nicht auf Kinder und Jugendliche mit Psychopathie-Merkmalen übertragen werden. Besonders die Zusammenhänge zwischen Psychopathie-Merkmalen und Angststörungen sowie der ADHS zeigen divergierende Ergebnisse auf. Zudem wird auf die Intelligenz im Zusammenhang mit Psychopathie-Merkmalen eingegangen, da zum aggressiv-dissozialen Verhalten häufig ein negativer Zusammenhang berichtet wird (Fergusson, Horwoord u. Ridder 2005).

Angststörungen treten häufig komorbid mit aggressiv-dissozialem Verhalten im Kindesalter auf. Über Erwachsene mit Psychopathie wird hingegen ein negativer Zusammenhang mit Angst berichtet (Blair et al. 2005). Fehlende Ängstlichkeit wurde von Lykken (1957) als Kennzeichen der Psychopathie bezeichnet, die ursächlich an deren Auftreten beteiligt ist. Studien zur Komorbidität von Angst und Psychopathie-Merkmalen im Kindesalter sind daher besonders interessant, da sie dazu beitragen können, die Ätiologie der Psychopathie zu verstehen.

Eine geringe Ängstlichkeit wurde von Lykken (1957) ursächlich mit Psychopathie postuliert. Für das Kindes- und Jugendalter belegen einige Studie eine geringere Ängstlichkeit beim Vorliegen von Callous-unemotional Traits.

Für 13- bis 18-Jährige zeigen Essau, Sasagawa u. Frick (2006) auf, dass CU-Traits bei Jungen und Mädchen mit den Skalen des Youth Self-Report (YSR, Achenbach 1991) signifikant korrelieren, aber nicht mit der Skala »Internalisierende Probleme«. Analysen, die getrennt nach Geschlecht durchgeführt wurden, bestätigen den geringen Zusammenhang für Jungen, aber nicht für Mädchen. Kubak u. Salekin (2009) berichten für straffällige Jugendliche einen positiven Zusammenhang zwischen CU-Traits und Furchtlosigkeit und Vitale et al. (2005) aus einer Stichprobe von Jugendlichen aus der Allgemeinbevölkerung geringere internalisierende Probleme bei Jungen mit hohen Psychopathie-Merkmalen. Mädchen mit hohen Psychopathie-Merkmalen unterschieden sich hingegen nicht in der Ausprägung internalisierender Probleme von Mädchen mit geringen Psychopathie-Merkmalen. Eine Studie, die sich auf Kinder einer klinischen Stichprobe bezieht, kommt zu dem Ergebnis, dass Kinder mit externalisierenden Störungen nur bei geringen CU-Traits Symptome einer Angststörung zeigen (Barry et al. 2000). Hipwell et al. (2007) konzentrierten sich auf diesen Zusammenhang in einer Stichprobe von Mädchen in der mittleren Kindheit. Es zeigt sich ebenfalls ein negativer Zusammenhang zwischen CU-Traits und Symptomen einer Angststörung. In dieser Analyse wurde der Einfluss von aggressiv-dissozialem Verhalten statistisch kontrolliert, um zu berücksichtigen, dass dieses sehr häufig mit CU-Traits assoziiert ist. Umgekehrt gab es eine positive Beziehung zwischen aggressiv-dissozialem Verhalten und Ängsten, wenn CU-Traits kontrolliert wurden.

Kubak u. Salekin (2009) untersuchten separat den Einfluss von Furchtlosigkeit und Trait-Ängstlichkeit. Sie berichten einen positiven Zusammenhang zwischen Psychopathie und Furchtlosigkeit und einen positiven Zusammenhang zwischen Psychopathie und Trait-Ängstlichkeit. Demnach vermitteln hohe Psychopathie-Werte zwischen Ängstlichkeit und kriminellem Verhalten. Die Autoren diskutieren, ob Jugendliche mit hohen Psychopathie-Werten trotz relativer Furchtlosigkeit in spezifischen Situationen durch die Folgen des aggressiv-dissozialen Verhaltens vermehrt negative Lebensereignisse erfahren, die zu einer erhöhten Trait-Ängstlichkeit beitragen.

Der Zusammenhang von Psychopathie-Merkmalen, Furchtlosigkeit und Ängstlichkeit im Kindesalter ist aktuell nicht hinreichend geklärt. Einige Ergebnisse sprechen dafür, dass auch bei Kindern Psychopathie-Merkmale mit einer geringeren Ängstlichkeit verbunden sind. Die meisten Studien beziehen sich jedoch auf männliche Jugendliche. Für das gemeinsame Auftreten von Psychopathie-Merkmalen und Angst sind die Ergebnisse für Mädchen zudem nicht so konsistent wie bei Jungen.

Besonders häufig tritt aggressives Verhalten komorbid mit einer Aufmerksamkeitsdefizit-/Hyperaktivitätsstörung (ADHS) auf (Witthöft, Koglin u. Petermann 2010). Dies trifft auch auf Erwachsene und Kinder mit hohen Psychopathie-Werten zu (Blair et al. 2005; Colledge u. Blair 2001). Lynam (2002) bezeichnete Kinder mit einer ADHS und aggressiv-dissozialem Verhalten aufgrund des ungünstigen Entwicklungsergebnisses als »heranwachsende Psychopathen«. Nach Colledge u. Blair (2001) stehen die affektiv-interpersonalen Auffälligkeiten besonders mit dem hyperaktiv-impulsiven Typus im Zusammenhang und nicht mit der Aufmerksamkeitsstörung. Allerdings berichten DeLisi et al. (2009) erhöhte Psychopathie-Werte bei Jugendlichen mit vorwiegenden Aufmerksamkeitsproblemen und bei Jugendlichen, die der kombinierten ADHS zugeordnet werden können. Das ungünstige Entwicklungsergebnis von Kindern mit CU-Traits scheint aber nicht nur mit der stärkeren Belastung durch komorbide ADHS-Symptome erklärt werden zu können. Pardini u. Fite (2010) berichten, dass CU-Traits auch nach der statistischen Kontrolle von ADHS-Symptomen positiv mit schwerwiegendem kriminellem Verhalten in Zusammenhang stehen. Nach Frick et al. (2003) weisen Kinder mit aggressiv-dissozialem Verhalten und CU-Traits ohne ADHS das schwerwiegendste aggressive Verhalten auf und sie setzen am häufigsten proaktiv-aggressives Verhalten ein. Zu diesem Ergebnis gelangen auch Waschbusch u. Willoughby (2008). Sie zeigen auf, dass sich CU-Traits bei Kindern mit aggressiv-dissozialem Verhalten deutlich stärker auswirken, wenn keine ADHS vorliegt. Wie genau ADHS, aggressiv-dissoziales Verhalten und CU-Traits zusammenwirken, kann aktuell noch nicht beschrieben werden. Es wird jedoch über einen Kaskadeneffekt diskutiert, bei dem Symptome der ADHS oppositionelles Verhalten begünstigen, die wiederum schwerwiegenderes aggressives Verhalten nach sich ziehen können (Pardini u. Fiti 2010). Welchen Beitrag CU-Traits im Rahmen einer solchen Kaskade besitzen, ist aktuell nicht klar, jedoch entwickeln sich die Kinder am ungünstigsten, wenn die Störungen komorbid auftreten.

Intelligenzminderungen wurden sehr häufig im Kontext mit aggressivem Verhalten und Kriminalität berichtet (Fergusson et al. 2005). Eine Reihe von Studien zeigt einen inversen Zusammenhang zwischen dem IQ und aggressiv-dissozialem und kriminellem Verhalten. Dabei gelten auch geringere IQ-Werte im Normalbereich als Risikofaktor für aggressives Verhalten und können durch geringere Fähigkeiten, Stress zu artikulieren, oder durch einen geringen Selbstwert zu Verhaltensproblemen führen. Im Unterschied dazu wurde angenommen, dass Personen mit hohen Psychopathie-Werten eine höhere Intelligenz aufweisen (vgl. Blair et al. 2005). Diese Annahme kann zum Beispiel aufgrund des vordergründigen Charmes dieser Personen entstehen. Bei Erwachsenen konnten keine Zusammenhänge zwischen den affektiv-interpersonalen Auffälligkeiten und der Intelligenz aufgezeigt werden (Hare 2003). Zum Zusammenhang zwischen CU-Traits und Intelligenz liegen keine eindeutigen Befunde vor. Aus einer Stichprobe von Kindern berichten Frick et al. (2005), dass affektiv-interpersonale Defizite mit durchschnittlichen, aber etwas geringeren IQ-Werten in Verbindung stehen. Salekin, Neumann, Leistico u. Zalot (2004) berichten hingegen über einen positiven Zusammenhang zwischen Psychopathie-Werten und verbalen Fähigkeiten bei inhaftierten Jugendlichen. Konsistent sind demgegenüber die Befunde, dass eine geringere Intelligenz mit einem höheren Ausmaß aggressiv-dissozialen Verhaltens einhergeht. Insgesamt ist es daher fraglich, inwiefern man bei Personen mit hohen Psychopathie-Werten von eingeschränkten kognitiven Fertigkeiten ausgehen kann.

6.2.3 Verlauf

Zur Stabilität von Psychopathie-Merkmalen liegen zunehmend mehr empirische Studien vor. Es bildet sich daraus ab, dass CU-Traits auch im Kindes- und Jugendalter bereits eine relativ hohe Stabilität besitzen und mit einem negativen Entwicklungsverlauf einhergehen (Pardini u. Fite 2010). CU-Traits scheinen einen eigenständigen Beitrag zur negativen Entwicklung von Kindern zu leisten, der über den von Symptomen aggressiv-dissozialen Verhaltens hinausgeht (Moran et al. 2009). In diesem Sinne berichten Frick et al. (2005) aus einem Längsschnitt über vier Jahre von Kindern mit einer Störung des Sozialverhaltens und Psychopathie-Merkmalen den ungünstigsten Störungsverlauf. Die Kinder bildeten die Gruppe mit den schwersten Symptomen der Störung des Sozialverhaltens, sie wiesen die höchste selbstberichtete Delinquenz auf und hatten die meisten Polizeikontakte.

Kinder mit einer Störung des Sozialverhaltens und Psychopathie-Merkmalen weisen den ungünstigsten Entwicklungsverlauf auf. Das aggressive Verhalten ist schwerwiegender als bei Kindern mit einer Störung des Sozialverhaltens ohne Psychopathie-Merkmale (Frick et al. 2005).

Im Rahmen der Pittsburgh Youth Study wurde die Stabilität der Persönlichkeitsmerkmale zwischen dem 7. und 18. Lebensjahr in einer Stichprobe von rund 1500 Jungen untersucht (Lynam, Charnigo, Moffitt, Raine, Loeber u. Stouthamer-Loeber 2009). Die Definition der Psychopathie-Merkmale erfolgte hier ausschließlich über Persönlichkeitsmerkmale, das heißt, typisch aggressiv-dissoziale Verhaltensweisen waren ausgeschlossen worden. Die Autoren berichten über eine relativ hohe Zuverlässigkeit des Verfahrens über alle Altersstufen und eine bedeutende Stabilität über einen Zeitraum von bis zu fünf Jahren hinweg.

Fontaine, Rijsdijk, McCrory u. Viding (2010) legen aktuell aus einer Zwillingsstudie Daten zur längsschnittlichen Entwicklung von Psychopathie-Merkmalen bei Jungen und Mädchen vom 7. bis zum 12. Lebensjahr vor. Zugrunde gelegt wurden sieben Items, die sich auf affektive und interpersonale Auffälligkeiten beziehen. In der mittleren Kindheit konnten vier Entwicklungsverläufe bestimmt werden, und zwar ein stabiler Verlauf, ein zunehmender, ein abnehmender und ein stabiler Verlauf mit geringen Psychopathie-Merkmalen. Am häufigsten ließen sich die Kinder der Gruppe mit wenigen Psychopathie-Merkmalen (70,2 %) zuordnen; lediglich 3,4 % der Kinder gehörten der Gruppe mit stabil hohen Psychopathie-Merkmalen an. Diese Gruppe von Kindern war am häufigsten durch Risikofaktoren belastet und wies mit 12 Jahren die ungünstigste Entwicklung auf. Die Zugehörigkeit zu einer Gruppe wurde besonders für die Jungen mit stabil hohen oder geringen Psychopathie-Merkmalen stärker durch genetische und weniger durch Einflüsse der Umwelt bestimmt. Für die Mädchen mit stabil ausgeprägten oder ansteigenden Psychopathie-Merkmalen konnte in dieser Studie hingegen ein stärkerer Einfluss durch die Umwelt festgestellt werden. Trotz phänotypischer Ähnlichkeit geben diese Ergebnisse einen Hinweis darauf, dass eine geschlechtsspezifische Ätiologie existieren könnte.

6.3 Risikofaktoren und Erklärungsmodelle für Psychopathie

Theorien und Modelle zur Ätiologie der Psychopathie im Erwachsenenalter wurden teilweise auf das Jugend- und sogar Kindesalter übertragen und hinsichtlich ihrer Validität überprüft. Für Psychopathie und CU-Traits wird ein relativ starker genetischer Einfluss angenommen (Blair et al. 2006; Blonigen et al. 2006). Aus Zwillingsstudien wird eine höhere Heritabilität von aggressiv-dissozialem Verhalten bei Kindern mit CU-Traits als bei Kindern mit aggressiv-dissozialem Verhalten ohne CU-Traits berichtet (Viding, Blair Moffitt u. Plomin 2005; Viding et al. 2008). Nach Viding et al. (2008) unterstützen diese Ergebnisse die Annahme eines unabhängigen Subtyps aggressiv-dissozialen Verhaltens mit CU-Traits. Konsistent mit diesen Ergebnissen berichten auch Bezdjian, Raine, Baker u. Lynam (2011) ähnliche Ergebnisse für Jungen und Mädchen in der mittleren Kindheit. Für Jungen bestimmten sie einen Heritabilitätswert von .64 für CU-Traits und für Mädchen von .49. Nach Blair et al. (2006) kann der genetische Einfluss mit Auffälligkeiten in der Amygdala und des orbital/ventrolateralen frontalen Cortex assoziiert werden. Die Dysfunktion der Amygdala wird mit einer verminderten Ängstlichkeit in Beziehung gesetzt, das heißt besonders mit den affektiv-interpersonalen Auffälligkeiten der Psychopathie.

Der genetische Einfluss ist bei aggressiv-dissozialem Verhalten mit Psychopathie-Merkmalen stärker als bei aggressiv-dissozialem Verhalten ohne Psychopathie-Merkmale (Viding et al. 2005, 2008).

Die verminderte Ängstlichkeit stand bereits bei Cleckley (1941) im Mittelpunkt der Ätiologie der Psychopathie. Lykken (1957) erweiterte diese Sichtweise, indem er zwischen Furchtlosigkeit und Trait-Ängstlichkeit unterschied. Personen mit Psychopathie reagieren demnach furchtlos, unterscheiden sich aber nicht in dem Ausmaß an Trait-Ängstlichkeit. Eine verminderte Furchtlosigkeit wird zur Erklärung von Beeinträchtigungen in der sozialen und moralischen Entwicklung herangezogen. Die Fähigkeit, Furcht zu empfinden, ist eine wesentliche Voraussetzung dafür, durch Vermeidung zu lernen. Vermeidungslernen beinhaltet die Vorwegnahme von negativen Konsequenzen. Kindern mit CU-Traits fällt es entsprechend schwer, aggressives Verhalten oder Regelüberschreitungen zu vermeiden (vgl. Blair et al. 2005). Daher führt Erziehungsverhalten, das bei unauffälligen Kindern zu einem positiven Entwicklungsergebnis beiträgt, bei diesen Kindern möglicherweise zu geringeren Erfolgen (Wootton, Frick, Shelton u. Silverthorn 1997).

Neben der Furchtlosigkeit spielt möglicherweise auch die Neigung zur Belohnung eine Rolle, die wiederholt bei Kindern mit aggressivem und angstlosem Verhalten und Erwachsenen mit Psychopathie aufgezeigt werden konnte (Molto, Poy, Segarra, Pastor u. Montanes 2007; O'Brien u.

Frick 1996). Dies bedeutet, sie neigen dazu, Verhaltensweisen länger beizubehalten, die vormals zu einem positiven Ergebnis geführt haben, auch wenn diese nicht mehr zum gewünschten Ziel führen oder sogar mit negativen Konsequenzen einhergehen. Kinder mit Psychopathie-Merkmalen lernen demnach schlechter durch negative Konsequenzen. Nach Patterson u. Newman (1993) trifft dies besonders zu, wenn positive und negative Anreize in einer Situation vorhanden sind. Erklärt wird dies mit einer geringen Impulskontrolle und einer beeinträchtigten Reaktionsmodulation. Diese Reaktionsmodulation bezieht sich auf den relativ schnellen und automatischen Wechsel der Aufmerksamkeit von der Ausführung einer Handlung zur Überprüfung der Handlung. Die Aufmerksamkeit wird länger auf die Handlung gerichtet und die Überprüfung der Handlung setzt erst später ein. Damit steigt die Wahrscheinlichkeit, Frustration zu erleben und in Folge dessen kann aggressives Verhalten auftreten (vgl. Koglin u. Petermann 2004). Diese Auffälligkeiten des Lernens führen dazu, dass Kinder beim Erwerb sozialer Normen und Regeln beeinträchtigt sind und sich wechselnden Anforderungen nur schwer anpassen können.

6.3.1 Angstlosigkeit und Empathiedefizit

Relative Angstlosigkeit kann wie oben dargestellt, dazu beitragen, dass Kinder auf herkömmliche Erziehungspraktiken nicht so reagieren wie andere. Die Kinder haben dadurch möglicherweise weniger die Gelegenheit, regelgeleitetes Verhalten zu erlernen und Werte und Normen zu verinnerlichen. Marsh et al. (2010) gingen der Frage nach, ob Kinder und Jugendliche mit Psychopathie-Merkmalen ein generelles Defizit im Erleben aller Emotionen aufweisen oder sich dieses nur auf bestimmte Emotionen bezieht. Sie konnten aufzeigen, dass Kinder und Jugendliche mit Psychopathie-Merkmalen nur in Bezug auf die Emotion »Angst« berichteten, diese seltener und weniger intensiv zu erleben (erfasst anhand selbstberichteter und physiologischer Reaktionen). Die Autoren diskutieren, ob das beeinträchtigte Erleben der Emotion »Angst« dazu beiträgt, dass die Kinder diese Emotion auch bei anderen Menschen schlechter bestimmen können. Einige Studien berichten, dass Kinder und Jugendliche mit Psychopathie-Merkmalen im Sozialkontakt weniger dazu in der Lage sind, die Bedürfnisse und Emotionen des Gegenübers wahrzunehmen (besonders Angst; Marsh et al. 2008). Dies ist bedeutsam, da die Wahrnehmung von Angst beim Interaktionspartner dazu führt, dass eigene Handlungen abgebrochen und auf den Interaktionspartner abgestimmt werden. Die Fähigkeit, Gefühle beim anderen wahrzunehmen, ist zudem die Voraussetzung für Empathie, die bei Kindern und Jugendlichen mit Psychopathie-Merkmalen beeinträchtigt ist.

Studien legen nahe, dass Kinder und Jugendliche mit Psychopathie-Merkmalen besondere Schwierigkeiten aufweisen, die Emotion »Angst« bei anderen zu erkennen (Marsh et al. 2008).

Dadds et al. (2009) untersuchten in einer Stichprobe von 2760 Jungen und Mädchen im Alter zwischen 3 und 13 Jahren den Zusammenhang zwischen CU-Traits und Empathie. Sie differenzierten dabei zwischen kognitiver und affektiver Empathie, die anhand eines Fragebogens durch die Bezugsperson eingeschätzt wurde. Der kognitive Aspekt zielt darauf ab, ob Kinder die Emotionen anderer verstehen können, während die affektive Komponente beinhaltet, dass sie kongruente emotionale Reaktionen zeigen. Dadds et al. (2009) formulierten die Annahme, dass nur Defizite in der affektiven Empathie bei Kindern mit CU-Traits beeinträchtigt sind und diese Defizite lediglich bei Jungen auftreten. Die Ergebnisse zeigen Beeinträchtigungen der kognitiven und der affektiven Empathie auf, die jedoch alters- und geschlechtsspezifisch variieren. Jungen mit CU-Traits haben Defizite in der kognitiven Empathie, aber nur in den jüngeren Altersstufen. Mädchen mit CU-Traits wiesen in allen Altersstufen deutlich weniger kognitive Empathie auf. Defizite in der affektiven Empathie lagen hingegen nur bei den Jungen mit CU-Traits vor und nicht bei den Mädchen. Besonders der fehlende Zusammenhang zwischen affektiver Empathie und CU-Traits bei den Mädchen ist herausstechend, da Defizite im emotionalen Nacherleben ein Kernbereich der Psychopathie darstellen. Für die Jungen argumentieren die Autoren, dass diese sich im Verlauf der Entwicklung möglicherweise aneignen, sich kognitiv mit den Gefühlen anderer auseinanderzusetzen, oder sie lernen Emotionen zu zeigen, weil es erwartet wird. Eine dritte Erklärung bezieht sich darauf, dass die Jungen eventuell ihre Fähigkeit, andere zu manipulieren, verbessern oder sich entsprechenden Situationen entziehen, sodass schlechter beobachtet werden kann, ob sie diese Fähigkeit besitzen. Deutlich wird durch diese Studie besonders, dass Empathiedefizite bereits bei sehr jungen Kindern, das heißt in der Altersgruppe der Drei- und Vierjährigen im Zusammenhang mit CU-Traits stehen.

6.3.2 Sozial-kognitive Prozesse bei Kindern mit CU-Traits

Das von Crick u. Dodge (1994) vorgestellte Modell zur sozialen Informationsverarbeitung wurde vielfach als Basis zur Beschreibung der Verarbeitung von Informationen in sozialen Situationen verwendet. Es liegt eine Reihe von Studien vor, die Verzerrungen oder Defizite in der sozialen Informationsverarbeitung bei Kindern mit internalisierenden und externalisierenden Verhaltensstörungen aufzeigen (Crick, Grotpeter u. Bigbee 2002; Orobio de Castro, Bosch, Veerman u. Koops 2003). Aktuelle Studien untersuchen, ob sich Kinder mit CU-Traits und aggressivem Verhalten von aggressiven Kindern ohne CU-Traits unterscheiden (Pardini, Lochman u. Frick 2003; Stickle, Kirkpatrick u. Brush 2009). Pardini (2010) zeigt an einer Stichprobe inhaftierter Jugendlicher auf, dass sowohl selbstberichtetes gewalttätiges Verhalten als auch CU-Traits mit veränderten Zielsetzungen in hypothetischen Konfliktsituationen einhergehen. Konfliktvermeidung wurde von beiden Gruppen seltener berichtet. Bevorzugt wurden Handlungsziele genannt, die auf Dominanz, Rache und die Einforderung von Respekt abzielten. Die gewählten Handlungsziele der Jugendlichen unterstützen damit eine Konflikteskalation. Darüber hinaus wird berichtet, dass Jugendliche mit CU-Traits weniger Ziele benannten, die auf den Aufbau von Freundschaften abzielten, und sie die Folgen eigener aggressiver Handlungen für die Opfer ebenso einschätzten wie Jugendliche ohne CU-Traits, diesen aber weniger Bedeutung zuschrieben.

Dieses Ergebnis lässt sich mit älteren Arbeiten in Beziehung setzen, die die soziale Informationsverarbeitung im Kontext unterschiedlicher Aggressionsformen untersuchten, beispielsweise im Zusammenhang mit reaktiver und proaktiver Aggression. Bereits Crick u. Dodge (1994) weisen auf Defizite in der sozialen Informationsverarbeitung auf unterschiedlichen Stufen hin. Reaktiv-aggressive Kinder zeigen eher Verzerrungen auf den ersten Stufen der sozialen Informationsverarbeitung (z. B. feinselige Interpretation von Handlungsabsichten anderer), während proaktiv-aggressive Kinder erst auf den späten Stufen Defizite aufweisen (z. B. bewerten sie die Konsequenzen aggressiven Verhaltens positiver und bevorzugen Handlungen, die auf für sie vorteilhafte Ziele ausgerichtet sind). Proaktiv-aggressives Verhalten und CU-Traits stellen jedoch grundsätzlich unterschiedliche Erklärungsebenen dar. Fanti, Frick u. Georgiou (2009) berichten, dass Jugendliche mit hohen CU-Werten sowohl reaktives als auch proaktives aggressiv-dissoziales Verhalten aufweisen. Das Auftreten beider Aggressionsformen geht mit schwerwiegenderem Problemverhalten einher. Dennoch können CU-Traits zur Erklärung proaktiv-aggressiven Verhaltens herangezogen werden. Die positive Bewertung aggressiver Handlungen ebenso wie die Gleichgültigkeit gegenüber Opfern können als Ausdruck sozial-emotionaler Defizite interpretiert werden.

6.3.3 Familiäre Faktoren

Familiäre Einflüsse spielen bei der Entstehung und Aufrechterhaltung von aggressiv-dissozialem Verhalten eine wesentliche Rolle (Petermann, Reinartz u. Petermann 2002). Retrospektiv berichten Erwachsene mit Psychopathie häufig von schwerwiegenden familiären Problemen und einer schwierigen Kindheit (vgl. Blair et al. 2005). Es wird von beengten und finanziell schwierigen Lebensbedingungen, von psychischen Problemen der Eltern (wie Kriminalität und Alkoholismus) und auch von Aufenthalten in Heimen oder Pflegefamilien berichtet. Hinzu kommt eine beeinträchtigte Beziehung zu den Eltern. Das Erziehungsverhalten ist geprägt von mangelnder Fürsorge und von einem harschen und vernachlässigenden Erziehungsstil; frühen Misshandlungen oder Vernachlässigungen wird eine ursächliche Bedeutung für Psychopathie-Merkmale eingeräumt (Daversa 2010; Krischer u. Sevecke 2008). Angenommen wird, dass diese zu neurobiologischen Veränderungen führen, die die Psychopathie-Merkmale begünstigen. Diskutiert werden Beeinträchtigungen der Amygdala, die zu einer verminderten Stressreaktion oder zu Defiziten in der Emotionsregulation führen.

Für das Kindesalter liegen Studien vor, die ungünstiges Erziehungsverhalten und Psychopathie-Merkmale untersuchen. Dadds u. Salmon (2003) setzten ungünstiges Erziehungsverhalten in Beziehung zur relativen Angst- und Empathielosigkeit der Kinder. Sie vermuteten, dass diese Eigenschaften ein problematisches Erziehungsverhalten unterstützen. Dadds u. Salmon (2003) bewerten aggressiv-dissoziales Verhalten von Kindern mit Psychopathie-Merkmalen als Ergebnis einer mangelnden Sensitivität für Strafen auf Seiten der Kinder und einem ungünstigen Erziehungsverhalten auf Seiten der Eltern. Die mangelnde Ansprechbarkeit auf Strafen geht aus der geringen Ängstlichkeit der Kinder hervor. Milde Disziplinierungen lösen bei den Kindern weniger unangenehme Erwartungen und Gefühle aus, sodass Eltern mit steigender Ablehnung und strengen Strafen auf das kindliche Verhalten reagieren. Empathiedefizite auf Seiten der Kinder verstärken zudem, dass diese weniger auf negative Emotionsausdrücke der Eltern – wie Angst oder Trauer – reagieren.

Empirische Unterstützung für diese Annahme liefern Wootton, Frick, Shelton u. Silverthorn (1997). Sie konnten aufzeigen, dass ein negatives Erziehungsverhalten von Eltern (wie körperliche Bestrafung, inkonsistentes Erziehungsverhalten, geringes Engagement) nur bei Kindern mit externalisierenden Verhaltensproblemen in Zusammenhang steht, die keine CU-Traits aufweisen. Edens, Skopp u. Cahill (2008) konnten ebenfalls den moderierenden Einfluss von CU-Traits bei jugendlichen Straftätern auf den Zusammenhang zwischen aggressiv-dissozialem Verhalten und einem harschen und inkonsistenten Erziehungsverhalten aufzeigen und Oxford, Cavell u. Hughes (2003) für Kinder in der mittleren Kindheit.

Ein ähnliches Zusammenspiel zwischen Erziehungsverhalten und aggressiv-dissozialem Verhalten bei Kindern mit hohen CU-Traits und bei Kindern mit geringen CU-Traits konnten wir ebenfalls aufzeigen (Koglin u. Petermann 2008). Ausgewertet wurden dazu die Daten von 177 Kindern im Alter von 4 bis 8 Jahren. Für Jungen, aber nicht für Mädchen, zeigt sich ein differentieller Zusammenhang zwischen einem inkonsistenten Erziehungsverhalten und aggressiv-dissozialem Verhalten in Abhängigkeit von der Ausprägung der CU-Traits. Jungen mit geringen

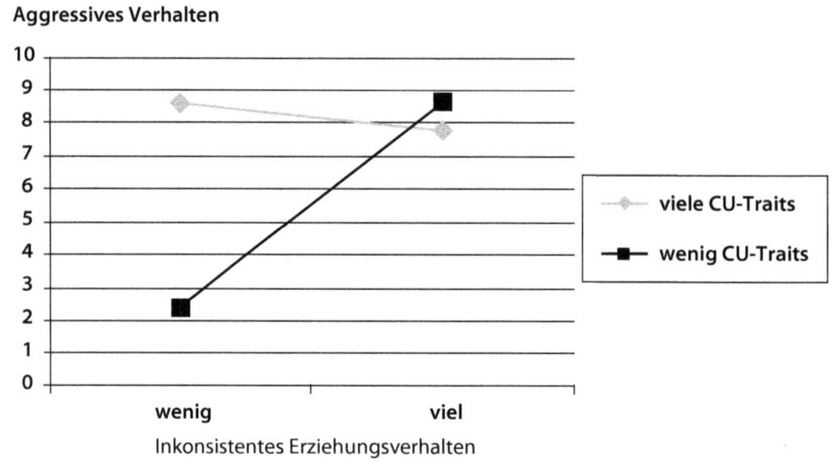

Abb. 6.1 Aggressives Verhalten von Jungen mit hohen und niedrigen CU-Traits-Werten nach dem Ausmaß inkonsistenten Erziehungsverhaltens

CU-Traits zeigen vermehrt aggressives Verhalten, wenn ihre Eltern nicht konsistent erziehen. Hingegen zeigen Jungen mit hohen CU-Werten unabhängig vom inkonsistenten Erziehungsverhalten immer ein hohes Ausmaß aggressiv-dissozialen Verhaltens (Abb. 6.1).

Die Ergebnisse zum Wechselspiel zwischen Erziehungsverhalten und CU-Traits geben bislang keine Informationen über die Richtung der Beziehung. Unklar ist, ob ein ungünstiges Erziehungsverhalten die Entwicklung von Psychopathie-Merkmalen begünstigt oder ob es die Reaktion auf die Handlungen eines schwer erziehbaren Kindes darstellt. Lykken (1995) wies darauf hin, dass schwer erziehbare Kinder in jedem familiären Umfeld ein erhöhtes Risiko für aggressives Verhalten besitzen, während Kinder mit einem einfacheren Temperament nur in einem ungünstigen familiären Milieu ein höheres Risiko dafür aufweisen. In einem widrigen familiären Umfeld haben die furchtlosen Kinder jedoch möglicherweise den Vorteil, dass sie sich weniger bedroht fühlen und stärker vor der Entstehung von Angst- oder depressiven Störungen geschützt sind (vgl. Blair et al. 2005).

Zusammenfassend wird bei der Herausbildung von Psychopathie-Merkmalen in der Kindheit von einer starken genetischen Komponente ausgegangen. Des Weiteren sind die Kinder häufiger familiären Risiken ausgesetzt, die auch mit aggressiv-dissozialem Verhalten in Verbindung stehen. Die Furchtlosigkeit der Kinder trägt möglicherweise dazu bei, dass sie weniger dazu in der Lage sind, angemessenes Sozialverhalten zu erlernen. Zudem weisen Studien darauf hin, dass Kinder mit CU-Traits Schwierigkeiten haben, die Emotion »Angst« bei anderen wahrzunehmen. Beides kann zu einer beeinträchtigten Empathieentwicklung beitragen. Die damit verbundenen Lernprozesse können die Basis für kognitive Strukturen bilden, die sich dann in Defiziten der sozialen Informationsverarbeitung niederschlagen. Gleichzeitig motivieren sie dazu, aggressiv-dissoziales Verhalten als geeignete Methode zur Zielerreichung einzusetzen. Welchen Einfluss das Erziehungsverhalten der Eltern auf die Entwicklung von Kindern mit Psychopathie-Merkmalen hat, ist aktuell nicht klar. Ein ungünstiges Erziehungsverhalten kann ursächlich mit hohen Psychopathie-Merkmalen im

Tab. 6.1 Merkmale der Psychopathie (adaptiert nach der Psychopathy-Checklist von Hare 2003)

Affektiv-interpersonale Auffälligkeiten	Impulsiv-aggressiver Lebensstil
– Impulsiv-aggressiver Lebensstil – vordergründiger Charme – übersteigerter Selbstwert – pathologisches Lügen – manipulierendes Verhalten – fehlende Schuldgefühle – flacher Affekt – fehlende Empathie – mangelnde Übernahme von Verantwortung für eigenes Handeln	– Suche nach Stimulation/Neigung zur Langeweile – »parasitärer« Lebensstil – geringe Verhaltenskontrolle – frühe Verhaltensprobleme – fehlende realistische Ziele für die Zukunft – Impulsivität – Verantwortungslosigkeit – Jugenddelinquenz

Zusammenhang stehen, es könnte aber auch die Folge davon sein. Zukünftig wäre es interessant zu klären, ob spezifisches Erziehungsverhalten das Auftreten aggressiv-dissozialen Verhaltens bei Kindern mit Psychopathie-Merkmalen begünstigt.

6.4 Erfassung von Psychopathie-Merkmalen in der Kindheit

Für das Erwachsenenalter gilt die Psychopathy-Checklist-Revised (PCL-R; Hare 2003) als das bevorzugte Verfahren zur Erfassung von Psychopathie. Es handelt sich dabei um ein semistrukturiertes Interview, das eine detaillierte Akteneinsicht erfordert, um die Verhaltens- und Persönlichkeitsaspekte zu berücksichtigen und in das auch Merkmale der Interaktion zwischen Interviewer und Person einfließen (Tab. 6.1). Die PCL-R besteht aus zwei moderat miteinander in Beziehung stehenden Faktoren. Der erste Faktor beschreibt affektiv-interpersonale Auffälligkeiten. Der zweite Faktor umfasst besonders Verhaltensbeschreibungen, die einen impulsiven und aggressiv-dissozialen Lebensstil charakterisieren. Der Faktor 1 wird entsprechend eher mit den persönlichkeitsbezogenen Merkmalen der Psychopathie in Verbindung gesetzt.

Neben diesem Zwei-Faktoren-Modell wird auch eine Einteilung der Symptome in drei Gruppen vorgeschlagen (Cooke et al. 2004):
- Ein arroganter und manipulativer interpersoneller Stil,
- affektive Defizite und
- ein impulsiver Verhaltensstil.

Ausdrücklich wird darauf hingewiesen, dass diese Merkmale vom aggressiv-dissozialen Verhalten zu trennen sind. Dies kann als Folge dieser Merkmale auftreten, es kann jedoch auch fehlen.

Für den deutschsprachigen Raum liegt durch Alpers u. Eisenbarth (2008) eine Übersetzung des Psychopathic Personality Inventory Revised (PPI-R) von Lilienfeld u. Widows (2005) vor. Es handelt sich dabei um einen Selbstbeurteilungsfragebogen, der für Personen ab 18 Jahren eingesetzt werden kann.

Für Jugendliche zwischen 12 und 18 Jahren liegt eine Version der PCL-R vor (Psychopathy Checklist – Youth Version; Forth, Kosson u. Hare 2003). Eine deutsche Version der PCL-YV wurde durch Sevecke u. Krischer (2013) erarbeitet. Im Unterschied zur Version für Erwachsene werden spezifische Bedingungen des Jugendalters berücksichtigt. Die Version umfasst wie im Original 20 Fragen, durch die ein Maximalsummenwert von 40 erreicht werden kann. Für die Erwachsenenversion wird ein Cut-Off-Wert von 30 angegeben, der für eine kategoriale Diagnose herangezogen werden kann. Für die Jugendversion liegt kein Cut-Off-Wert vor. Das Verfahren erlaubt entsprechend eine dimensionale Einschätzung von Psychopathie-Merkmalen bei Jugendlichen. Sevecke et al. (2006) überprüften die Anwendbarkeit des Verfahrens und konnten ein Drei-Faktoren-Modell für Jugendliche bestätigen. Insgesamt erreichten die Jugendlichen geringere PCL-YV-Werte als solche, die US-amerikanische inhaftierte männliche Jugendliche erzielen, wobei bei der Datengewinnung auf Strafrechtgutachten zurückgriffen wurde und die Jugendlichen nicht interviewt wurden.

Weitere einschlägige Verfahren für den Kinder- und Jugendbereich liegen mit dem Antisocial Process Screening Device (APSD) von Frick u. Hare (2001) und der Childhood Psychopathy Scale (CPS; Lynam 1997) vor. Während die PCL-YV recht aufwendig ist, da ein Interview und Akteneinsicht erforderlich sind, sind der APSD und die CPS-Fragebögen, die in einer Version zur Selbst- und Fremdbeurteilung durch Eltern und Lehrer vorliegen, einfacher durchzuführen. Der APSD wurde für Kinder im Alter zwischen 6 und 13 Jahren konzipiert und umfasst ebenfalls 20 Fragen. Der Fragebogen kann als Screening eingesetzt werden, das frühe Formen von Psychopathie-Merkmalen erfasst. Die Fragen verteilen sich auf die drei Skalen:

- Affektarm/Emotionslos,
- Narzissmus und
- Impulsivität.

Frick u. Hare (2001) berichten, dass hohe Werte im APSD mit schwerem und variationsreichem gewalttätigen Verhalten einhergehen. Hohe Werte auf der Skala »Affektarm/Emotionslos« zeigten in einer klinischen Stichprobe bei aggressiv-dissozialen Kindern schwere und vielfältige Aggressionsformen an, standen im Zusammenhang mit einer Diagnose der antisozialen Persönlichkeitsstörung in der Familie und die Kinder hatten häufiger Polizeikontakt.

Die »Childhood Psychopathy Scale« (CPS) von Lynam (1997) richtet sich ebenfalls an Kinder und Jugendliche und umfasst 41 Fragen. Zu diesem Instrument liegen Befunde vor, die eine positive Beziehung zwischen Delinquenz und aggressiv-dissozialem Verhalten aufzeigen. Mit diesem Verfahren konnte eine gewisse Stabilität von Psychopathie-Merkmalen bei Kindern im Alter von 13 Jahren bis zum Erwachsenenalter aufgezeigt werden (Lynam et al. 2007).

6.5 Behandlung für Kinder mit Psychopathie-Merkmalen

Für Erwachsene mit Psychopathie wird eine geringere Wirksamkeit von Behandlungsansätzen berichtet. Studien, die sich auf das Kindesalter beziehen, sind noch rar. Dennoch zeigen diese auf, dass Kinder mit aggressivem Verhalten und CU-Traits von einer Therapie profitieren.

Kolko et al. (2009) berichten aus einer Studie mit 6- bis 11-Jährigen, die entweder aggressiv-trotziges oder aggressiv-dissoziales Verhalten aufweisen. Die Kinder erhielten eine umfassende verhaltenstherapeutische Behandlung. Auf Seiten des Kindes wurden sozial-emotionale Kompetenz, die soziale Informationsverarbeitung und die Ärgerregulation verbessert. Die Eltern durchliefen ein lerntheoretisch orientiertes Training zur Verbesserung ihres Erziehungsverhaltens (z. B. Belohnung von Verhalten, Regeln aufstellen und einhalten), bei Bedarf wurde Familientherapie angeboten, die Lehrer der Kinder wurden einbezogen und angemessene Freizeitaktivitäten des Kindes sowie der Kontakt mit Gleichaltrigen wurden gefördert. Am Ende der Behandlung berichten die Autoren nicht nur von einer deutlichen Abnahme externalisierender Verhaltensprobleme, sondern auch von geringeren CU-Traits. Die Abnahme der CU-Traits bestand auch 36 Monate nach dem Ende der Therapie. Kolko et al. (2009) können damit aufzeigen, dass auch CU-Traits durch eine Verhaltenstherapie modifiziert werden können und die positiven Effekte über mehrere Jahre anhalten.

Nach Hawe u. Dadds (2007) kann ebenfalls durch ein lerntheoretisch orientiertes Elternprogramm eine Reduktion von CU-Traits erreicht werden. Dies konnten sie an einer Stichprobe von 4- bis 8-jährigen Kindern mit aggressivem Verhalten aufzeigen. In dem Elterntraining wurde beispielsweise eingeübt, wie Eltern positive Verstärkung einsetzen können (z. B. Lob und Zuwendung), wie auf störendes Verhalten reagiert werden kann (z. B. Time-Out-Verfahren), aber auch wie Eltern mit Erziehungsstress oder Partnerschaftsproblemen umgehen können. Durch das Training konnte bei rund der Hälfte der Kinder mit hohen CU-Werten eine bedeutsame Reduktion nach dem Training erreicht werden. Allerdings zeigen die Ergebnisse auch, dass diejenigen Kindern mit den höchsten CU-Werten zu Beginn des Elternprogramms auch nach dem Training die höchsten CU-Werte aufweisen sowie das schwerwiegendste aggressive Verhalten. Sie empfehlen deshalb, nicht nur vor einer Behandlung ein Screening bezüglich CU-Traits durchzuführen, sondern deren Ausprägung auch während der Therapie zu erfassen. Daraus könnten Informationen zur Prognose gewonnen werden.

Einen ähnlichen Ansatz verfolgten Kolko u. Pardini (2010). Sie untersuchten, ob Psychopathie-Merkmale bei Kindern mit einer Störung des Sozialverhaltens den Therapieerfolg beeinflussten. In dieser Therapiestudie bestand jedoch kein Zusammenhang zwischen Psychopathie-Merkmalen und einer Reihe von Erfolgskriterien (externalisierende Probleme, internalisierende Probleme, globale Beeinträchtigung, delinquentes Verhalten) drei Jahre nach dem Therapieende. Hingegen war eine bereits vor der Therapie der Störung des Sozialverhaltens der beste Prädiktor für eine Stabilität der Symptome und der Diagnose.

Die Ergebnisse zur Therapie aggressiv-dissozialer Kinder mit Psychopathie-Merkmalen verdeutlichen bislang zwei Aspekte: Zum einen lassen sich CU-Traits bei Kindern durch verhaltenstherapeutische Programme, wie sie allgemein zur Therapie aggressiver Kinder verwendet werden, reduzieren. Zum anderen deutet sich an, dass diese Kinder möglicherweise etwas weniger von diesen Ansätzen profitieren. Allerdings handelt es sich nicht um Behandlungen, die spezifisch die CU-Traits ansprechen. Zukünftig sind weitere Studien notwendig, die gezielt Behandlungen für Kinder mit CU-Traits untersuchen. Im Rückgriff auf Kochanska (1997) kann für die Therapie gefolgert werden, dass eine sichere Bindung sowie positive Eltern-Kind-Interaktionen unterstützt werden. Dadds u. Salmon (2003) folgern, dass eine positive Entwicklung durch eine sichere und liebevolle Beziehung zur Bezugsperson unterstützt werden kann, weil die Kinder die Fortführung positiver Interaktionen mit den Eltern forcieren, um weiterhin positive Konsequenzen zu erfahren.

6.6 Zusammenfassung und Schlussfolgerungen

Liegen Psychopathie-Merkmale im Kindes- und Jugendalter vor, dann kann damit eine Hochrisikogruppe umschrieben werden, die einen stabilen und schwerwiegenden Störungsverlauf aufweist. Trotz möglicher Überlappungen mit der Störung des Sozialverhaltens mit frühem Beginn finden sich einige Faktoren, durch die sich die beiden Gruppen abgrenzen lassen. Die Aufnahme eines solchen Subtyps in die Klassifikationssysteme würde eine spezifischere Diagnostik und Therapie ermöglichen. In der Praxis muss allerdings sehr vorsichtig mit dem Psychopathie-Begriff bei Kindern und Jugendlichen umgegangen werden. Durch die Verwendung des Psychopathie-Begriffs besteht eine hohe Gefahr der Stigmatisierung. Der Begriff ist auch mit der Vorstellung verbunden, dass die Psychopathie nicht behandelbar ist. Trotz der berichteten relativ hohen Stabilität der Psychopathie-Merkmale über das Kindes- und Jugendalter lassen sich Faktoren bestimmen, die zu einem positiven Entwicklungsverlauf beitragen (vgl. Lynam 2009).

Gefährdung durch gewalthaltige Computerspiele?

Fallstudie

Peter (14 Jahre) kommt um 14 Uhr aus der Schule und zieht sich direkt nach dem Mittagessen in sein Zimmer zurück. Er begibt sich an den Schreibtisch und schaltet den Monitor seines Computers an. Der Rechner läuft bereits und wird eigentlich nie ausgestellt. Nachdem Peter sein Passwort eingegeben hat, setzt er sich sein Headset (Kombination aus Kopfhörer und Mikrofon) auf und startet ein Programm, das Gespräche über das Internet erlaubt. Vier Bekannte aus dem Internet sind bereits online. Sie gehören auch zu dem Kreis von 15 Spielern, die gemeinsam als ein Team (Clan) gegen andere Clans über das Internet antreten. Peters Clan, die »Doomtroppaz«, haben sich auf einen »First-Person-Shooter« (aus dem Blickwinkel der Spielfigur werden Gegner mit Schusswaffen bekämpft) spezialisiert, in dem sich eine Gruppe von Terroristen und Polizisten gegenüberstehen. Ein Ziel des Computerspiels besteht darin, alle gegnerischen Einheiten zu eliminieren. Nach einem kurzen Austausch über die Wahl des Levels steigt Peter in das Spiel ein und bewaffnet seine Spielfigur, einen Terroristen, mit einem Schnellfeuergewehr, einer Pistole und zwei Granaten. Nach einer kurzen taktischen Absprache steuert Peter seinen Spielcharakter mit der Tastatur und der Computermaus flüssig durch ein dörfliches Szenario. Er schleicht geduckt zu einem Hauseingang und wirft eine Granate durch die Tür, woraufhin ein Polizist aus dem anderen Team herausläuft. Peter hatte damit gerechnet und seine Spielfigur direkt hinter der Tür positioniert. Er feuert fünf gezielte Schüsse in Kopfhöhe ab und warnt sein Team über das Headset: »Feindkontakt! Tür rechts beim Spampoint. Mindestens einer. – Tot.« Peter bekommt Verstärkung durch ein anderes Clanmitglied und beide lassen ihre Figuren vorsichtig durch die Tür schleichen. Der folgende Gang macht einen Knick, hinter dem sich eine Küche befindet. Peters Mitspieler geht vor, schaut vorsichtig um die Ecke und wird durch einen Kopfschuss mit einem lauten Knall getötet, das Blut spritzt gegen die Wände. Peter berichtet ruhig über das Mikrofon, dass ein »Sniper« in dem Tunnel lauert. Er wendet seinen Spielcharakter und rennt los, um dem Scharfschützen in den Rücken zu fallen. Dazu verlässt er den Tunnel und läuft direkt mehreren feindlichen Einheiten in die Arme. Es kommt zu einer wilden Schießerei. Peter erschießt zwei Gegner, dann ist das Magazin des Schnellfeuergewehrs leer – ein schneller Waffenwechsel zur Pistole. Doch zu spät, ein Gegner streckt ihn mit einigen Messerstichen zu Boden. Peter und sein Team haben verloren. Wenige Sekunden später startet die nächste Runde. Peter sagt, dass in zehn Minuten das Level beendet sei und er dann kommen würde.

Am nächsten Morgen wird Peter um 6:30 Uhr geweckt, er ist noch sehr müde. Den letzten Abend hatte er noch eine Trainingseinheit mit seinem gesamten Clan und saß deshalb lange am Computer. Nach einem Kakao und einem trockenen Brötchen fährt Peter mit dem Fahrrad zur Schule. Die ersten beiden Stunden findet Kunstunterricht statt und Peter hat die Möglichkeit, sich mit seinem Freund Michael, der im gleichen Clan ist, über das gestrige Training und taktische Verbesserungen auszutauschen. Mit dem Pausengong streben sie in die Raucherecke und stecken sich eine Zigarette an. Plötzlich kommt Christian aus der Parallelklasse und hält Peter von hinten umklammert. Er lässt ihn jedoch bald wieder los, stellt sich direkt vor Peter und fordert: »Gibt mir mal ne Fluppe und noch eine auf Bunker!«. »Besorg dir doch mal selber welche«, antwortet Peter und wendet sich ab. Christian springt hinterher und reißt an Peters Brusttasche, in der er die Zigarettenschachtel vermutet, dabei greift er ihm an die Kehle. Peter holt blitzartig aus und schlägt Christian mit der Faust ins Gesicht, der zurücktaumelt und zu Boden geht. Seine Nase blutet stark und scheint gebrochen zu sein.

Bildschirmspiele (digitale Spiele auf Computern, Konsolen, MP3-Playern und Mobiltelefonen) bilden einen festen Bestandteil der Freizeitgestaltung und sind aus der Jugendkultur nicht mehr wegzudenken. Laut dem Bundesverband Interaktiver Unterhaltungssoftware (BIU 2011) spielen etwa ein Drittel aller Deutschen regelmäßig Computer- und Videospiele. Die Nutzer stammen aus allen sozialen Schichten, Altersgruppen und Bildungsniveaus. Eine besonders aktive Gruppe sind Kinder und Jugendliche im Alter von 10 bis 19 Jahren – 69 % der Befragten dieser Gruppe berichten, dass sie mehrmals pro Monat Bildschirmspiele nutzen (vgl. BIU 2011). Durch den technischen Fortschritt wird die grafische Darstellung in den Spielen immer realistischer und in vielen Titeln wird Gewalt sehr deutlich und wirklichkeitsnah dargestellt. Die häufige und effektive Anwendung aggressiver und gewalttätiger Handlungen bildet zudem vielfach ein Spielziel oder ist der einzige Weg, in der Spielhandlung voranzuschreiten. Entsprechende Spieltitel werden oft als »Killerspiele« bezeichnet und immer wieder mit extremen Gewalttaten in Verbindung gebracht. Für viele Erwachsene wirkt Peters Verhalten bizarr. Er sitzt stundenlang vor dem Computer, trifft sich dort mit seinem Clan, hat dort Feindkontakt und kämpft gegen Scharfschützen. Selbst das verwendete Vokabular ist irritierend und besorgniserregend. Da ist die Frage, ob diese Spiele ihn negativ beeinflussen, sehr naheliegend. Eine allgemeine aggressionsbegünstigende Wirkung von gewalthaltigen Bildschirmspielen wird seit einigen Jahren in der Forschung kontrovers diskutiert (u. a. Anderson et al. 2010; Ferguson 2007; Huesmann 2010). In diesem Kapitel werden Studien vorgestellt, die sich mit der Wirkung gewalttätiger Computerspiele beschäftigen. Die zentrale Frage der Studien ist in der Regel, ob gewalthaltige Computerspiele den Nutzer aggressiver machen. Führt das Spielen dazu, dass die Aggressionsbereitschaft steigt und deswegen auch mehr aggressives Verhalten gezeigt wird?

Um diese zentrale Frage beantworten zu können, nutzen die Forschergruppen unterschiedliche Methoden. Einige verwendeten experimentelle Studien, andere Korrelationsstudien oder Längsschnittstudien. Die verschiedenen Methoden gehen mit einem jeweils unterschiedlichen Erkenntnisgewinn einher. In experimentellen Studien können beispielsweise kurzfristige Effekte auf das Erleben, Denken oder Verhalten von Spielern erfasst werden. Diese können dann verglichen werden mit den Effekten durch nicht gewalthaltige Spiele. In den Korrelationsstudien ist es möglich zu überprüfen, welche Merkmale einer Person, wie zum Beispiel aggressiv-dissoziales Verhalten oder das Geschlecht, mit dem Spielen gewalthaltiger Spiele einhergehen. Allerdings lassen diese Studien es nicht zu, eine ursächliche Verbindung herzustellen. Mit Längsschnittstudien kann dieses eher gelingen. Der aktuelle Forschungsstand aus diesen Studien wird im Folgenden daher getrennt nach dem zugrunde liegenden methodischen Vorgehen dargestellt.

7.1 Modell zur Wirkung gewalthaltiger Computerspiele

Zunächst wird das häufig genutzte General Aggression Modell (GAM) von Anderson u. Bushman (2002) vorgestellt (■ Abb. 7.1). Es dient als Rahmen, um die potenzielle Wirkung von gewalthaltigen Computerspielen auf das Erleben, Denken und Handeln einer Person zu erklären. Der Einfluss von gewalthaltigen Bildschirmspielen auf den Spielenden kann vor dem Hintergrund vielfältiger Modelle betrachtet werden. Sie stammen aus verschiedenen Forschungstraditionen und basieren somit auf unterschiedlichen Annahmen. Das *General Aggression Modell* (GAM) von Anderson u. Bushman (2002) vereint viele dieser Ansätze. Es wird unterschieden zwischen kurz- und langfristigen Folgen.

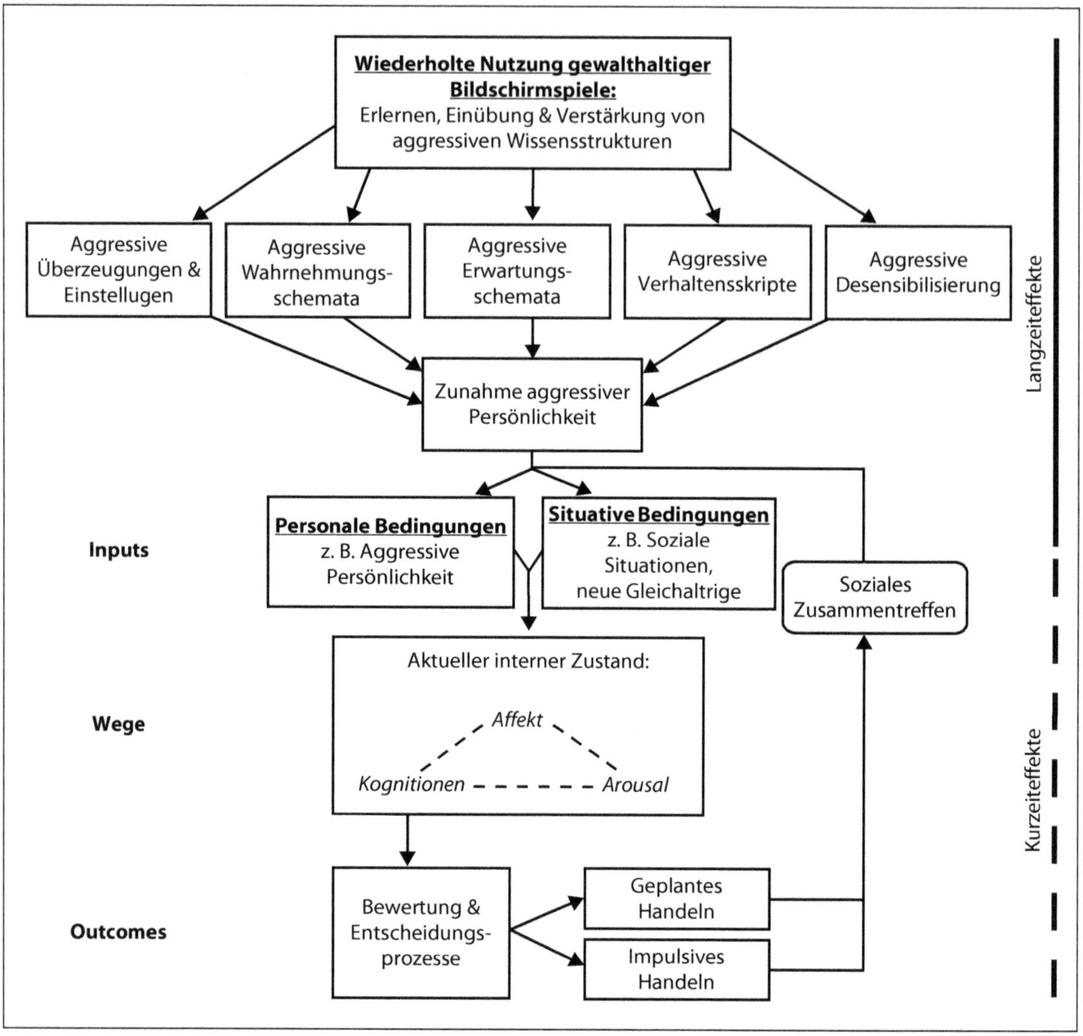

Abb. 7.1 Das General Aggression Modell (GAM): Kurz- und Langzeiteffekte von Bildschirmspielen mit hohem Gewaltgehalt (adaptiert nach Anderson u. Bushman 2002, S. 34 und 40).

Eine zentrale Annahme des GAM ist, dass die wiederholte langfristige Nutzung gewalthaltiger Bildschirmspiele zur Entwicklung, Festigung und Automatisierung von aggressionsbegünstigenden Wissensstrukturen (Skripten und Schemata) führt, die aggressives Verhalten stabilisieren. Regelmäßige Nutzer gewalthaltiger Bildschirmspiele können demnach in ihren Einstellungen, Erwartungen und in ihren Verhaltensweisen aggressiver werden und ungünstige Persönlichkeitsmerkmale herausbilden.

Personen mit aggressiven Persönlichkeitsmerkmalen erleben soziale Informationen häufig feindseliger und bevorzugen aggressive Problemlösungen (► Kap. 4). Dies bedeutet, dass aggressive Inhalte, die durch das Spielen angeregt werden, leichter abrufbar sind. Sowohl die personalen (z. B. zuvor bestehendes aggressiv-dissoziales Verhalten) als auch die situativen Bedingungen (z. B. der Einfluss der Gleichaltrigen) können aggressives Verhalten begünstigen. So kann etwa Ärger zu einer erhöhten Erregung führen und das Denken in aggressiven Problemlösungen erleichtern. Ob und in welcher Form aggressives Verhalten gezeigt wird, ist schließlich von Bewertungen und Entscheidungsprozessen abhängig. Aggressives Verhalten kann als Folge davon entweder gefühlsgesteuert und schnell oder verzögert und geplant erfolgen. Es wird somit eine Unterscheidung von aggressiven Verhaltensformen vorgenommen, die etwa mit der Differenzierung von proaktiver und reaktiver Aggression vergleichbar ist (vgl. Petermann u. Petermann 2010a).

Im *General Aggression Modell* (GAM) finden sich deutliche Bezüge zur sozial-kognitiven Lerntheorie nach Bandura (1979) wieder und auch das sozial-kognitive Informationsverarbeitungsmodell nach Dodge u. Crick (1990).

7.2 Die Wirkung von gewalthaltigen Spielen in experimentellen Studien

In experimentellen Studien wird in der Regel anhand eines Gruppenvergleichs überprüft, wie sich die Nutzung gewalthaltiger Spiele auswirkt. Eine Experimentalgruppe nutzt ein digitales Spiel mit hohem Gewaltgehalt und eine Kontrollgruppe ein Spiel ohne Gewaltdarstellung (z. B. Carnagey, Anderson u. Bushman 2007; Giumetti u. Markey 2007; Kirsh u. Mounts 2007). Nach dem Spielen werden aggressives Verhalten, Habitualisierung, physiologische Erregung, Affekte, Kognitionen oder empathisches Empfinden erfasst.

Anderson u. Dill (2000) konnten in so einer experimentellen Studie mit 210 Studenten eine Erhöhung des aggressiven Verhaltens bei der Experimentalgruppe belegen. Nach dem gewalthaltigen Computerspiel wurden die Teilnehmer aufgefordert, an einem weiteren Reaktionsspiel teilzunehmen. Sie hatten die Aufgabe, so schnell wie möglich auf Wörter einer Computeranzeige zu reagieren. Dazu wurde ihnen mitgeteilt, dass sie einen Gegenspieler haben. Wer langsamer reagiert, wird mit einem schmerzhaften Ton bestraft. Die Teilnehmer mussten vor jedem Spieldurchgang neu entscheiden, wie laut und wie lange der Gegenspieler zur Strafe den Ton hören musste. Die Teilnehmer, die ein gewalthaltiges Spiel genutzt hatten, boten ihrem Gegenspieler länger einen schmerzhaften Ton dar als Personen, die ein gewaltfreies Spiel genutzt hatten. Der Zusammenhang war jedoch nur nachweisbar, wenn den Teilnehmern vorher selbst der Ton verabreicht wurde (Provokation). Unterschiede bei der Regulation der Lautstärke und bei der Dauer ohne Provokation waren hingegen nicht belegbar. Auch die Reaktionszeiten auf Wörter mit aggressiven Inhalten waren signifikant kürzer als die Zeiten der Kontrollgruppe. Die Ergebnisse werden so interpretiert, dass die Nutzung von gewalthaltigen Spielen aggressive Einstellungen und somit aggressives Verhalten begünstigt.

Die Annahme eines Priming-Prozesses wird auch mit der Studie von Kirsh u. Mounts (2007) gestützt. Priming umfasst das Phänomen, dass durch vorangehende Reize implizite Gedächtnisinhalte aktiviert werden, sodass nachfolgende Reize anders verarbeitet werden. Kirsh u. Mounts (2007) gehen davon aus, dass nach der Nutzung gewalthaltiger Spiele Ärger schneller verarbeitet und das individuelle aggressive Netzwerk bei der Verarbeitung und Interpretation von sozialen Informationen beeinflusst wird.

Bösche (2010) untersuchte die Nutzung gewalthaltiger Bildschirmspiele ebenfalls unter Annahme der Priming-Theorie. Im Vergleich zu anderen Studien wurden im lexikalischen Entscheidungstest auch positive Wörter aufgenommen. Die experimentelle Studie mit 29 männlichen Studenten (M=22.7 Jahre) bestätigt, dass die Nutzung von gewalthaltigen Bildschirmspielen aggressive Konzepte über Priming-Prozesse begünstigt. Zentral ist jedoch die – zumindest wissenschaftlich – neue Erkenntnis, dass das Spielen gewalthaltiger Spiele auch mit positiven Vorstellungen in Verbindung steht. Personen, die gewalthaltige Spiele spielten, wiesen eine schnellere Reaktionszeit auf Worte mit positiven Inhalten auf. Die Personen hatten Spaß am Spielen.

Die Auswirkung der Nutzung gewalthaltiger Bildschirmspiele im Vergleich zu gewaltfreien Titeln wurde von Barlett u. Rodeheffer (2009) untersucht. Sie erfassten aggressive Einstellungen, aggressive Emotionen und die physiologische Erregung, zudem unterschieden sie zwischen realistischen und unrealistischen Gewaltspielen. Realismus wurde darüber definiert, ob die dargestellten Szenen auch tatsächlich vorkommen könnten (z. B. Menschen kämpfen gegen Menschen oder gegen Weltraumroboter). 74 Studenten (M=21.5 Jahre) spielten insgesamt 45 Minuten das gewalthaltig-realistische, das gewalthaltig-unrealistische oder das gewaltfreie Spiel. Die Ergebnisse zeigen, dass die Nutzung gewalthaltiger Bildschirmspiele aggressive Einstellungen und Emotionen begünstigt und auch die physiologische Erregung höher ausfällt. Insbesondere realistische Gewaltspiele steigern die physiologische Erregung und führen zu mehr aggressiven Emotionen als unrealistische Gewaltspiele. Solche Effekte gewalthaltiger Bildschirmspiele sind jedoch nur wenige Minuten direkt nach dem Spielen nachweisbar (vgl. Barlett, Branch, Rodeheffer u. Harris 2009).

Ein weiterer Effekt scheint von der Art der Waffe auszugehen. Barlett, Harris u. Baldassaro (2007) ließen 99 Studenten (M=19.4 Jahre) ein gewalthaltiges Spiel zweimal, mit und ohne Lightgun (waffenähnlicher Spielcontroller), spielen. Diese Studie bestätigte vermehrt auftretendes aggressives Verhalten, wobei die Nutzung von Lightguns den Effekt am stärksten zeigte. Die Autoren gehen aufgrund dieser Ergebnisse von einem aggressionsbegünstigenden Waffeneffekt aus.

Auch Carnagey et al. (2007) untersuchten vor dem Hintergrund des GAM die physiologisch-emotionale Erregung von Bildschirmspielern nach der Nutzung gewalthaltiger Spiele im Vergleich zu einer Kontrollgruppe bei der Präsentation eines Videos mit Schlägereien und Erschießungen. Personen, die gewalthaltige Spiele genutzt hatten, wiesen beim Betrachten des Videos einen niedrigeren Puls und eine niedrigere Hautleitfähigkeit auf. Nach Carnagey et al. (2007) bestätigt die verminderte physiologisch-emotionale Erregung zeitnahe Gewöhnungsprozesse, das heißt, Nutzer von gewalthaltigen Spielen stumpfen gegenüber Gewaltdarstellungen in Videos ab.

Rothmund, Gollwitzer u. Klimmt (2011) klärten mit zwei experimentelle Studien, ob sich virtuelle Gewalterfahrungen von computergesteuerten Spielfiguren kurzfristig auf die Kooperationsbereitschaft und das Vertrauen auswirken. Junge Männer, die im Rahmen des Experiments häufig virtuelle Aggression aus der Opferperspektive erlebten, zeigten anschließend weniger Kooperationsbereitschaft (= weniger Vertrauen). Der Zusammenhang wird durch ein vermindertes Vertrauen in die Kooperationsbereitschaft vermeintlicher Mitspieler erklärt. Zudem konnte gezeigt werden, dass der kurzfristige Einfluss durch eine hohe Opfersensibilität moderiert wird (Rothmund et al. 2011), welche auch egoistische Motive umfasst. Das entgegengebrachte Vertrauen in die Kooperationsbereitschaft vermeintlicher Partner war bei Personen mit hoher Opfersensibilität nach den virtuellen Aggressionserfahrungen niedriger. Diese Ergebnisse diskutieren Rothmund et al. (2011) dahingehend, dass gewalthaltige Bildschirmspiele eine feindselige Informationsverarbeitung begünstigen können, die sich in erhöhtem Misstrauen und gesteigerter Angst vor Ausbeutung zeigt und letztlich zu einer verringerten sozialen Kooperationsbereitschaft führt. Rothmund et al. (2011) betonen die besondere Bedeutung von Gewalterfahrungen als Opfer beim Spielen und heben eine hohe Opfersensibilität mit argwöhnischen Denkmustern als potenziell wichtige Einflussgröße hervor.

Ein aufwendiges experimentelles Vorgehen wählten Teng, Chong, Siew u. Skoric (2011), in dem ein gewalthaltiges Bildschirmspiel über drei

Wochen lang von der Experimentalgruppe genutzt wurde. Im Gegensatz zur Kontrollgruppe führten die Teilnehmer das gewalthaltige Spiel insgesamt zwölf Stunden durch. Nach der Nutzung waren zwischen der Spieler- und der Nicht-Spielergruppe keine signifikanten Unterschiede in der Aggressionsneigung und Empathie belegbar. Es konnte lediglich ein geringer Anstieg der gewaltbegünstigenden Einstellungen nachgewiesen werden.

Fasst man die Ergebnisse experimenteller Studien zusammen, dann zeigt sich folgendes Bild: Einige Studien belegen, dass die Nutzung von gewalthaltigen Bildschirmspielen zu einer kurzfristig erhöhten Aggression, vermehrter Feindseligkeit, Gefühlsprozessen und/oder zu einer gesteigerten physiologischen Erregung führt. Mit der Mehrzahl der Ergebnisse konnte eine kurzzeitige aggressionsbegünstigende Wirkung belegt werden.

7.3 Die Wirkung von gewalthaltigen Spielen in korrelativen Studien

Ein Großteil der Studien berichtet korrelative Zusammenhänge zwischen der Nutzung gewalthaltiger Bildschirmspiele und aggressivem Verhalten. Im Allgemeinen werden Informationen zur Nutzung gewalthaltiger Bildschirmspiele und zu aggressivem Verhalten mit Fragebogen- oder Interviewverfahren erhoben. Vielfach werden weitere Faktoren berücksichtigt, die mit aggressiven Verhaltensweisen in Verbindung stehen und das Auftreten aggressiver Handlungen begünstigen, hemmen oder Zusammenhänge erklären können (etwa Ärger, Feindseligkeit, Empathie und prosoziales Verhalten). Bei der Interpretation der Studien bleiben jedoch einige Fragen offen: Begünstigt die Nutzung von gewalthaltigen Bildschirmspielen aggressive Verhaltensweisen (Medienwirkung) oder wählen Personen mit bereits bestehenden aggressiven Eigenschaften vermehrt Spiele mit gewalttätigen Inhalten aus (Medienselektion)? Korrelationsstudien können diese Selektions-Wirkungs-Frage nicht beantworten.

Die Studie von Gentile, Lynch, Linder u. Walsh (2004) an 607 Acht- und Neuntklässlern zeigt einen signifikanten Zusammenhang zwischen Aggression und Gewaltspielnutzung. Zudem werden in dieser Studie die Neigung zur Feindseligkeit, Aufsicht und Kontrolle der Eltern bei der Spielnutzung und die Schulnoten erfasst. Die Neigung zur Feindseligkeit konnte als eine Einflussgröße für die Beziehung von Gewaltspielnutzung und aggressivem Verhalten bestimmt werden. Die Aufsicht durch Eltern wirkt aggressiven Verhaltensweisen auf der Seite der Kinder entgegen und ist als ein Schutzfaktor zu betrachten.

Schützen elterliche Kontrolle und Regeln für das Spielen gewalthaltiger Spiele vor negativen Effekten?
In der Studie von Gentile et al. (2004) wurden die Schüler danach befragt, wie sehr ihre Eltern das Spielen von gewalthaltigen Videospielen überwachen und begrenzen. Kinder, deren Eltern Grenzen setzten, wiesen weniger körperlich aggressives Verhalten auf, sie hatten weniger Konflikte mit ihren Lehrkräften und bessere Leistungen in der Schule. Dieses Ergebnismuster konnte auch für Schüler aufgezeigt werden, deren Eltern auf die Inhalte der Spiele achteten, bevor sie gekauft oder ausgeliehen wurden. Unklar ist jedoch, ob dieses Ergebnis sich tatsächlich auf die Kontrolle des Spielverhaltens zurückführen lässt oder besser durch ein generell positives Erziehungsverhalten der Eltern erklärt werden kann.

Im Rahmen einer Längsschnittstudie befragten Möller u. Krahé (2009) 295 Schüler im durchschnittlichen Alter von 13 Jahren zur Nutzung gewalthaltiger Bildschirmspiele. Mit einem erweiterten Aggressionsfragebogen (Buss u. Perry 1992; Buss u. Warren 2000) erhoben sie Aggression und differenzierten nach körperlicher und indirekter/relationaler Aggression. Zudem wurden aggressionsbegünstigende persönliche Normen und eine Neigung zur Feindseligkeit berücksichtigt. Die durchgeführten Analysen zeigten, dass die Nutzung gewalthaltiger Bildschirmspiele nicht direkt mit körperlicher Aggression in Beziehung steht, sondern indirekt über aggressionsbegünstigende Normen. Die Neigung zur Feindseligkeit begünstigt zudem körperliche Aggression und steht mit gewaltlegalisierenden Normen im Zusammenhang. Hierbei konnte auch ein direkter Zusammenhang zwischen der Nutzung gewalthaltiger Spiele und indirekter/relationaler Aggression sowie der Einfluss der persönlichen Normen belegt werden.

Mit einem Online-Fragebogen erhoben Koglin, Witthöft u. Petermann (2009) Daten von 155 männlichen Bildschirmspielern im Alter von 14 bis 21 Jahren. Neben der Nutzung gewalthaltiger Bildschirmspiele, einem gesteigerten Wunsch nach Gewaltdarstellung und aggressivem Verhalten (erfasst mit dem AQ; Buss u. Perry 1992; Herzberg 2003) wurden auch die Persönlichkeitsmerkmale der Spieler mit einer Kurzversion der Big-Five-Persönlichkeitsfaktoren (BFI-K; Rammstedt u. John 2005) erfasst. Mit den Analysen konnte ein Zusammenhang zwischen der Nutzung gewalthaltiger Bildschirmspiele und körperlicher Aggression belegt werden, der nicht ausschließlich durch Persönlichkeitsmerkmale bedingt ist; es zeigte sich, dass Ärger und nicht Feindseligkeit den Zusammenhang erklärt. Auch der Wunsch nach mehr Gewaltdarstellungen (im Vergleich zu den letzten Jahren) kann mit körperlicher Aggression in Verbindung gebracht werden. Spieler, die sich mehr Gewalt im Spiel wünschen und eine niedrige Offenheit für neue Erfahrungen aufweisen, zeigen demnach ein erhöhtes Risiko für körperliche Aggression.

Eine vergleichsweise große Stichprobe mit 1254 Schülern im Alter von 11 bis 16 Jahren wurde von Olson et al. (2009) befragt. Unter Berücksichtigung verschiedener Merkmale (u. a. Geschlecht, Ärgerneigung, aggressiven Persönlichkeitsmerkmalen, Schulnoten, allgemeiner Nutzung von Bildschirmspielen) konnten signifikante Zusammenhänge zwischen der Nutzung gewalthaltiger Bildschirmspiele und aggressivem Verhalten belegt werden. Mit einer geschlechtsspezifischen Differenzierung konnten stärkere Effekte für Mädchen aufgezeigt werden.

Bijvank, Konijn u. Bushman (2012) differenzierten grob nach dem allgemeinen Bildungsniveau, indem sie drei Gruppen auf Basis von Tests im holländischen Schulsystem bildeten. Insgesamt wurden 830 Jungen im Alter von 11 bis 17 Jahren befragt. Jungen mit niedrigem Bildungsniveau empfanden gewalthaltige Stand-Alone-Spiele als besonders reizvoll und realistisch. Sie identifizierten sich außerdem besonders stark mit den Spielfiguren, was bei der Nutzung gewalthaltiger Bildschirmspiele zusätzlich aggressives Verhalten begünstigen kann (Konijn, Bijank u. Bushman 2007). Gleichzeitig wiesen sie mehr körperliche Aggression auf im Vergleich mit Schülern mit höherem Bildungsniveau. Diese bevorzugten hingegen gewaltfreiere Spiele mit sozialen Interaktionsmöglichkeiten.

Die Korrelationsstudien zeigen, dass ein Zusammenhang zwischen aggressivem Verhalten und dem Nutzen gewalthaltiger Computerspiele besteht. Die Richtung der Beziehung ist jedoch nicht eindeutig. Weitere Faktoren wie aggressionsbegünstigende Einstellungen und Persönlichkeitsmerkmale wie Feindseligkeit stellen vermutlich den Zusammenhang zwischen aggressivem Verhalten und dem Spielen gewalthaltiger Spiele her.

7.4 Die Wirkung von gewalthaltigen Spielen in Längsschnittstudien

Eine Möglichkeit, die langfristige Ursachen-Wirkungs-Frage zu klären, bilden Längsschnittstudien, die jedoch mit erheblichem Aufwand verbunden sind. Zur Fernsehwirkung wurden bereits unterschiedliche Längsschnittstudien durchgeführt (u. a. Huesmann, Moise-Titus, Podolski u. Eron 2003), im relativ neuen Feld der Bildschirmspielforschung sind sie jedoch noch vergleichsweise selten.

Eine Längsschnittstudie aus den USA stammt von Gentile, Walsh, Ellison, Fox u. Cameron (2004). 430 Kinder im Alter von 7 bis 11 Jahren wurden zweimal im Abstand von zwei bis sechs Monaten zu ihrem Medienkonsum befragt. Die Lieblingsfernsehsendungen, -filme und -bildschirmspiele mit Gewalteinschätzung und Nutzungshäufigkeit wurden erfasst. Die Ergebnisse zeigen, dass Kinder, die mehr gewalthaltige Medien zum ersten Zeitpunkt nutzten, bei der zweiten Erhebung aggressiver waren, weniger prosoziales Verhalten zeigten und eine feindseligere Einstellung hatten.

Die Längsschnittstudie von Slater, Henry, Swaim u. Anderson (2003) untersucht ebenfalls den Zusammenhang von allgemeinem Medienkonsum mit Gewaltinhalten (Filme, Internet und Bildschirmspiele) und aggressivem Verhalten über zwei Jahre. Die Merkmale Geschlecht, Alter, Sensation Seeking und die allgemeine Internetnutzung wurden berücksichtigt. Es konnte bei einer Stichprobe mit 2550 jugendlichen Schülern belegt werden, dass gewalthaltiger Medienkonsum spätere Aggression vorhersagen kann. Die Ergebnisse bestätigen nach Slater et al. (2003) weitgehend die Annahme einer abwärtsgerichteten Spirale, die sich aus dem Selektionsweg (aggressive Personen wählen bevorzugt gewalthaltige Medien aus), dem Wirkungsweg (Nutzung gewalthaltiger Medien führt längerfristig zu aggressiverem Verhalten) und deren Wechselwirkungen zusammensetzt.

Eine weitere Studie, mit der speziell die langfristigen Auswirkungen der Nutzung gewalthaltiger Bildschirmspiele für aggressives Verhalten untersucht wurden, stammt von Anderson et al. (2008). Die gewalthaltige Bildschirmspielnutzung und körperliche Aggression wurden bei drei Stichproben zu jeweils zwei Zeitpunkten erhoben, die zwischen drei und sechs Monaten auseinanderlagen. 181 japanische Schüler im Alter von 12 bis 15 Jahren, 1050 japanische Schüler im Alter von 13 bis 18 Jahren und 364 amerikanische Schüler im Alter von 9 bis 12 Jahren wurden befragt. Die Nutzungsgewohnheiten wurden über Angaben zur Spielhäufigkeit von gewalthaltigen Titeln erfasst. Aggression wurde über Einschätzungen unterschiedlicher Beurteiler erhoben. Die regelmäßige Nutzung gewalthaltiger Bildschirmspiele zum ersten Zeitpunkt erwies sich bei der zweiten Erhebung in allen drei Stichproben als Risikofaktor für körperliche Aggression. Die Ergebnisse belegen somit nach Anderson et al. (2008) die kulturübergreifende aggressionsbegünstigende Wirkung von gewalthaltigen Bildschirmspielen bei Kindern und Jugendlichen. Mit einer weiteren Längsschnittstudie über 18 Monate belegt Bucolo (2011) einen aggressionsbegünstigenden Effekt von gewalthaltigen Bildschirmspielen. Demnach erhöht die Nutzung gewalthaltiger Spiele das Risiko für körperliche Aggression. Es zeigte sich, dass dieser Zusammenhang besonders bei jüngeren Schülern im Vergleich zu Highschool-Schülern besteht.

Möller u. Krahé (2009) untersuchten 143 Jugendliche (durchschnittlich 13 Jahre) zu zwei Zeitpunkten (T1 und T2). Es wurden Informationen zur Nutzung gewalthaltiger Bildschirmspiele (erfasst durch Nutzungshäufigkeit und Gewaltgehalt der Spieltitel), zu aggressionsbegünstigenden persönlichen Normen (Einschätzung der Angemessenheit von Reaktionen in Geschichten), zur Neigung zur Feindseligkeit (Einschätzung von Feindseligkeit in vier uneindeutigen Situationen), zu körperlicher Aggression (AQ; Buss u. Perry 1992) und indirekter/relationaler Aggression (AQ; Buss u. Warren 2000) erhoben. Die Nutzung gewalthaltiger Bildschirmspiele (T1) erwies sich nach 30 Monaten als ein signifikanter Hinweis auf körperliche Aggression. Der Zusammenhang wird durch hohe aggressionsbegünstigende persönliche Normen (T2) vermittelt – Jugendliche, die stark gewalthaltige Spiele nutzten, akzeptierten stärker gewaltlegalisierende Normen, wodurch körperliche Aggression begünstigt wird. Vergleichbare Zusammenhänge zwischen Bildschirmspielen und indirekter/relationaler Aggression konnten hingegen nicht belegt werden. Auch konnte nicht belegt werden, dass körperliche Aggression (T1) die Nutzung von gewalthaltigen Spielen zum zweiten Zeitpunkt begünstigt (vgl. Möller u. Krahé 2009).

In einer weiteren Längsschnittstudie zur Wirkung von gewalthaltigen Medien berücksichtigten die Autorinnen auch die Bedeutung von Empathie (Krahé u. Möller 2010). Von 1237 Schülern der siebten und achten Klasse wurden Daten zur Aggression (körperliche und relationale Aggression), zur Empathie und zur Nutzung von gewalthaltigen Medien (Spielfilme, TV-Serien und Bildschirmspiele) erfragt (T1). Nach einem Jahr wurden die entsprechenden Daten erneut erhoben (T2). Die Analysen belegen erwartungsgemäß, dass die starke Nutzung von gewalthaltigen Medien zum ersten Zeitpunkt mit einer höheren körperlichen Aggression und einer verringerten Empathie bei der zweiten Messung im Zusammenhang steht. Körperliche Aggression zum ersten Zeitpunkt erwies sich als Einflussgröße. Vor allem für Personen mit einem niedrigeren Aggressionspotenzial (= geringer körperlicher Aggression) konnte ein aggressionserhöhender Einfluss gewalthaltiger Medien belegt werden. Die gewalthaltige Mediennutzung (T1) erwies sich auch dann als signifikantes Risiko für körperliche Aggression, wenn andere Merkmale berücksichtigt wurden (schulischer Erfolg, Nutzung nicht-gewalthaltiger Medien und körperliche Aggression zum ersten Messzeitpunkt). Schlechte Schulnoten (T1) konnten zudem als ein Risiko für körperliche Aggression bestätigt werden. Trotz der signifikanten Effekte betonen die Autorinnen, dass lediglich 2 % der Varianz von körperlicher Aggression durch den vorherigen Medienkonsum erklärt wird. Die Nutzung gewalthaltiger Bildschirmspiele stellt zudem nur einen Teil der berücksichtigten Medien dar.

Auch Gentile u. Gentile (2008) untersuchten die Bedeutung von gewalthaltigen Bildschirmspielen für aggressives Verhalten unter Berücksichtigung des zeitlichen Zusammenhangs. Daten von 430 Schülern (Durchschnittsalter = 10 Jahre) wurden zu zwei Zeitpunkten mit einem zeitlichen Abstand von etwa fünf Monaten erhoben. Körperliche Aggression und die Nutzung gewalthaltiger Bildschirmspiele zum ersten Zeitpunkt (T1) erwiesen sich als Risiko für körperliche Aggression beim zweiten Zeitpunkt (T2). Die Ergebnisse zeigen, dass die häufige und längerfristige Nutzung gewalthaltiger Bildschirmspiele die Annahme von feindseligen Absichten bei anderen Personen begünstigt und körperliche Aggression verstärkt.

Auf Basis von Längsschnittstudien darf davon ausgegangen werden, dass die intensive Nutzung gewalthaltiger Spiele körperliche Aggression begünstigen kann. Die längsschnittlichen Erhebungen tragen somit zu einer Klärung der Selektions-Wirkungs-Frage bei. Es kann angenommen werden, dass die intensive Nutzung von gewalthaltigen Bildschirmspielen im Kindes- und Jugendalter langfristig einen Risikofaktor für körperliche Aggression darstellt. Dieser Einfluss muss jedoch im Kontext mit anderen Risiken eingeschätzt werden. So existieren vielfältige andere biologische und soziale Einflüsse, die an der Entstehung von aggressivem Verhalten beteiligt sein können (u. a. Funk, Buchman et al. 2003; Schlack et al. 2010; Witthöft, Koglin u. Petermann 2011, ► Kap. 4). Entsprechende Faktoren können auch Zusammenhänge erklären oder spezifizieren. Eine eindeutige Einschätzung, ob spezifische Personengruppen besonders gefährdet sind, ist auf Basis der häufig widersprüchlichen Befunde derzeit nicht möglich. Allerdings sind eine Reihe von Risikofaktoren im Kontext gewalthaltiger Bildschirmspiele bekannt.

Risikofaktoren für aggressives Verhalten im Kontext gewalthaltiger Spielnutzung:

- männliches Geschlecht (Anderson et al. 2008; Ferguson et al. 2008)
- jüngere Personen (Anderson et al. 2008, 2010; Bucolo 2011)
- niedriges Bildungsniveau (Bijvank et al. 2011)

- erhöhte Ärgerneigung (Giumetti u. Markey 2007)
- gestörte Moralentwicklung (Funk, Buchman et al. 2003)

7.5 Zusammenfassung und Schlussfolgerungen

Die Aggressionsforschung der letzten Jahrzehnte zeigt, dass vielfältige Faktoren sowie deren Wechselwirkungen an der Entwicklung von aggressivem Verhalten beteiligt sind (u. a. Raine 2002; Scheithauer u. Petermann 2010). Eine intensive Nutzung von gewalthaltigen Bildschirmspielen stellt lediglich einen möglichen Risikofaktor für aggressiv-dissoziales Verhalten dar. Die Studie von Ferguson et al. (2009) zeigt exemplarisch, dass unter Berücksichtigung mehrerer anderer gut erforschter Risikofaktoren der Zusammenhang zwischen der Nutzung gewalthaltiger Bildschirmspiele und aggressivem Verhalten abnimmt. In diesem Sinne können auch andere Einflüsse als Risikofaktoren die Zusammenhänge zwischen der Nutzung gewalthaltiger Spiele und aggressivem Verhalten erklären oder beeinflussen. Ihr Vorliegen könnte jedoch auch eine direkte oder indirekte Folge der Spielnutzung darstellen.

Zweifellos muss man die Gefahren gewalthaltiger Bildschirmspiele noch differenzierter klären; in diesem Zusammenhang kommt der Medienerziehung im praktischen und erzieherischen Handeln (u. a. Anderson et al. 2010) eine wichtige Rolle zu. Ein generelles Verbot von Bildschirmspielen für Jugendliche erscheint nicht sinnvoll, da das Nutzungsverhalten meist nicht vollständig kontrollierbar ist und »verbotene Früchte« besonders reizvoll sind (Bijvank, Konijn, Bushman u. Roelofsma 2009). Die Bezugspersonen müssen jedoch über mögliche Risiken informiert und für die Spielnutzung sensibilisiert werden. So muss die angemessene Spielauswahl für Kinder und Jugendliche wohl überlegt sein und im Einzelfall nicht ausschließlich auf den angegebenen Altersfreigaben basieren. Über unbekannte Spieltitel sollten sich die Bezugspersonen deshalb vorher genau informieren und sie gegebenenfalls antesten. Generell sollten Bezugspersonen über die Mediennutzungsgewohnheiten ihrer Kinder informiert sein und das bestehende Interesse auch transparent kommunizieren. So ist ein gemeinsames Spielen von angemessenen Titeln nicht nur aus Aspekten der besseren Aufsicht (ohne zu »Überwachen«) sinnvoll, sondern erscheint auch gerade in Bezug auf die Eltern-Kind-Interaktion gewinnbringend. Die Nutzung von Bildschirmspielen im familiären Kreis darf jedoch andere angenehme gemeinsame Aktivitäten nicht vollständig ersetzen.

Riskantes und aggressives Verhalten junger Fahranfänger

Fallstudie

Marcel M. ist ein hochgewachsener, muskulöser, 19-jähriger Heranwachsender. Er befindet sich im zweiten Lehrjahr zum Mechatroniker. Die Ausbildungsstelle ist in einer mittelständischen Kfz-Werkstatt im städtischen Umland. Ganz in der Nähe teilt sich Marcel M. eine Wohnung mit zwei Freunden, die er aus der Berufsschule kennt. Er hat häufig wechselnde Bekanntschaften und keine feste Partnerin. Die Eltern haben sich nach vielen, teils gewalttätigen Auseinandersetzungen vor acht Jahren scheiden lassen. Mit seiner Mutter trifft sich Marcel M. nur sehr selten, obwohl sie im Nachbardorf wohnt. Zu dem Vater besteht seit der Scheidung kein Kontakt mehr. Marcel M. wurde bereits mehrfach (unter anderem fünfmal wegen Verdachts auf Körperverletzung) angeklagt und im Alter von 16 Jahren wegen leichter und gefährlicher Körperverletzung zu 80 Sozialstunden verurteilt worden.

Aktuell ist Marcel M. der Führerschein entzogen worden, da er bei der Medizinisch-Psychologischen Untersuchung (MPU) scheiterte – die Begutachtung wurde aufgrund erhöhten Aggressionspotenzials angeordnet. Auf der Autobahn wurde Marcel M. von einem zivilen Polizeiwagen mit Videoanlage verfolgt und gefilmt. Er fuhr mit deutlich überhöhter Geschwindigkeit und bedrängte andere Verkehrsteilnehmer, dabei nutzte er die Lichthupe unangemessen, setzte mehrfach den linken Blinker und fuhr sehr dicht auf. Als sich ein Kleinwagen im Zuge eines Überholmanövers in einer 120er-Zone vor ihn setzte und nicht sofort wieder auf die rechte Spur wechselte, überholte Marcel M. diesen rechts und zeigte dem anderen Fahrer wiederholt beleidigende Gesten. Darauf scherte er direkt vor dem Kleinwagen wieder ein, trat einmal kräftig auf die Bremse und beschleunigte dann stark. Kurz darauf wurde er von den Polizisten des Videowagens gestellt. Auf einem Autobahnrastplatz zeigten ihm die Beamten Videoausschnitte und konfrontierten ihn so mit dem eigenen Fahrverhalten. Marcel M. gab an, einen wichtigen Termin zu haben und behauptete, der Fahrer des Polizeiwagens hätte ihn gejagt und wäre bedrohlich dicht aufgefahren. Sein Verhalten in der Situation mit dem Kleinwagen rechtfertigt er damit, dass der Fahrer ihn bewusst geschnitten hätte und auch absichtlich auf der linken Spur geblieben wäre, nur um ihn zu ärgern. Marcel M. forderte weiter von den Polizisten, dass sie den Kleinwagen hätten anhalten müssen und nicht ihn. Marcel M. wurde im Gespräch mit den Polizeibeamten immer lauter und bedrohte sie schließlich verbal und körperlich, woraufhin er überwältigt und festgenommen wurde.

Verkehrsunfälle stellen eine der häufigsten Todesursachen bei Jugendlichen und jungen Erwachsenen dar (u. a. Patton et al. 2009). Laut einer amerikanischen Statistik ist davon auszugehen, dass 56% aller Verkehrsunfälle mit Todesfolge in den Jahren 2003 bis 2007 mit aggressiven Verhaltensweisen im Straßenverkehr in Verbindung gebracht werden (vgl. AAA Foundation of Traffic Safety 2009). In Deutschland sind Autofahrer im Alter von 18 bis 24 Jahren besonders häufig in Unfälle verwickelt. Die Wahrscheinlichkeit, bei einem Verkehrsunfall zu sterben, ist für diese Personengruppe zweimal so hoch wie für den Durchschnitt aller Altersgruppen (Statistisches Bundesamt 2011). Dieser Sachverhalt scheint nicht nur durch mangelnde Fahrpraxis bedingt, sondern auch durch einen aggressiven Fahrstil (AAA Foundation of Traffic Safety 2009). Gerade junge Männer verstoßen häufiger gegen geltende Gesetze und Regeln (Fahren unter Alkoholeinfluss, ohne Anschnallgurt oder ohne einen gültigen Führerschein) und fallen durch risikoreiche oder aggressive Fahrmanöver auf (u. a. Paleti, Eluru u. Bhat 2010; Vanlaar, Simpson, Mayhew u. Robertson 2008).

Aggressives Verhalten im Straßenverkehr wird vielfach durch verschiedene Verhaltensweisen beschrieben, die mit Aggression in Verbindung gebracht werden. Nach dieser Beschrei-

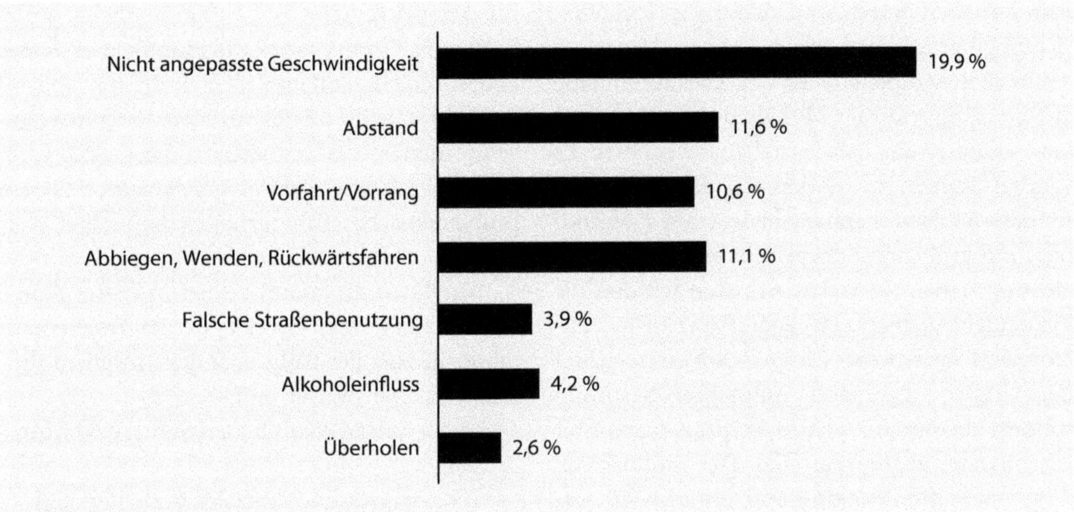

Abb. 8.1 Fehlverhalten 18- bis 24-Jähriger Fahrer von Personenkraftwagen 2011 bei Unfällen mit Personenschaden (adaptiert nach Statistisches Bundesamt 2011)

bung sind Handlungen wie Geschwindigkeitsüberschreitungen, Missachten von Ampeln und Verkehrsschildern sowie zu dichtes Auffahren als aggressives Verhalten im Straßenverkehr zu werten. Tasca (2000) definiert das Fahrverhalten als aggressiv, wenn es absichtlich erfolgt, die Unfallgefahr erhöht und durch Ungeduld, Ärger, Feindseligkeit und/oder den Versuch, Zeit zu sparen, motiviert ist. Mit dieser Definition werden Motive für das Problemverhalten berücksichtigt, was eine differenziertere Annäherung erlaubt. Nach der American Automobile Association (AAA 2009) bezieht sich aggressives Verhalten im Straßenverkehr auf Verhalten, das die Verkehrssicherheit gefährdet und bewusst mit Schädigungsabsicht oder unter Missachtung von Sicherheitsaspekten ausgeführt wird.

Definition

Aggressives Verhalten im Straßenverkehr umfasst sämtliche Handlungen, die die Verkehrssicherheit gefährden und bewusst mit Schädigungsabsicht oder unter Missachtung von Sicherheitsaspekten erfolgen (AAA 2009).

Die hohe Zahl von Verkehrsunfällen, die mit aggressivem/risikoreichem Fahrverhalten in Verbindung gebracht werden, hebt die besondere Bedeutung und Tragweite entsprechender Verhaltensweisen und ihrer Folgen hervor. Nach dem Statistischen Bundesamt (2011) ist in der Gruppe der 18- bis 24-Jährigen die häufigste Ursache für PKW-Unfälle mit Personenschaden eine nicht angepasste Geschwindigkeit (Abb. 8.1). Bei Unfällen mit Getöteten wurde die überhöhte Geschwindigkeit sogar in 44,2% der Unfälle dieser Altersgruppe ermittelt, gefolgt von falscher Straßenbenutzung und Fahren unter Alkoholeinfluss (10%). In Deutschland darf von Personen, die durch aggressives Verhalten auffällig werden (z. B. bei Vorliegen entsprechender Anzeigen), eine Medizinisch-Psychologische Untersuchung (MPU) gefordert werden, die einen Entzug des Führerscheins zur Folge haben kann. Außerdem kann bei Anzeichen auf ein erhöhtes Aggressionspotenzial eine erfolgreiche MPU zur Bedingung für den Führerscheinerwerb gemacht werden. Das beschriebene Vorgehen basiert auf der Annahme, dass aggressive Personen auch im Straßenverkehr aggressives

Fahrverhalten zeigen und damit die Verkehrssicherheit gefährden können.

In diesem Kapitel wird der Zusammenhang zwischen aggressivem Verhalten und riskantem bzw. aggressivem Fahrverhalten beleuchtet. Es werden Studien zu Merkmalen dargestellt, die für diesen Zusammenhang bedeutsam sind und/oder mit problematischem Fahrverhalten in Beziehung stehen. In vielen Arbeiten wurden die Persönlichkeitsmerkmale aggressiver Fahrer differenziert untersucht. Dadurch sollen verschiedene Typen aggressiver Autofahrer bestimmt werden, die durch typische Ausprägungsmuster voneinander abgrenzbar sind. Der Einfluss von Ärger, Sensation Seeking und Impulsivität war in den letzten Jahren von besonderem Interesse und wird im Weiteren detailliert dargestellt.

8.1 Aggressiv-dissoziales Verhalten und aggressives Fahrverhalten

Personen mit aggressiv-dissozialem Verhalten im Allgemeinen zeigen auch häufiger aggressives Fahrverhalten (Lajunen u. Parker 2001; Vassallo et al. 2008). In einer Längsschnittstudie mit 1055 jungen Autofahrern (19–20 Jahre) wurde der Zusammenhang zwischen aggressivem Verhalten und aggressivem/risikoreichem Fahrverhalten (u. a. Geschwindigkeitsüberschreitungen und nicht angeschnallt, alkoholisiert oder unter Drogeneinfluss gefahren) untersucht (Vassallo et al. 2008). Es konnte ein signifikanter Zusammenhang zwischen aggressivem Verhalten und einem entsprechenden Fahrverhalten belegt werden. Die Gruppe von Hochrisikofahrern zeigt mehr als neunfach häufiger aggressiv-dissoziale Symptome gegenüber der Gruppe mit niedrigem Risikofahrverhalten. Umgekehrt zeigten Personen, die in der Jugend die Merkmale einer Störung des Sozialverhaltens erfüllten, häufiger problematisches Fahrverhalten. Die Autoren kommen zu dem Schluss, dass aggressiv-dissoziales Verhalten eng mit einem erhöhten Risikoverhalten im Straßenverkehr in Zusammenhang steht. Viele junge Erwachsene, die durch ein extremes Fahrverhalten auffallen, haben in der Jugend Symptome aggressiv-dissozialen Verhaltens gezeigt. Aggressives Verhalten in der Jugend kann demnach als ein wichtiger Risikofaktor für ein problematisches Fahrverhalten betrachtet werden.

Vasallo et al. (2008) zeigen in dieser Studie ebenfalls auf, dass die Gruppe der Hochrisikofahrer in 70% der Fälle auch durch weitere Problemverhaltensweisen auffallen:

- 32,9% weisen einen hohen Substanzkonsum auf,
- 11,0% aggressiv-dissoziales Verhalten und
- 26% aggressiv-dissoziales Verhalte und einen hohen Substanzkonsum.

Nach Nada-Raja et al. (1997) begünstigt aggressives Verhalten im Alter von 15 Jahren offiziell erfasste Verkehrsdelikte bei 18-Jährigen. Männliche Heranwachsende mit einer Störung des Sozialverhaltens sind häufiger beim Fahren unter Alkoholeinfluss gefasst worden (14%) als psychisch unauffällige Personen (2%) und berichten häufiger vom Fahren ohne Sicherheitsgurt (29% zu 3%). Weibliche Heranwachsende mit einer aggressiven Störung gaben häufiger an, ohne Führerschein gefahren zu sein. Von der alkoholisierten Nutzung eines Kraftfahrzeugs berichteten jedoch vor allem männliche Heranwachsende mit einer diagnostizierten ADHS im Alter von 15 Jahren, weibliche Heranwachsende mit dieser Diagnose waren hingegen häufiger in Unfälle verwickelt.

Ein positiver Zusammenhang zwischen aggressivem Verhalten und der Nutzung eines Kraftfahrzeugs unter Alkoholeinfluss konnte mit der Studie von Thompson, Molina, Pelham u. Gnagy (2007) bestätigt werden. Die Ergebnisse basieren auf einer Längsschnittstudie und zeigen zudem, dass ein Zusammenhang zwischen aggressivem Verhalten und selbstberichtetem risikoreichem Fahrverhalten besteht, auch wenn der Einfluss von Hyperaktivität und Impulsivität berücksichtigt wurde.

Malta, Blanchard u. Freidenberg (2005) verglichen Studenten (Durchschnittsalter 19 Jahre) mit hoher und niedriger Aggressivität im Straßenverkehr. Die 44 aggressivsten Fahrer waren signifikant häufiger in ernsthafte Verkehrsunfälle verwickelt, verstießen vermehrt gegen Verkehrsregeln und fuhren häufiger unter Alkohol- oder Drogeneinfluss. Annähernd die Hälfte dieser Personen (47,7%) erfüllte in ihrem Leben die Kriterien einer Störung mit oppositionellem Trotzverhalten. Im Vergleich dazu betrug die Lebenszeitprävalenz bei den nicht-aggressiven Fahrern lediglich 2%. Auch die Merkmale der ADHS (22,7% zu 4.6%) und der aggressiv-dissozialen Verhaltensstörung (27,3% zu 4,6%) wurden von den aggressiven Fahrern häufiger in ihrem Leben erfüllt; dies traf auch auf Merkmale von Substanzabhängigkeit und -missbrauch zu.

Über einen Zeitraum von 40 Jahren wurden im Rahmen der Columbia Country Longitudinal Study die Entwicklung und der Verlauf aggressiven Verhaltens untersucht (vgl. Huesmann, Dubow u. Boxer 2009). Bei 856 Personen wurden mit 8, 19 und 30 Jahren entsprechende Informationen erfasst. Die Teilnehmer wurden auf Basis des Verlaufs einem aggressiven Subtypus zugeordnet. Die Gruppe mit langfristig stabilem aggressivem Verhalten nach Moffitt (1993a) wies mehr berufliche, gesetzliche und psychosoziale Probleme auf als die Gruppe mit stabilem niedrigem Verhalten. Zudem wird ein signifikanter Zusammenhang zwischen chronisch aggressivem Verhalten und der selbstberichteten Anzahl an Strafzetteln aufgezeigt.

Eine der wenigen Studien, die sich speziell mit aggressivem Fahrverhalten bei Frauen beschäftigt hat, stammt von Krahé (2005). Die Autorin erhob unter anderem die allgemeine (Trait-)Aggression und aggressives Fahrverhalten bei 256 Frauen. Die durchgeführten Analysen zur Vorhersage aggressiven Fahrverhaltens ergaben, dass das Alter und die Nutzungsgewohnheiten 15% der Varianz erklären. Im zweiten Schritt wurde die allgemeine Neigung zu aggressivem Verhalten als ein deutlicher Hinweis aufgenommen, der zusätzliche 12% Varianz aggressiven Fahrverhaltens aufklärt. Differenzierter nach Aggressionsart (körperliche Aggression, verbale Aggression, Ärger, Feindseligkeit) betrachtet, erwies sich lediglich »körperliche Aggression« als Risikofaktor für aggressives Fahrverhalten.

Auf Basis der Dunedin-Studie berichten Begg u. Langley (2004) bei 474 jungen Männern, dass aggressiv-dissoziales Verhalten und Cannabisabhängigkeit wichtige Hinweise auf ein längerfristig risikoreiches Fahrverhalten darstellen. Aggressive Männer im Alter von 18 Jahren haben ein 2,5-fach höheres Risiko, später einen stabil risikoreichen Fahrstil in Form von zu schnellem Fahren zu zeigen. Signifikante Zusammenhänge mit Drängeln im Straßenverkehr konnten jedoch nicht nachgewiesen werden. Frauen gaben kaum risikoreiches/aggressives Fahrverhalten an und sind infolge von geringen Fallzahlen weitgehend nicht berücksichtigt worden.

Zusammenfassend zeigen die Studien einen deutlichen Zusammenhang zwischen einer Störung des Sozialverhaltens und aggressivem Fahrverhalten auf. Begleitet wird dieses zudem durch Alkohol- oder Drogenkonsum. Neben der Störung des Sozialverhaltens spielt auch das Ausmaß an allgemeiner (Trait-)Aggression eine Rolle und gilt als Risikofaktor für aggressives Fahrverhalten.

8.2 Persönlichkeitsmerkmale und aggressives Fahrverhalten

Mithilfe von Persönlichkeitsmerkmalen können eine Reihe von Verhaltensunterschieden bei Menschen erklärt werden. Im Fünf-Faktorenmodell der Persönlichkeit (Big Five) werden beispielsweise die Dimensionen Extraversion, Gewissenhaftigkeit, Neurotizismus, Offenheit für neue Erfahrungen und Verträglichkeit unterschieden. Empirische Studien zum Zusammenhang zwischen diesen Persönlichkeitsmerkmalen und aggressivem Fahrverhalten zeigen bislang kein einheitliches Bild auf.

Der Einfluss der Big Five auf das Fahrverhalten wurde beispielsweise von Dahlen u. White (2006) untersucht. Bei 315 Studenten wurden neben diesen Persönlichkeitsmerkmalen weitere Aspekte erhoben (u. a. auch Ärger und Sensation Seeking), die gemeinsam auf ihren Vorhersagewert hin betrachtet wurden. Der Vorhersagewert für »Extraversion«, »Neurotizismus« und »Gewissenhaftigkeit« ist uneinheitlich. Lediglich ein hoch ausgeprägter Neurotizismuswert kennzeichnet aggressives Fahrverhalten und das Merkmal »Offenheit für neue Erfahrungen« zeigt ein risikoreiches Fahrverhalten an.

Miles u. Johnson (2003) verglichen Fahrer, die viele Verkehrsdelikte begangen hatten (n = 48), mit einer Gruppe von Studenten (n = 93). Es wurden vor allem die Persönlichkeitsmerkmale »Verträglichkeit«, »Gewissenhaftigkeit« und »Neurotizismus« betrachtet. Niedrige Ausprägungen auf der Skala »Verträglichkeit« werden mit Unfreundlichkeit, Reizbarkeit und Rohheit in Verbindung gebracht und geringe Werte bei dem Merkmal »Gewissenhaftigkeit« mit vorschnellem, übereiltem und unachtsamem Handeln. Hoher »Neurotizismus« zeigt sich in einem unhöflichen, ängstlichen, angespannten und reizbaren Verhalten. Die statistischen Vergleiche zwischen den beiden Gruppen konnten jedoch keine signifikanten Unterschiede bei den genannten Persönlichkeitsmerkmalen nachweisen. Die Autoren kritisieren an ihrer Studie, dass bei der auffälligen Gruppe zwar aggressives Fahrverhalten angenommen werden kann, dieses jedoch nicht speziell in den Delikten berücksichtigt wurde (vgl. Miles u. Johnson 2003).

Begg u. Langley (2004) erhoben bei 474 jungen Männern die Persönlichkeitsmerkmale. Sie berichten, dass niedrige Werte auf dem Persönlichkeitsmerkmal »Zurückhaltung« (MPQ; Caspi et al. 1997) risikoreiches und aggressives Fahrverhalten vorhersagen. Das Merkmal umfasst die Faktoren Traditionalismus, Vermeidung und Kontrolle. Niedrige Ausprägungen zeigen sich beispielsweise in impulsivem und unvorsichtigem Verhalten. In weiterführenden Auswertungen zeigen Gulliver u. Begg (2007) auf, dass bei jungen Männern problematisches Fahrverhalten durch einen niedrigen »Traditionalismus«, hohe »Entfremdung« und insbesondere durch »Aggression« vorhergesagt werden.

Dahlen u. Kollegen (2012) können ebenfalls aufweisen, dass Persönlichkeitsmerkmale mit aggressivem Fahrverhalten im Zusammenhang stehen. Hier hat sich besonders ein negativer Zusammenhang zwischen Verträglichkeit und dem Fahrstil ergeben. Eine geringe Verträglichkeit geht mit weniger Toleranz für andere, mit unflexiblem Verhalten und geringer Kooperationsbereitschaft einher. Für die übrigen Persönlichkeitsmerkmale (Neurotizismus, Extraversion, Offenheit und Gewissenhaftigkeit) können sie in einem gemeinsamen Modell keine Bezüge zum aggressiven Fahrverhalten mehr herstellen. Es wird zudem betont, dass der Zusammenhang zwischen einem aggressiven Fahrstil und der Persönlichkeit stärker ist als der zwischen dem Fahrergebnis (= Unfälle) und der Persönlichkeit. Dies unterstreicht, dass das Fahrergebnis noch durch viele andere Einflüsse (z. B. dem Wetter) bestimmt wird.

Und wie heißt ihr Auto?

Diese Frage stellten Benfield, Szlemko u. Bell (2007) rund 200 Studenten. Sie wollten herausfinden, ob die Tendenz zur Vermenschlichung des Autos mit aggressivem Fahrverhalten in Zusammenhang steht. Sie ließen die Teilnehmer Fragen zur eigenen Persönlichkeit, zum Fahrverhalten und zur Persönlichkeit ihres Autos bearbeiten. Knapp 50% der Teilnehmer gaben für ihren Wagen ein Geschlecht an und 26% zudem den Namen ihres Autos (z. B. Lolita, Sweat-box of Death, Silver Bullett). Fahrer von Autos mit Namen fuhren nicht aggressiver als Fahrer von Autos ohne Namen. Allerdings zeigte sich, dass Fahrer von vergeschlechtlichten Autos mehr verbale und körperliche Aggression berichteten, mehr Ärger beim Fahren erlebten und abschätziger über andere Verkehrsteilnehmer dachten. Dies galt für Fahrer männlicher und weiblicher Autos gleichermaßen. Die Persönlichkeitsmerkmale der Fahrer und der Autos korrelierten relativ hoch miteinander (.22 für Extraversion bis .51 für Verträglichkeit). Dennoch konnte die Persönlichkeit des Autos nach der Kontrolle der Persönlichkeit des Fahrers für einige Bereiche aggressiven Fahrverhaltens zusätzlich Varianz aufklären. Beispielsweise korrespondierte Verträglichkeit des Autos mit Ärger beim Fahren und abschätzenden Gedanken über andere Verkehrsteilnehmer. Benfield et al. (2007) schlagen vor, die Tendenz zur Vermenschlichung des Autos zu erfassen und zur Vorhersage aggressiven Fahrverhaltens zu nutzen. Im Weiteren könnte dies auch in der Therapie eingebunden werden, indem entweder die Tendenz zur Vermenschlichung reduziert wird oder die wahrgenommenen Persönlichkeitsmerkmale des Autos verändert werden.

8.2.1 Ärger als Auslöser für aggressives Fahrverhalten

Das Empfinden von Ärger im Straßenverkehr kann dazu führen, dass notwendige Funktionen für die Nutzung eines Fahrzeugs beeinträchtigt werden. So kann sich Ärger negativ auf die Wahrnehmung und Informationsverarbeitung auswirken und auch relevante Aufmerksamkeitsprozesse betreffen. In der aktuellen Forschung wird vielfach zwischen allgemeinem Ärger und fahrspezifischem Ärger unterschieden. Der Ärger beim Autofahren ist nach Deffenbacher et al. (1994) eine spezielle Form des Trait-Ärgers, der mit der Driving Anger Scale (DAS) erfasst werden kann. Unterschiedliche Studien zeigen, dass Personen mit hohen Ausprägungen auf der Skala »Ärger beim Fahren« häufiger einen aggressiven und risikoreichen Fahrstil zeigen. Dahlen u. White (2006) berichten etwa in einer umfangreichen Studie zu problematischem Fahrverhalten, dass fahrspezifischer Ärger am eindeutigsten risikoreiches und aggressives Fahrverhalten vorhersagt.

Die Bedeutung von Ärger wurde von Dukes, Clayton, Jenkins, Miller u. Rodgers (2001) situationsspezifisch untersucht. Insgesamt wurden Daten von 144 Studenten (35% männlich) im Alter von $M=22.2$ Jahren erhoben. Nach der Studie begünstigt rücksichtsloses Fahrverhalten anderer Personen aggressives Verhalten stärker als Behinderungen des Verkehrsflusses. Es wird diskutiert, dass Situationen mit aktiver Aggression anderer Teilnehmer eher zu situationsspezifischen Ärgerempfindungen führen. Sie und der allgemeine fahrspezifische Ärger (DAS) begünstigen aggressive Reaktionen. Parker, Lajunen u. Summala (2002) berichten hingegen, dass selten auf rücksichtsloses Fahrverhalten eines anderen Verkehrsteilnehmers reagiert wird und der empfundene Ärger vergleichsweise niedrig ist. Die Hilflosigkeit, das Fahrverhalten der anderen Person zu beeinflussen, wird als eine mögliche Erklärung diskutiert.

Lustman, Wiesenthal u. Flett (2010) betrachteten den bestehenden Zusammenhang zwischen Ärger und aggressiven Reaktionen im Straßenverkehr differenzierter. Die Ergebnisse zeigen, dass Männer bei starkem Ärger aggressiver reagieren als Frauen. Auf der anderen Seite zeigen Frauen bei geringem Ärger aggressiveres Verhalten als Männer.

Auch die französische Studie von Villieux u. Delhomme (2010) hebt die besondere Bedeutung von Ärger für aggressives Verhalten im Straßenverkehr hervor. Zwischen dem aggressiven Ausdruck von Ärger (DAX; Deffenbacher, Lynch, Oetting u. Swaim 2002) und der Empfindung beim Autofahren (DAS) besteht ein positiver Zusammenhang. Außerdem begünstigt der fahrspezifische Ärger berichtete Verkehrsverstöße. Malta et al. (2005) belegen, dass Studenten mit einem aggressiven Fahrstil häufiger von Problemen im Ärgermanagement berichten. In der Befragung gaben die Personen an, dass auch andere Familienmitglieder entsprechende Regulationsprobleme hätten.

Personen mit starken Ärgerausprägungen (DAS) zeigen häufiger risikoreiches und aggressives Fahrverhalten. Sie lassen sich leichter provozieren, ärgern sich intensiver und 2.5- bis 3.0-mal häufiger als Personen mit niedrigen Werten. Zudem drücken Fahrer mit hohem fahrspezifischem Ärger diesen eher verbal und körperlich aggressiv aus und zeigen häufiger aggressives (3.5- bis 4.0-fach) und risikoreiches (1.5- bis 2.0-

fach) Fahrverhalten (vgl. Deffenbacher, White u. Lynch 2004). Ärger steht auch mit Verurteilungen aufgrund von Verkehrsdelikten in einem positiven Zusammenhang (Smith et al. 2006). Deffenbacher, Lynch, Deffenbacher u. Oetting (2001) betonen jedoch, dass Ärger nur einer von vielen beteiligten Faktoren darstellt, die an der Entstehung von Unfällen beteiligt sind.

8.2.2 Impulsivität

Das Autofahren stellt eine Reihe von kognitiven Anforderungen an den Fahrer. Unabdingbar ist ein gewisses Ausmaß selbstregulatorischer Fähigkeiten und eine konstante Aufmerksamkeit für die Verkehrssituation trotz möglicher Interferenzen, wie Verkehrsschilder. Verkehrssituationen können sich abrupt ändern (z. B. durch plötzliches Bremsen des Voranfahrenden), sodass Verhalten gestoppt und verändert werden muss. Impulsivität ist durch ein unkontrolliertes Denken und Handeln gekennzeichnet. Die möglichen Folgen des Verhaltens werden nicht oder wenig berücksichtigt. Impulsivität wird insbesondere mit reaktiv- und emotional-aggressiven Handlungen in provozierenden Situationen bei geringer Verhaltenskontrolle in Verbindung gebracht (vgl. u. a. Bettencourt, Talley, Benjamin u. Valentine 2006; Nouvion, Cherek, Lane, Tcheremissine u. Lieving 2007). Deswegen wurde Impulsivität als Risikofaktor für einen riskanten Fahrstil untersucht. Dahlen, Martin, Ragan u. Kuhlman (2005) berichten in diesem Sinne, dass Impulsivität mit aggressivem und risikoreichem Verhalten beim Autofahren korreliert. Danach begünstigt Impulsivität Verkehrsdelikte sowie risikoreiches Fahrverhalten und ist zudem für den Ausdruck von Ärger im Straßenverkehr verantwortlich. Impulsivität steht zudem mit allgemeinem Ärger und Aggression sowie mit fahrspezifischem Ärger in Beziehung (u. a. Deffenbacher, Lynch, Filetti, Dahlen u. Oetting 2003).

Junge Erwachsene mit ADHS im Straßenverkehr

Thompson, Molina, Pelham u. Gnagy (2007) untersuchten riskantes Fahrverhalten bei Jugendlichen und jungen Erwachsenen mit einer ADHS und verglichen dieses mit einer Kontrollgruppe ohne ADHS. Die Jugendlichen und jungen Erwachsenen mit ADHS hatten signifikant mehr Strafzettel erhalten und waren in den letzten sechs Monaten häufiger in Unfälle verwickelt. Das Ausmaß impulsiven und hyperaktiven Verhaltens im Erwachsenenalter moderierte diesen Zusammenhang. Eine schlechte Selbstregulation beeinträchtigt die Fähigkeit, das Fahrverhalten schnell einer Situation anzupassen oder negative Konsequenzen von Handlungen zu bedenken, wie eine rote Ampel zu überfahren. Die Autoren erfassten in dieser Studie ebenfalls aggressiv-dissoziales Verhalten. Sie können aufzeigen, dass dieses insgesamt mit einem riskanten Fahrverhalten und Fahren unter Alkoholeinfluss in Zusammenhang steht und zwar auch unabhängig von einer ADHS bzw. impulsivem Verhalten. Dies ist insofern interessant, als dann andere Faktoren als eine mangelnde Selbstregulation und Impulsivität zur Erklärung des Zusammenhangs von aggressiv-dissozialem Verhalten und einem riskanten Fahrstil herangezogen werden müssen.

8.2.3 Sensation Seeking

Sensation Seeking stellt ein Verlangen nach abwechslungsreichen, neuen, komplexen Eindrücken und Erfahrungen sowie der Annahme der damit verbundenen Risiken dar (vgl. Zuckerman 1979). Das entsprechende Verhalten ist durch die Suche nach Abwechslung, Stimulation, Spannung und Abenteuer gekennzeichnet. Bei der Teilnahme im Straßenverkehr kann es sich in unangemessenem und risikoreichem Fahrverhalten äußern (Harris u. Houston 2010).

Dahlen et al. (2005) zeigen, dass Sensation Seeking mit aggressivem und risikoreichem Fahrverhalten in Verbindung steht. Zusätzlich zu Ärger (DAS) mit der höchsten Varianzaufklärung konnte mit der durchgeführten Regressionsanalyse ein weiterer Vorhersagegewinn durch Sensation Seeking belegt werden. Eine weitere Studie mit 315 Studenten bestätigt die Bedeutung dieses Merkmals (Dahlen u. White 2006). Sensation Seeking signalisiert aggressives und risikoreiches Fahrverhalten und ist mit vermehrten Verkehrsdelikten, Konzentrationsbeeinträchtigungen beim Fahren und für ein gehäuftes Auftreten von Unfällen verantwortlich. Schwebel, Severson, Ball u. Rizzo (2006) belegen die Relevanz von Sensation Seeking mit einer erhöhten Anzahl von Verkehrsdelikten.

Mit der Sensation Seeking Scale (SSS; Zuckerman, Eysenck u. Eysenck 1978) und dem Reckless Behavior Questionnaire (RBQ; Arnett 1996) untersuchte Wagner (2001) 155 Studenten. Die Ergebnisse zeigen deutliche Zusammenhänge zwischen Sensation Seeking und der RBQ-Skala »rücksichtsloses Fahren« auf. Insbesondere bei Männern wird ein problematischer Fahrstil durch das Merkmal Sensation Seeking erklärt.

In einer Studie mit 152 Studenten im Alter von 18 bis 22 Jahren wurde das Fahrverhalten mit der Aggressive Driving Behavior Scale (Houston, Harris u. Norman 2003) erfasst (Harris u. Houston 2010). Die Skala setzt sich aus zwei Skalen zusammen: »Direkt aggressives Verhalten gegenüber anderen Verkehrsteilnehmern« und »Geschwindigkeitsüberschreitung«. Ein positiver Zusammenhang mit dem Merkmal »Spannungs- und Abenteuersuche« aus der Sensation Seeking Scale bestand nur bei der Skala »Geschwindigkeitsüberschreitung«. Die Skala »Anfälligkeit für Langeweile« korreliert hingegen mit »direkt aggressivem Fahrverhalten« und mit »Geschwindigkeitsüberschreitung«.

Es lässt sich festhalten, dass Personen mit hohen Sensation-Seeking-Werten zu einem problematischen Fahrverhalten neigen. Die Zusammenhänge werden auch nach einer Übersicht von Herzberg u. Schlag (2003) gestützt.

8.3 Zusammenfassung und Schlussfolgerungen

Ein Großteil der aktuellen Ergebnisse bestätigt die Annahme, dass allgemein aggressive Personen, insbesondere junge Männer, im Straßenverkehr problematisches Fahrverhalten zeigen. Es lassen sich Zusammenhänge zwischen Verkehrsdelikten, aggressivem und/oder risikoreichem Fahrverhalten nachweisen. Die Ergebnisse sind jedoch in Bezug auf das spezifische Fahrverhalten nicht immer einheitlich. Zudem wurden vielfach männliche Heranwachsende untersucht, weshalb die Zusammenhänge speziell für diese Personengruppe als gesichert gelten. Die Studien mit weiblichen Verkehrsteilnehmern zeigen, dass Frauen im Allgemeinen weniger betroffen sind, die Zusammenhänge scheinen jedoch vergleichbar (Krahé 2005; Malta et al. 2005). Der Standpunkt, dass aggressive Personen möglicherweise aufgrund ihres Fahrstils häufiger in Unfälle verwickelt sind, konnte nicht einheitlich belegt werden (u. a. Malta et al. 2005; Nada-Raja et al. 1997).

Der Zusammenhang zwischen Persönlichkeitsmerkmalen und aggressivem Fahrverhalten ist empirisch nicht so konsistent belegt. Dahlen et al. (2012) folgern jedoch, dass der Einsatz von Persönlichkeitstests in der Praxis sinnvoll sein kann, da diese nicht so transparent nachvollziehbar sind wie Tests, die direkt auf das Erleben beim Fahren (fahrbezogener Ärger) abzielen.

Die Bedeutung von Ärger und fahrbezogenem Ärger für problematisches Fahrverhalten ist hingegen vielfach belegt. Neben allgemeinem Ärger wurde der aggressionsbegünstigende Effekt für fahrspezifischen Ärger aufgezeigt, wobei dieser teilweise den Zusammenhang von allgemeiner Aggression und aggressivem Fahrverhalten erklärt (vgl. u. a. Villieux u. Delhomme 2010). Personen mit hohen Ärgerausprägungen zeigen häufiger aggressives und risikoreiches Fahrverhalten. Ein fahrspezifischer Ärger scheint den Fahrstil speziell in provozierenden Verkehrssituationen zu beeinflussen.

Die Neigung zur Impulsivität begünstigt aggressive Handlungen ebenfalls in als provozierend wahrgenommenen Situationen. Zudem werden sowohl Ärger als auch Impulsivität mit Regulations-/Kontrollproblemen in Verbindung gebracht (Wilkowski, Robinson u. Troop-Gordon 2010; Witthöft, Koglin u. Petermann 2011). Die Ergebnisse zur Bedeutung von Impulsivität für das Fahrverhalten sind jedoch weniger zahlreich und nicht so einheitlich wie die für Ärger. Das Merkmal Sensation Seeking steht ebenfalls mit problematischem Fahrverhalten in Verbindung. Insbesondere für risikoreiches, aber auch für aggressives Fahrverhalten ist es bedeutsam.

Es lässt sich festhalten, dass neben allgemeiner Aggression insbesondere die Neigung zu Ärger und zum Sensation Seeking für einen problematischen Fahrstil bedeutsam ist. Die Zusammenhänge konnten in erster Linie bei jüngeren Fahrern und Personen männlichen Geschlechts belegt werden. Demnach kann eine Hochrisikogruppe von jungen Männern angenommen werden, die allgemein und längerfristig zu aggressivem Verhalten neigen, hohe Risiken eingehen, schnell und stark Ärger empfinden und diesen nicht angemessen kontrollieren können.

Die Ursachen und Funktionen aggressiven Fahrverhaltens können vielfältig sein und es kann davon ausgegangen werden, dass aggressive Fahrer eine heterogene Gruppe bilden, die sich in Persönlichkeitsmerkmalen unterscheidet. Die besondere Bedeutung von Ärger für das Fahrverhalten in provozierend wahrgenommenen Fahrsituationen wird in vielen Studien betont. Er ist meist die emotionale Komponente bei reaktiv-aggressivem Verhalten, das primär ungeplant und eben in Folge von wahrgenommenen Bedrohungen und Provokationen auftritt. Die Handlungen sind impulsiv und werden von einer gesteigerten physiologischen Erregung begleitet (vgl. Hubbard McAuliffe, Morrow u. Romano 2010; Wilkowski u. Robinson 2008).

Auch Bettencourt et al. (2006) berichten in einer Übersicht von personenbezogenen Unterschieden beim Auftreten von aggressivem Verhalten, die von der Art der Situation beeinflusst werden – in provozierenden Situationen wird reaktiv-aggressives Verhalten durch einen hohen Trait-Ärger begünstigt. Der entsprechende aggressive Fahrertyp neigt demnach zum Empfinden von Ärger und zeigt reaktiv-aggressives Fahrverhalten in als provozierend wahrgenommenen Verkehrssituationen. Von diesem reaktiv-aggressiven Typ ist der proaktiv-aggressive Typ abgrenzbar (vgl. u. a. Petermann u. Petermann 2010a), dessen Verhalten primär dem Erreichen von eigenen Zielen dient. Sein Verhalten ist geplant, unterliegt in hohem Maß der eigenen Verhaltenskontrolle und tritt auch ohne Provokation auf. Emotionale Prozesse sind an proaktiv-aggressiven Handlungen meist nicht beteiligt und die autonome Erregung ist geringer. Im Gegensatz zur reaktiven hat die proaktive Aggression einen instrumentellen Charakter, der vielfach mit den Merkmalen der Psychopathie in Verbindung gebracht wird (u. a. Nouvion et al. 2007; Raine et al. 2006). Ein primär proaktiv-aggressiver Fahrer setzt demnach den aggressiven Fahrstil überlegt ein, um eigene Ziele zu erreichen. Er nimmt dabei die Nötigung und Gefährdung anderer Verkehrsteilnehmer bewusst in Kauf.

Alkoholkonsum und -missbrauch im Jugendalter – eine Facette des Syndroms

Fallstudie

Die 16-jährige Jana sucht eine Beratungsstelle auf. Sie mache sich große Sorgen um ihren Freund Timo (18 Jahre) und um ihre Beziehung. Sie sind seit etwas mehr als einem Jahr ein Paar. Jana erzählt, Timo trinke seit einem halben Jahr regelmäßig Alkohol, sogar in der Schule. Dort konsumiere er Wodka mit Orangensaft und abends Bier, am Wochenende kämen noch härtere Alkoholika dazu. Vor zwei Wochen hätte er bewusstlos auf der Straße gelegen, wo sie ihn nach drei Stunden fand. Hinzu käme, dass er zunehmend aggressiver durch den Alkoholkonsum würde. Er hätte sich in den letzten zwei Monaten viermal geprügelt. Er würde andere provozieren und dann zuschlagen. Am Tag danach täte es ihm leid und er hätte auch Angst, seine Freunde zu verlieren. Er schwöre dann regelmäßig, keinen Alkohol mehr zu trinken, aber spätestens am Wochenende würde er wieder mit seinen Kumpels trinken. Anfangs hätte Jana noch mitgetrunken, aber seitdem Timo so aggressiv sei, lehne sie Alkohol ab und gehe nicht mehr mit ihm aus. Sie hätte Angst, dass Timo sich wieder prügelt, dass er verletzt würde oder irgendwo im Straßengraben landen würde. Zudem hätte sie das Gefühl, ihn an den Alkohol zu verlieren.

Die Polizeiliche Kriminalstatistik 2010 macht deutlich, dass Gewalt und Alkohol oftmals miteinander einhergehen. Rund 32% der aufgeklärten Fälle im Bereich der Gewaltkriminalität wurden unter Alkoholeinfluss verübt, besonders schwere und gefährliche Körperverletzung. Bei Jugendlichen findet sich ein deutlicher Zusammenhang zwischen Alkoholkonsum und gewalttätigem Verhalten. Nach Baier, Pfeiffer, Simonson u. Rabold (2009) gehören Jugendliche, die im letzten Jahr wöchentlich Alkohol getrunken haben, drei- bis viermal häufiger zur Gruppe der Gewalttäter im Vergleich zu Jugendlichen, die nur einige Male im Monat Alkohol konsumieren. Jeder vierte Jugendliche, der eine Gewalttat begangen hat, verübte diese unter Alkoholeinfluss. An der Spitze der Delikthäufigkeit liegen schwere Körperverletzung, sexuelle Belästigung oder Gewalt, gefolgt von Raub, Erpressung und leichter Körperverletzung.

In unserem Kulturkreis ist der Konsum von Alkohol und Drogen weit verbreitet. Dabei ist das Jugendalter zumeist der Altersabschnitt, in dem zum ersten Mal Erfahrungen mit Alkohol und anderen Substanzen gesammelt werden. Rund 95% der 15-jährigen Jugendlichen berichten, schon einmal Alkohol getrunken zu haben (Krause, Papst u. Steiner 2007). Es liegt damit auf der Hand, dass Abstinenz bereits in dieser Altersstufe eher die Ausnahme als die Regel ist. Das Erlernen eines angemessenen Umgangs mit Alkohol kann daher als typische Entwicklungsaufgabe des Jugendalters bezeichnet werden (vgl. Glantz 2002). Aus Studien in Deutschland ist bekannt, dass zwischen 12% und 18% der Jugendlichen diese Entwicklungsaufgabe nicht bewältigen, sondern wie Timo bereits in diesem Altersabschnitt von einer Störung durch Alkoholkonsum betroffen sind (Essau et al. 1998; Wittchen et al. 1998). Durch den Missbrauch von Alkohol erleben die Jugendlichen häufig negative Konsequenzen wie Schwierigkeiten in der Schule oder Probleme mit dem Gesetz (Beitchman et al. 1999). Timo hatte bislang Glück, da ihn kein Opfer wegen den Schlägereien angezeigt hat. Er gehört zu den Jugendlichen, die erst im Jugendalter und unter Alkoholeinfluss aggressives Verhalten zeigen. Andere Jugendliche weisen zunächst aggressiv-dissoziales Verhalten auf und dann folgen Alkoholkonsum und -missbrauch. In diesem Kapitel wird das gemeinsame Auftreten von aggressiv-dissozialem Verhalten und Alkoholkonsum beleuchtet. Dargestellt werden Daten zur Verbreitung des Alkoholkonsums im Jugendalter und damit assoziierte Probleme und Risikofaktoren. Im Weiteren werden Theorien vorgestellt, die aggressiv-dissoziales Verhalten und Alkoholkonsum als Facetten eines Syndroms erklären.

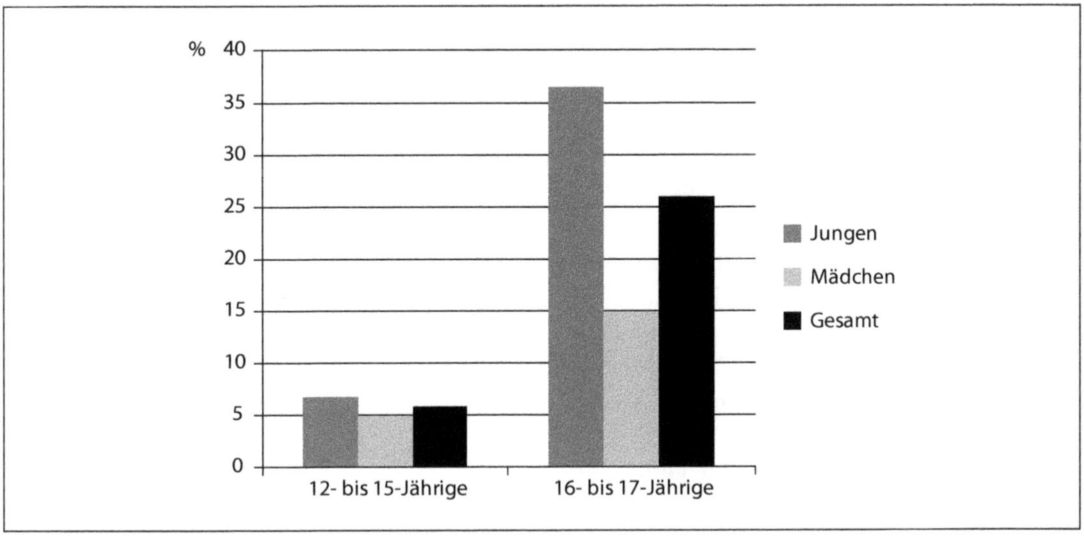

Abb. 9.1 Prozentualer Anteil der Jugendlichen mit regelmäßigem Alkoholkonsum (adaptiert nach BZgA 2011)

9.1 Erscheinungsformen des Alkoholkonsums im Jugendalter

Die Bundeszentrale für gesundheitliche Aufklärung (BZgA) (2011) berichtet über die Verbreitung des Alkoholkonsums aus einer repräsentativen Befragung von 12- bis 25-Jährigen (N = 7000) aus dem Jahr 2010. Das Alter des Erstkonsums von Alkohol liegt im Durchschnitt bei 14,5 Jahren und der erste Alkoholrausch wird im Mittel mit 15,9 Jahren erlebt. Jungen trinken in der Regel mehr und häufiger als Mädchen und die bevorzugten Getränke sind Bier oder Biermischgetränke. Der regelmäßige Konsum von Alkohol wird in dieser Studie als der Konsum mindestens eines alkoholischen Getränks pro Woche im Jahr vor der Befragung definiert. Im Vergleich mit den Angaben aus den letzten Jahren lag der Anteil der Jugendlichen mit einem regelmäßigen Konsum im Jahr 2010 mit 12,9% deutlich niedriger als in den Jahren zuvor (Abb. 9.1).

Baier, Pfeiffer, Simonson u. Rabold (2009) zeigen auf, dass der häufige Alkoholkonsum von Jugendlichen mit dem Migrationsstatus variiert. Nordamerikanische, osteuropäische und polnische Jugendliche trinken am häufigsten regelmäßig Alkohol und Jugendliche türkischer und arabischer/nordafrikanischer Herkunft am seltensten. Betrachtet nach der Schulform konsumieren am häufigsten Schüler der Realschule regelmäßig Alkohol (24,1%), gefolgt von Schülern der Hauptschule (24,1%) und Schülern der Gesamtschule. Für Gymnasiasten und Waldorfschüler wird eine Rate von 19,6% mit regelmäßigem Konsum und für Schüler der Förderschulen von 15,8% berichtet.

Exzessives Trinken wird bezeichnet als Binge-Trinken oder Rauschtrinken und ist definiert als der Konsum von fünf oder mehr alkoholischen Getränken bei einer Gelegenheit.

Neben diesen Raten des Alkoholkonsums steht in den letzten Jahren besonders das Rauschtrinken oder »Binge-Trinken« im öffentlichen Interesse. Diese Form des exzessiven Trinkens ist definiert als der Konsum von fünf oder mehr alkoholischen Getränken bei einer Gelegenheit. In den letzten 30 Tagen kommt dies laut der

BZgA-Studie (2011) in der Gruppe der 12- bis 15-Jährigen mit 6,6% noch eher selten vor. Bei den 16- bis 17-Jährigen liegt die Rate hingegen deutlich höher nämlich bei 43,1% für Jungen und bei 27,3% für Mädchen. Noch höher liegt diese Rate in der europäischen Schülerstudie zu Alkohol und anderen Drogen (Kraus, Papst u. Steiner 2007). Hier wurden 15-Jährige zu ihrem Alkoholkonsum befragt. Es berichten 58,7% der Jugendlichen (54,3% der Mädchen und 63,7% der Jungen), in den letzten 30 Tagen bei einer Gelegenheit fünf oder mehr Einheiten Alkohol getrunken zu haben, davon 14,2% sogar mehr als sechs Mal. 2,2% der Schülerinnen und Schüler wurden nach eigener Aussage in den vergangenen 12 Monaten vor der Befragung aufgrund von übermäßigem Alkoholkonsum in ein Krankenhaus oder in die Notaufnahme eingewiesen.

In den letzten zehn Jahren hat sich der Anteil der Jugendlichen, die aufgrund einer Alkoholvergiftung im Krankenhaus stationär behandelt werden mussten, verdoppelt und lag im Jahr 2010 bei rund 26.000 Kindern und Jugendlichen zwischen 10 und 20 Jahren (Statistisches Bundesamt 2010).

Im ICD-10 werden Störungen durch Alkoholkonsum im Kapitel »Psychische oder Verhaltensstörungen durch psychotrope Substanzen« beschrieben. Von der akuten Intoxikation werden der schädliche Gebrauch und das Abhängigkeitssyndrom abgegrenzt. Beim schädlichen Gebrauch handelt es sich um ein Konsummuster, das zu einer tatsächlichen Schädigung der psychischen oder körperlichen Gesundheit führt. Es liegt jedoch keine Abhängigkeit vor. Dies ist der Fall, wenn bei einer Person drei oder mehr der im Folgenden dargestellten Symptome für mindestens einen Monat vorliegen und innerhalb von zwölf Monaten wiederholt aufgetreten sind.

Kriterien der Abhängigkeit nach dem ICD-10

- Starkes Verlangen oder eine Art Zwang, Alkohol zu konsumieren,
- verminderte Kontrolle über den Alkoholkonsum,
- körperliches Entzugssyndrom, wenn der Konsum reduziert oder abgebrochen wird,
- Toleranzentwicklung gegenüber den Alkoholeffekten,
- Einengung auf den Alkoholkonsum und Aufgabe anderer Vergnügen oder Interessen und
- anhaltender Alkoholkonsum trotz eindeutig schädlicher Folgen.

Nach Sobell u. Sobell (2004) lässt sich der schädliche Konsum von Alkohol von der Abhängigkeit dadurch abgrenzen, dass keine Anzeichen von Abhängigkeit vorliegen, nicht täglich konsumiert wird und sich Phasen des Trinkens und der Abstinenz abwechseln. Jugendliche mit schädlichem Konsum zeigen demnach in vielen Situationen ein gemäßigtes und sozial angemessenes Trinkverhalten, neigen bei anderen Anlässen jedoch zu Trinkexzessen.

Zur Häufigkeit der Störungen durch Alkoholkonsum im Jugendalter liegen aus dem nationalen Raum nur wenig aktuelle Daten vor. Aus der im Raum München durchgeführten »Early Developmental Stages of Substance Problems«-Studie (EDSP-Studie; Lieb et al. 2000) wird aus einer repräsentativen Stichprobe von 3021 Jugendlichen und jungen Erwachsenen (14- bis 24-Jährige) eine Häufigkeit des Alkoholmissbrauchs von 4,5% bei Mädchen und jungen Frauen berichtet und von 15,1% bei Jungen und jungen Männern. Für Alkoholabhängigkeit wird eine Rate von 2,5% für Mädchen und von 10,0% für Jungen angegeben. Im Rahmen der Bremer Jugendstudie wurde eine Prävalenz von 9,3% für Störungen durch Alkoholkonsum in der

Gruppe der 12- bis 17-Jährigen ermittelt (Essau et al. 1998).

Im internationalen Vergleich mit anderen Ländern liegen diese Raten etwas niedriger. Beispielsweise wird aus England eine Rate von 13,8% der 16- bis 19-Jährigen mit Alkoholabhängigkeit angegeben (Office of National Statistics 2000). Da sich die Angaben jeweils auf unterschiedliche Altersgruppen, Störungen (Alkoholmissbrauch und/oder Alkoholabhängigkeit) sowie Erhebungszeitpunkte beziehen, sind die Angaben nur bedingt vergleichbar. Es fehlen aktuelle internationale epidemiologische Studien zur Häufigkeit der Störungen durch Alkoholkonsum im Jugendalter.

9.2 Risikofaktoren für Alkoholkonsum und -missbrauch

Obwohl der Alkoholkonsum bei Jugendlichen sehr weit verbreitet ist und als entwicklungsgemäß wahrgenommen werden kann, ist der Beginn des Alkoholkonsums unter den Jugendlichen nicht zufällig verteilt. Es lassen sich Jugendliche bestimmen, die früher trinken, häufiger trinken und ein höheres Risiko für einen problematischen Konsum aufweisen (Iacono, Malone u. McGue 2008; Conner, Hellemann, Ritchie u. Noble 2010; Tarter et al. 2003). Sowohl für den Konsum von Alkohol als auch für den Missbrauch im Jugendalter werden mehrere Risikofaktoren benannt (Branstrom, Sjostrom u. Andreasson 2008). Diese können wiederum in personenbezogene, familiäre und umweltbezogene Risikofaktoren unterschieden werden.

Bei den personenbezogenen Risikofaktoren lassen sich zunächst genetische Einflüsse nennen, die durch Studien aus der Verhaltens- und der Molekulargenetik belegt wurden und mit einem höheren Risiko für Alkoholkonsum und Störungen durch Alkoholkonsum einhergehen (Conner et al. 2010). Eine mangelnde Verhaltenshemmung, Impulsivität, rebellisches Verhalten und Reizsuche begünstigen riskantes Verhalten und sind mit Alkoholkonsum und -missbrauch assoziiert (Zuckerman 2006). Reizsuche wird beschrieben als Persönlichkeitsmerkmal mit biologischen Wurzeln. Personen mit einer stark ausgeprägten Reizsuche versuchen, stimulierende oder aufregende Situationen zu erleben. Dieses kann sich in vielfältigen Aktivitäten ausdrücken wie Skateboard fahren, S-Bahn surfen, aggressives und gewalttätiges Verhalten und Alkohol- oder Drogenkonsum. Jugendliche, die Alkohol oder Drogen konsumieren, machen damit etwas Verbotenes und teilweise gesellschaftlich Abgelehntes. Alkoholbezogene Einstellungen variieren ebenfalls den Alkoholkonsum von Jugendlichen. Liegen positive Erwartungen an die Alkoholwirkung vor, erhöht sich das Risiko für Alkoholintoxikation und schädlichen Konsum (Branstrom et al. 2008).

Bei den familiären Faktoren wurde intensiv der Zusammenhang zwischen dem Konsumverhalten der Eltern und dem der Kinder untersucht. Es zeigt sich, dass Jugendliche, deren Eltern viel Alkohol konsumieren, ebenfalls ein erhöhtes Risiko dafür aufweisen (Ohannesien 2012). Neben genetischen Faktoren spielen vermutlich das Modelllernen und die Verfügbarkeit von Alkohol im Haushalt dabei eine Rolle. Eltern, die ihren jugendlichen Kindern Alkohol anbieten, erhöhen damit das Risiko für Alkoholintoxikation und problematischen Alkoholkonsum (Branstrom et al. 2008). Nikotin- und Cannabiskonsum der Eltern ist ebenfalls assoziiert mit einem häufigeren und höheren Alkoholkonsum von Jugendlichen (Heron et al. 2012). Hinzu kommen Faktoren wie eine geringe Bildung, eine zerrüttete Familie, finanzielle Probleme oder eine geringe Wohnfläche im Verhältnis zur Familiengröße, die das Risiko für Alkoholkonsum erhöhen (Branstrom et al. 2008; Heron et al. 2012). Der Erziehungsstil der Eltern und die Kommunikation über Alkoholkonsum innerhalb der Familie wirken sich ebenfalls auf den Alkoholkonsum von Jugendlichen aus. Ein permissiver Erziehungsstil begünstigt einen problematischen Alkoholkonsum im Jugendalter (Patock-Peckham, King, Morgan-Lopez, Ulloa u. Moses 2011). Ein autoritativer Erziehungsstil reduziert das Risiko dafür bei Jungen und bei Mädchen, wobei hier das Wissen der Eltern über die Aktivitäten des Kindes ansteigt und eine größere Kontrolle vorliegt. Das elterliche »Monitoring«, das heißt das Wissen über die Aktivitäten des Kindes und die Kenntnis seiner Freunde, wurde auch in anderen Studien als bedeutsamer Faktor auf den Alkoholkonsum gefunden (Ledoux, Miller, Choquet u. Plant 2002). Reimuller, Hussong u. Enett (2011) zeigen auf, dass die alkoholbezogene Kommunikation zwischen Eltern und Kind den Konsum beeinflusst. Eltern, die im Gespräch eine tolerante Einstellung aufzeigen (z. B. »Es ist in Ordnung, manchmal etwas Alkohol zu trinken.«), unterstützen damit den Alkoholkonsum ihres Kindes. Die negativen Auswirkungen solcher Äußerungen gegenüber dem Kind sind besonders ausgeprägt, wenn das Kind bereits Erfahrungen mit Alkohol gemacht haben.

Eine wichtige Rolle für den Alkoholkonsum im Jugendalter spielen die Gleichaltrigen (Branstrom et al. 2008; Dishion u. Owen 2002). Haben Jugendliche Freunde, die Alkohol konsumieren, steigt die Wahrscheinlichkeit, dass sie ebenfalls Alkohol zu sich nehmen und sie haben ein größeres Risiko für einen problematischen Konsum (Chassin Pitts u. Piost 2002). Dabei geht der stärkste Effekt von Seiten des besten Freundes aus, gefolgt von der Konsumhäufigkeit in der Clique (Hussong 2002). Die Gleichaltrigen wirken dabei möglicherweise als Modell für den Konsum, sie beeinflussen die Einstellungen über den Konsum, bieten Zugang dazu an und verstärken diesen positiv.

Gesellschaftliche Regelungen wie Steuern, Preise und Verbote von Alkoholkonsum beeinflussen ebenfalls signifikant den Konsum und Missbrauch von Alkohol. Allein die Verfügbarkeit von Alkohol erhöht das Risiko für Alkoholkonsum signifikant; wird diese eingeschränkt, beispielsweise durch eine Sperrstunde, senkt es sich (Branstrom et al. 2008). Wagenaar, Tobler u. Komro (2010) führten eine Meta-Analyse durch, um den Effekt von höheren Alkoholpreisen und Steuern auf die alkoholbezogene Morbidität und Mortalität zu untersuchen. Sie schließen aus den Ergebnissen, dass eine Verdopplung der Steuern bereits zu einem 35%igen Rückgang der alkoholbezogenen Mortalität führt, zu 11% weniger Toten durch Verkehrsunfälle, 6% weniger durch sexuell übertragbare Erkrankungen und 6% weniger durch Gewalttaten. Diese Ergebnisse unterstreichen die Bedeutung universeller Maßnahmen auf gesellschaftlicher Ebene, die den Zugang zu alkoholischen Getränken für Jugendliche erschweren.

Die Risikofaktoren wirken nicht isoliert auf die Wahrscheinlichkeit für Alkoholkonsum ein. Vielmehr wird ein kumulativer Effekt nahegelegt, das heißt ein Risikofaktor erhöht das Auftreten eines weiteren Risikofaktors (Prinstein, Boergers u. Spirito 2001). Branstrom et al. (2008) zeigen für Jungen und für Mädchen auf, dass die Wahrscheinlichkeit für Alkoholintoxikation und problematischen Konsum mit der Anzahl der Risikofaktoren deutlich ansteigt. Beispielsweise berichten rund 20% der befragten 15- bis 16-Jährigen bereits einmal einen Alkoholrausch erlebt zu haben, wenn keine oder maximal zwei Risikofaktoren vorliegen. Bei drei bis vier Risiken sind es bereits knapp 40%, bei fünf bis sechs Risiken rund 60% und bei mehr als sechs Risikofaktoren 80% der Jugendlichen. Ein ähnliches Muster wird auch für problematischen Alkoholkonsum berichtet.

Die große Anzahl an Risikofaktoren für Alkoholkonsum legt verschiedene Entwicklungspfade zur Entwicklung einer Störung durch Alkoholkonsum nahe (Cicchetti u. Rogosch 1999). Deutlich wird auch eine Überlappung der Risikofaktoren für Alkoholkonsum und -missbrauch und den Risiken für das Auftreten von aggressiv-dissozialem Verhalten. Das Ausmaß dieser

Überschneidung spricht für einen gemeinsamen Entwicklungspfad der Störungen und könnte die hohe Komorbidität erklären.

9.3 Erklärungsansätze zum gemeinsamen Auftreten von aggressivem Verhalten und Alkoholkonsum

Jugendliche mit aggressivem Verhalten trinken deutlich häufiger Alkohol oder sind von einer Störung durch Alkoholkonsum betroffen als nicht aggressive Jugendliche (Nock et al. 2006). Dabei lässt sich eine entwicklungspsychopathologische Sequenz von aggressiv-dissozialem Verhalten in der Kindheit zu Störungen durch Substanzkonsum im Jugendalter aufzeigen. In diesem Sinne berichten Heron et al. (2012), dass sich das Risiko für einen häufigen und hohen Alkoholkonsum im Alter von 16 Jahren durch das Vorliegen von aggressiv-dissozialem Verhalten mit 11 Jahren verdoppelt. Sung, Erkanli, Angold u. Costello (2004) zeigen auf, dass aggressiv-dissoziales Verhalten bei 13-Jährigen das Risiko für Störungen durch Substanzkonsum deutlich erhöht. Trat die Störung des Sozialverhaltens jedoch erst später im Jugendalter auf, dann verringerte sich im Vergleich dazu die Wahrscheinlichkeit für eine Störung durch Substanzkonsum.

Das komorbide Auftreten von Störungen durch Alkoholkonsum und aggressiv-dissozialem Verhalten verstärkt die negativen Folgen der Störungen. Jugendliche mit komorbiden Störungen haben zum Beispiel unabhängig vom Geschlecht ein höheres Risiko für Drogenkonsum, suizidales Verhalten und Suizid (Howard, Finn, Jose u. Gallagher 2012; Ilomaki, Rasanen, Viilo, Hakko u. Study 2007). In der »Cambridge Study in Delinquent Development« wurde problematischer Alkoholkonsum im Alter von 18 Jahren als ein wegweisender Risikofaktor für die Aufrechterhaltung kriminellen Verhaltens gefunden (Farrington, Ttofi u. Coid 2009). Je früher der Alkoholkonsum im Jugendalter auftritt, desto größer ist das Risiko für gewalttätiges und kriminelles Verhalten (Zernicke, Cantrell, Finn u. Lucas 2010). Schwerer Alkoholkonsum führt dazu, dass sich aggressives und gewalttätiges Verhalten bei Jugendlichen mit einer Störung des Sozialverhaltens weiter verstärkt (Howard et al. 2012).

Für die Verbindung von Alkoholkonsum und aggressiv-dissozialem Verhalten werden verschiedene Ursachen diskutiert. Prominent ist die Annahme, dass Substanzmissbrauch eine direkte Reaktion auf psychische Auffälligkeiten darstellt (vgl. Glantz 2002). In diesem Fall wird eine entwicklungsbezogene Komorbidität angenommen, das heißt eine zeitlich früher herausgebildete Störung ist Voraussetzung für eine spätere Störung. Dies wäre der Fall, wenn aufgrund aggressiv-dissozialen Verhaltens eine Störung durch Alkoholkonsum auftritt. Eine weitere Möglichkeit ist gegeben, wenn eine Störung durch Substanzkonsum andere psychiatrische Symptome verursacht oder intensiviert wird. Eine dritte Möglichkeit könnte darin bestehen, dass beiden Störungen ein gemeinsamer Faktor zugrundeliegt (Armstrong u. Costello 2002).

Es zeigt sich des Weiteren, dass aggressiv-dissoziales Verhalten und Alkoholabhängigkeit teilweise auf gemeinsame genetische Ursachen zurückgeführt werden können (Slutske et al. 1998). Dabei handelt es sich um gemeinsame Ursachen, die sowohl aggressives Verhalten als auch Alkoholkonsum bedingen, indem beispielswiese bestimmte Merkmale wie Impulsivität oder Reizsuche unterstützt werden (Castellanos-Ryan u. Conrod 2011). Ein weiterer Aspekt, der damit in Zusammenhang steht, betrifft den Reifungsstand: Alkoholkonsum von Jugendlichen ist Teil riskanten Verhaltens, das mit dem Jugendalter rapide ansteigt, wobei der Anstieg mit dem Reifungsstand von Jugendlichen korrespondiert. Jugendliche mit einer frühen körperlichen Reifung zeigen mehr riskantes Verhalten wie Rauchen oder Alkoholkonsum (Bratberg, Nilsen, Holmen u. Vatten 2005). Umgekehrt berichten Bratberg et al. (2005), dass eine späte Reife mit einem geringeren Alkoholkonsum einhergeht. Aus neurobiologischer Sicht ist der Anstieg riskanten Verhaltens an die Gehirnentwicklung gekoppelt (Harden u. Tucker-Drob 2011). Im Jugendalter reifen besonders Areale aus, die das Belohnungssystem betreffen. Das Frontalhirn hingegen, das unter anderem mit der Handlungsplanung und -kontrolle und der Vorwegnahme von Konsequenzen verknüpft ist, reift deutlich später aus, nämlich erst mit Anfang 20.

Neben diesen eher biologisch orientierten Erklärungen für das gemeinsame Auftreten von Alkoholkonsum und aggressiv-dissozialem Verhalten im Jugendalter stellte Jessor (1987) ein psychosoziales Erklärungskonzept vor.

Jugendalter: Erst handeln, dann denken?
Die neurowissenschaftliche Forschung zeigt mit dem Modell dualer Systeme eine neue Perspektive zum Verständnis riskanten Verhaltens im Jugendalter auf (Steinberg 2010). Demnach entwickeln sich zwei neurobiologische Systeme während des Jugendalters mit unterschiedlicher Geschwindigkeit. Zum einen das sozial-emotionale System, welches das ventrale Striatum und die Amygdala umfasst, und zum anderen das kognitive Kontrollsystem, das sich auf den präfrontalen Kortex bezieht. Das sozial-emotionale System ist mit der Verarbeitung von Emotionen, von Neuem und mit Belohnung verknüpft und das kognitive Kontrollsystem mit Impulskontrolle, Emotionsregulation und dem Abschätzen von Folgen des eigenen Handelns. Die zentrale Aussage des Modells ist, dass sich diese Systeme zu verschiedenen Zeitpunkten entwickeln und somit die strukturelle und funktionale Reife in einem anderen Alter erreicht wird. Im Jugendalter bildet sich zunächst das sozial-emotionale System aus, sodass eine höhere Sensitivität für Belohnungsreize besteht, während das kognitive Kontrollsystem erst im jungen Erwachsenenalter ausreift. In dieser Zeit sind Jugendliche demnach weniger dazu in der Lage, Handlungen zu unterdrücken, Emotionen zu regulieren oder die Folgen ihres Handelns abzusehen. Damit steigt die Wahrscheinlichkeit für riskantes Verhalten wie Alkoholkonsum, frühe Sexualkontakte oder aggressiv-dissoziales Verhalten.

9.3.1 Problemverhaltenstheorie

Im Rahmen der Problemverhaltenstheorie stellt Jessor (1987) die Ätiologie und Funktion jugendlichen Problemverhaltens dar. Unter Problemverhalten versteht er Verhaltensweisen, die von der Norm abweichen, wie etwa Alkoholkonsum und -missbrauch, kriminelles Verhalten, Sexualkontakte usw. Bedingt werden diese problematischen Verhaltensweisen durch individuelle Faktoren auf Seiten des Jugendlichen, der von ihm wahrgenommenen Umwelt und seinem Verhalten. Diese drei Bereiche werden von Jessor auch als Systeme bezeichnet, die einen psychosozialen Einfluss ausüben (◘ Abb. 9.2). Sie umfassen Faktoren, die einen risikoerhöhenden oder einen risikomildernden Effekt auf das Problemverhalten ausüben können. Damit wird in dieser Theorie das Verhalten jeweils als Resultat komplexer Person-Umwelt-Interaktionen beschrieben. Es ergibt sich aus diesem Zusammenspiel eine Neigung für entwicklungsangemessenes oder problematisches Verhalten.

Persönliche Faktoren des Jugendlichen werden auf der sozial-kognitiven Ebene beschrieben. Sie reflektieren Werte, Erwartungen und Einstellungen des Jugendlichen zu sich selbst und zu anderen. Ergibt sich in diesem System eine Neigung zu problematischem Verhalten, korrespondiert dies mit bestimmten Überzeugungen und Werten. Jugendliche mit Problemverhalten bewerten demzufolge schulische Leistungen gering, aber ihre eigene Unabhängigkeit hoch. Gleichzeitig haben sie eher die Erwartung, keines dieser Ziele zu erreichen. Sie weisen einen geringen Selbstwert auf, lehnen gesellschaftliche Regeln und Normen ab und haben positive Einstellungen zu deviantem Verhalten.

Die Merkmale der Umwelt werden von Jessor (1987) ebenfalls über die kognitive Ebene des Jugendlichen beschrieben, das heißt, welche Bedeutung er diesen Faktoren zuschreibt. So kann dargestellt werden, ob ein Jugendlicher sich beispielsweise mehr an den Eltern und der Familie orientiert oder an den Freunden und Gleichaltrigen. Neigt er eher zu den Freunden, dann würde diese Tatsache für eine geringere Orientierung an Konventionen sprechen, es wären mehr Modelle für Problemverhalten zugänglich und es liegt weniger Kontrolle bei deviantem Verhalten vor. Unterstützt wird das Problemverhalten durch eine geringe elterliche Unterstützung und

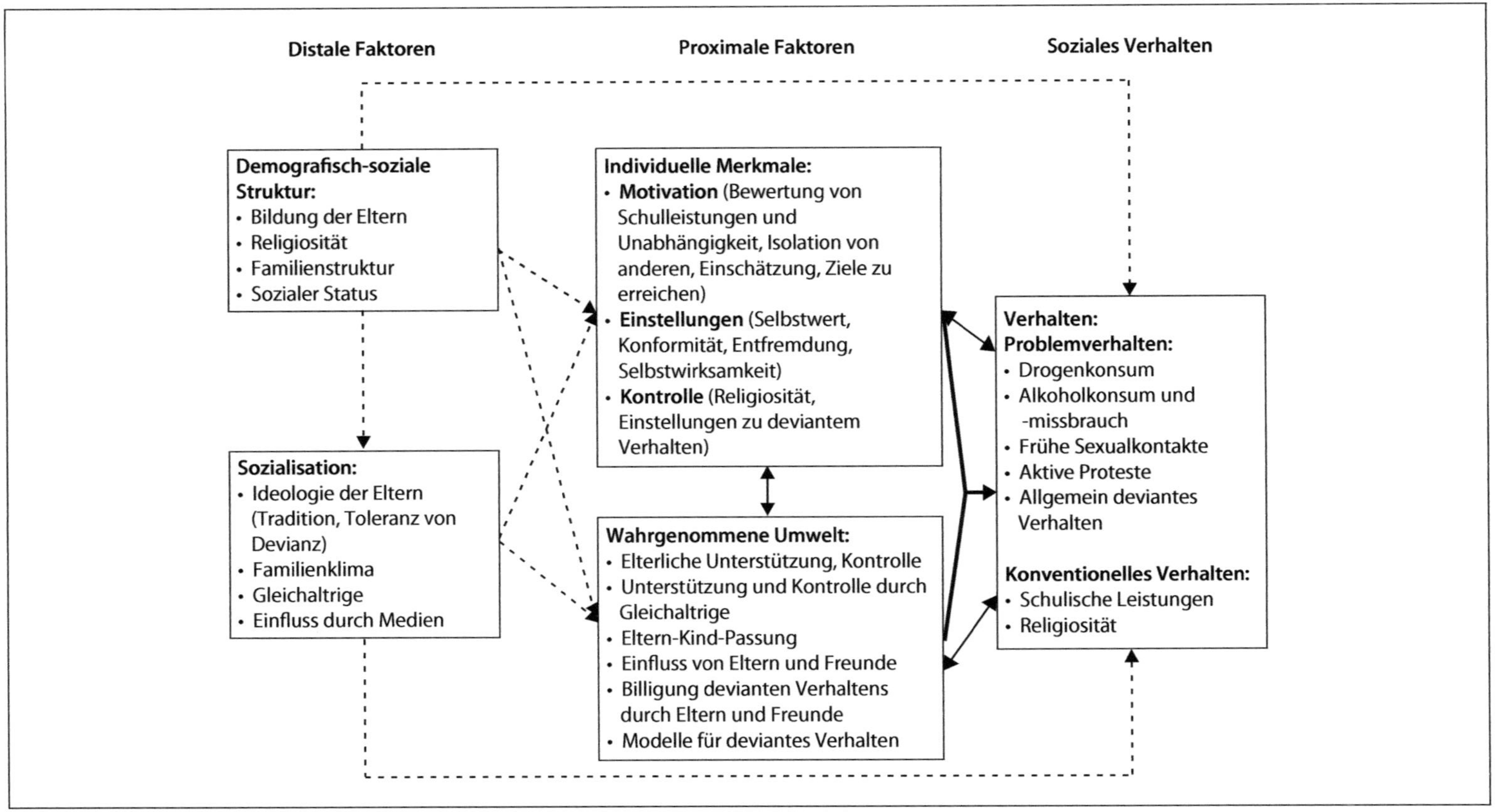

Abb. 9.2 Übersicht über die Struktur der Problemverhaltenstheorie (adaptiert nach Jessor 1987)

Kontrolle, eine geringe Qualität der Eltern-Kind-Beziehung oder auch durch elterliche Einstellungen, die abweichendes Verhalten tolerieren.

Ob ein Problemverhalten auftritt oder nicht, resultiert aus dem Zusammenspiel der Risiko- und Schutzfaktoren (z. B. Religiosität). Jessor (1987) weist daraufhin, dass das Problemverhalten aus Sicht des Jugendlichen gewisse Funktionen erfüllt. Es kann ein Instrument sein, um bestimmte Ziele zu erreichen, die er beispielsweise aufgrund seines Alters noch nicht erreichen kann. Es kann für Unabhängigkeit stehen oder für eine Auflehnung gegen die Regeln und Normen der Gesellschaft. Beim Alkohol kann Problemverhalten auch eine Möglichkeit zum Stressabbau darstellen und abweichendes Verhalten den Wunsch ausdrücken, zu einer bestimmten Bezugsgruppe zu gehören. Problemverhalten des Jugendlichen ist damit gekoppelt an eine Reifungslücke oder den Wunsch nach einer weiter vorangeschrittenen Reife. Es zeigt damit einen »Übergangswunsch« des Jugendlichen an und spielt somit eine Rolle bei seiner psychosozialen Entwicklung. Aggressives Verhalten und Alkoholkonsum oder -missbrauch stellen im Rahmen dieses Erklärungskonzeptes Facetten des Problemverhaltens dar.

Die Problemverhaltenstheorie von Jessor (1987) betont das Zusammenwirken von persönlichen, psychosozialen und Verhaltensmerkmalen bei der Ätiologie von problematischem Verhalten im Jugendalter. Problemverhaltensweisen im Jugendalter treten nicht unabhängig voneinander auf und sie erfüllen bestimmte Funktionen. Je größer der Entwicklungsdruck eines Jugendlichen sich darstellt, desto eher wird er Problemverhalten zeigen. Damit verknüpft Jessor seine Problemverhaltenstheorie mit Annahmen über die »normale« Entwicklung von Jugendlichen.

Die Problemverhaltenstheorie von Jessor (1987) lässt sich auch mit dem Late-onset-Modell aggressiven Verhaltens nach Moffitt (1993a) verknüpfen. Moffitt beschreibt das Auftreten aggressiven Verhaltens im Jugendalter ebenfalls als Phänomen des Jugendalters, mit dem eine Reifungslücke überbrückt werden soll. Die Problemverhaltenstheorie wurde empirisch durch verschiedene Studien bestätigt, besonders was das gemeinsame Auftreten von problematischem oder riskantem Verhalten angeht (Jessor et al. 2003). Sie eignet sich daher dafür, jugendspezifisches Problemverhalten (wie Alkoholkonsum und aggressiv-dissoziales Verhalten) zu erklären und davon ausgehend Konzepte für die Prävention und Therapie zu entwickeln. Für früh auftretendes aggressiv-dissoziales Verhalten ist die Aussagekraft jedoch begrenzt.

9.3.2 Kumulatives Risikomodell für jugendlichen Substanzmissbrauch und gewalttätiges Verhalten

Im Rahmen des kumulativen Risikomodells von Webster-Stratton u. Taylor (2001) wird früh auftretendes aggressives Verhalten mit Alkoholkonsum und -missbrauch in Beziehung gesetzt (◘ Abb. 9.3). Die abweichende Entwicklung wird ab dem Kleinkindalter beschrieben. Sie startet mit einem schwierigen Temperament des Kindes, das sich durch impulsives Verhalten, intensiven Ärger und Wutausbrüche ausdrücken kann. Eltern können sich durch dieses Verhalten überfordert fühlen und unangemessenes Erziehungsverhalten einsetzen, beispielsweise in dem sie harsch und streng bestrafend reagieren oder dem Kind nachgeben, um einen Konflikt zu beenden. Dieses Erziehungsverhalten unterstützt das Auftreten von oppositionell-trotzigem und aggressivem Verhalten. Es entsteht ein negativer Kreislauf zwischen kindlichem und elterlichem Verhalten, der das problematische Verhalten verstärkt. Die Kinder haben dadurch weniger die Möglichkeit, sozial angemessenes und prosoziales Verhalten zu erlernen. Im Kindergarten und in der Schule werden sie deshalb eher von

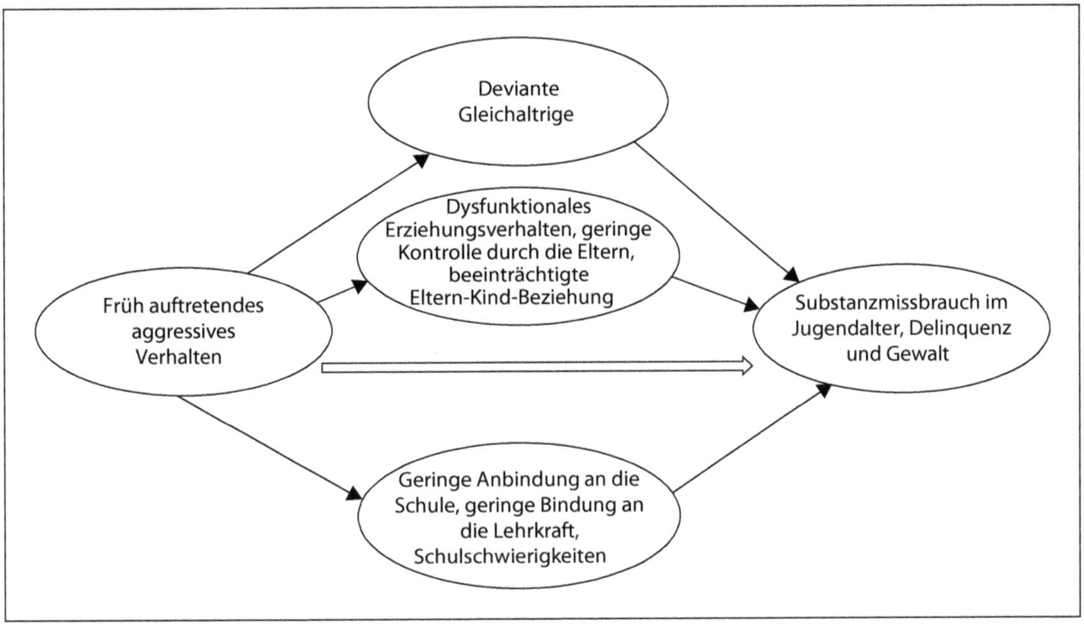

Abb. 9.3 Kumulatives Risikomodell jugendlichen Substanzmissbrauchs und gewalttätigen Verhaltens (adaptiert nach Webster-Stratton u. Taylor 2001, S. 166)

anderen abgelehnt. Das schwierige Verhalten des Kindes begünstigt zudem eine ungünstige Beziehung zur Lehrkraft. Das Kind bekommt weniger Unterstützung und erfährt überwiegend negative Aufmerksamkeit, wodurch die schulischen Leistungen vermindert werden und eine positive Anbindung des Kindes an die Schule ausbleibt. Die Orientierung an ebenfalls abgelehnten Gleichaltrigen setzt den negativen Entwicklungsverlauf fort. Aggressiv-dissoziales Verhalten wird durch diesen weiter verstärkt und ebenfalls Alkohol- und Drogenkonsum. Das Modell von Webster-Stratton u. Taylor (2001) bindet damit die empirisch gesicherten Risikofaktoren in einen Entwicklungsverlauf ein und stellt einen negativen Synergieeffekt dar. Das Problemverhalten weitet sich immer weiter aus; es wird vielfältiger und mündet im Jugendalter in schwerwiegendes Problemverhalten und Substanzmissbrauch.

Ergebnisse aus Längsschnittstudien bestätigen einen solchen Verlauf und die Kumulation der Risikofaktoren. Jugendliche mit aggressiv-dissozialem Verhalten haben einen frühen Beginn des Alkoholkonsums und oftmals nehmen sie weitere Drogen zu sich verglichen mit Jugendlichen ohne eine solche Störung (Button, Rhee, Hewitt, Young, Corley u. Stallings 2007; Lopez et al. 2008; Zernicke et al. 2010). Das aggressiv-dissoziale Verhalten dieser Jugendlichen ist schwerwiegender als das von Jugendlichen ohne problematischen Alkoholkonsum (Howard et al. 2012). Dieses Entwicklungsmuster kann zu einem chronischen Alkoholmissbrauch führen (Knop et al. 2009). Jugendliche mit aggressiv-dissozialem Verhalten und Alkoholmissbrauch haben ebenfalls ein erhöhtes Risiko, im Erwachsenenalter eine antisoziale Persönlichkeitsstörung zu entwickeln (Loeber, Burke u. Lahey 2002), auch wenn sie eine Therapie wegen einer Störung durch Substanzkonsum erhalten haben (Myers et al. 1998). Damit setzt sich der negative Entwicklungsverlauf vom Jugendalter bis in das Erwachsenenalter fort. Allerdings entwickeln nicht alle Jugendlichen mit einer Störung des

Sozialverhaltens auch eine Störung durch Alkoholkonsum. Entsprechend wichtig ist es, die Jugendlichen zu bestimmen, die dafür ein erhöhtes Risiko aufweisen.

9.4 Prävention von Alkoholkonsum und -missbrauch im Jugendalter

Die Prävention von Alkoholkonsum und Störungen durch Alkoholkonsum im Jugendalter bildet ein wichtiges Ziel. Wie dargestellt kann der Konsum von Alkohol im Jugendalter mit erheblichen negativen Konsequenzen für die weitere Entwicklung einhergehen. Aufgrund der vielfältigen Risikofaktoren für Alkoholkonsum und -missbrauch ist von verschiedenen Entwicklungsverläufen auszugehen. Die große Anzahl von Risikofaktoren legt nahe, dass Präventionsmaßnahmen sich an verschiedene Ebenen richten sollten, beispielsweise an die Jugendlichen, an die Eltern und an die Schule. Eine wichtige Rolle für die Prävention von Alkoholkonsum und -missbrauch im Jugendalter nimmt zudem die Verhältnisprävention ein. Darunter werden universelle Maßnahmen auf gesellschaftlicher Ebene gefasst, die den Zugang zu alkoholischen Getränken für Jugendliche erschweren.

Korczak, Steinhauser u. Dietl (2011) berichten über die Wirksamkeit präventiver Maßnahmen im Kindes-, Jugend- und jungen Erwachsenenalter. Dazu sichteten sie über 400 Studien, von denen jedoch nur 59 hinreichend aussagekräftig waren; davon stammten lediglich neun Studien aus Deutschland. Aufgrund der vielen verschiedenen Risikofaktoren umfassen die Programme u. a. Ziele, die sich auf das Wissen und die Erwartung über die Wirksamkeit von Alkohol beziehen, die den Einfluss von Gleichaltrigen berücksichtigen, die das elterliche Erziehungsverhalten sowie die Kommunikation über Alkohol oder die Schulkultur ansprechen. Sie folgern aus der Arbeit, dass Mehrkomponenten-Programme den schulbezogenen Programmen überlegen sind. Insgesamt ziehen Korczak et al. (2011) den Schluss, dass Präventionsmaßnahmen in Deutschland noch nicht ausreichend auf ihre Wirksamkeit überprüft wurden.

Foxcroft u. Tsertsvadze (2012) erstellten eine Übersicht zur Wirksamkeit universeller Präventionsprogramme gegen Alkoholmissbrauch. Sie folgern, dass schulbezogene Programme, die allgemeine Lebenskompetenzen steigern, zu einer Reduktion des Alkoholkonsums beitragen. Ebenso familienorientierte Programme, die auf eine Förderung des Erziehungsverhaltens abzielen, zum Beispiel durch das Einführen klarer Regeln, durch elterliche Unterstützung und Monitoring des Kindes. Im Gegensatz zu Korczak et al. (2011) weisen sie daraufhin, dass noch nicht ausreichend Ergebnisse vorliegen, die dafür sprechen, dass Multikomponenten-Programme einfachen Interventionen überlegen sind. Allerdings bezogen sich Foxcroft u. Tsertsvadze (2011) auf universelle Maßnahmen und nicht auf Vorgehensweisen für Kinder und Jugendliche mit bereits bestehenden Risiken oder ersten Problemen.

Die universellen Präventionsmaßnahmen werden für Jugendliche mit bereits bestehendem aggressiv-dissozialem Verhalten vermutlich wenig geeignet sein, um eine negative Entwicklung zu verhindern. Die berichteten Ergebnisse zum Zusammenhang zwischen aggressivem Verhalten und Alkoholkonsum zeigen auf, dass die Risikofaktoren miteinander verwoben sind. Zur Prävention müssen also Maßnahmen herangezogen werden, die früh ansetzen und darauf abzielen, das Risiko für aggressiv-dissoziales Verhalten in der Kindheit zu reduzieren. Explizit weisen Webster-Stratton u. Taylor (2001) darauf hin, dass eine frühe Prävention aggressiven Verhaltens ebenfalls der Prävention von Substanzkonsum, -missbrauch und -abhängigkeit dient. Das kumulative Risikomodell eignet sich daher besser als Grundlage für Präventionsmaßnahmen, die explizit den Alkoholkonsum bei Jugendlichen mit aggressivem Verhalten in der Kindheit verhindern möchten. Ergebnisse familienorientierter Präventionsprogramme, die sich auf die Verhinderung und Reduktion von allgemeinen Problemverhaltensweisen beziehen (z. B. aggressiv-dissoziales Verhalten) bestätigen eine positive, wenn auch geringe Wirkung auf die Prävention von Alkoholmissbrauch (Foxcroft u. Tsertsvadze 2011).

9.5 Zusammenfassung und Schlussfolgerungen

Sowohl die Entstehung der Störung des Sozialverhaltens als auch die der Störungen durch Alkoholkonsum sind sehr komplex. Für das komorbide Auftreten beider Störungen werden verschiedene Erklärungsmodelle diskutiert. Für die Praxis bedeutet dies, dass es nicht sinnvoll ist, sich auf ein generelles Erklärungsmodell zu stützen. Vielmehr muss dieses für jeden Jugendlichen anhand seiner persönlichen Entwicklung abgeleitet werden.

Im eingangs genannten Beispiel wird geschildert, dass Timo erst im Jugendalter und unter Alkoholeinfluss aggressives und gewalttätiges Verhalten zeigt. Er trinkt besonders viel, wenn er mit seinen Freunden unterwegs ist, wobei sich sein Alkoholkonsum soweit gesteigert hat, dass er bereits in der Schule trinkt. Timo gehört damit zu der Gruppe von Jugendlichen, die sich in der Kindheit unauffällig entwickelten, aber im Jugendalter einen deutlichen Anstieg problematischen Verhaltens zeigen. Obwohl ein spätes Auftreten des Problemverhaltens generell mit einer günstigeren Prognose verbunden ist, benötigt Timo nun eine umfassende Hilfe, um sich günstig entwickeln zu können. Für Präventionsmaßnahmen gegen Alkoholkonsum ist es für Timo bereits zu spät.

Bei aggressiv-dissozialen Kindern sollte im Übergang zur Pubertät das Risiko für einen frühen Beginn von Alkoholkonsum und für die Entwicklung einer Störung durch Alkoholkonsum berücksichtigt werden. Ein früher Einstieg in den Alkoholkonsum geht mit einer ungünstigeren Entwicklung der Jugendlichen einher. Sie konsumieren mehr und häufiger Alkohol und das Risiko für aggressiv-dissoziales Verhalten steigt weiter an. Kinder mit aggressiv-dissozialen Anzeichen für Alkoholkonsum sollten frühzeitig einer gezielten Prävention zugeführt werden, um ein Fortschreiten von Konsum zu Missbrauch zu verhindern. Das Modell von Webster-Stratton u. Taylor (2001) legt nahe, dass durch eine frühe Prävention aggressiv-dissozialen Verhaltens auch der Konsum und Missbrauch von Alkohol im Jugendalter reduziert werden kann. Lochman u. Wells (2004) berichten über die Wirksamkeit eines Multikomponenten-Programms für aggressive Kinder. Sie können aufzeigen, dass die Kinder ein Jahr nach Ende der Prävention weniger delinquentes Verhalten zeigen, weniger Alkohol und Drogen konsumieren und aus Sicht ihrer Lehrkräfte weniger Probleme in der Schule haben. Die positiven Effekte wurde nach Lochman u. Wells (2004) dadurch erzielt, dass Kinder durch die Präventionsmaßnahmen besser dazu in der Lage waren, sich selbst zu regulieren (besonders das Ärgererleben zu steuern), häufiger die Einstellung hatten, dass aggressives Verhalten keine geeignete Lösung für ein Problem darstellte, und die Eltern konsistenter erzogen. Die Prävention setzt an der Reduktion gemeinsamer Risikofaktoren an, ohne dass – bereits im Kindesalter – die Wirkung und Nebenwirkungen von Alkoholkonsum thematisiert werden. Durch den Abbau der Risiken und den Aufbau von Schutzfaktoren soll allgemein die Widerstandskraft der Kinder gestärkt werden, sodass sie im Jugendalter eher widerstehen können.

Kriminelles und gewalttätiges Verhalten im Jugendalter

Fallstudie: Leserkommentare auf den Bericht eines Überfalls von drei Jugendlichen auf eine Frau*

In den Beiträgen, mit denen einige Leser im Internet den Bericht über den gewalttätigen Überfall von Jugendlichen auf eine Frau kommentierten, kommen sehr deutlich die Emotionen zum Ausdruck, die durch eine solche Tat in der Öffentlichkeit ausgelöst werden.

Ein Leser, der selbst Opfer eines Überfall geworden war, beschreibt zum einen die Selbstvorwürfe, nicht vorsichtiger oder misstrauischer gewesen zu sein, als eine Gruppe Jugendlicher hinter ihm auftauchte. Zum anderen zeigt er sich aber auch fassungslos angesichts der Urteile, die über solche gewaltbereiten Menschen verhängt werden: »Wenn ich dann die Urteile höre, gegen solche oder schlimmere Täter, das unendliche Verständnis für die Täter, werde ich wütend.« Wütend macht vor allem eine tief empfundene Ungerechtigkeit, die sich darin zeigt, dass »wir unsere ganze Energie für Menschen aufwenden, die diese nicht verdienen, und auf der Strecke bleiben diejenigen, die an dieser Gesellschaft mitwirken.«

Oder, wie es ein anderer Leser ausdrückt, dass die jugendlichen Täter die Leben von Menschen und ihren Familien zerstören, sie selbst »genießen aber höchsten Schutz ihrer Persönlichkeit«.

Zynisch kommentiert ein Leser Maßnahmen, bei denen gewalttätige, straffällig gewordene Jugendliche statt zu Gefängnisstrafen zu gemeinsamen Aktivitäten, wie z. B. Klettern und Bergtouren machen, verurteilt werden, um sie zu »kurieren«. Er sieht darin »im Grunde das Eingeständnis, dass all die Sozialarbeit bei einigen für die Katz ist.« Ursache für das aus Jugendgewalt entstehende »Desaster« sind in seinen Augen »lasche Richter«.

Ähnlich ist die Reaktion auf den Vergleich von gewalttätigen Jugendlichen mit »entsicherten Waffen«: Der Kommentator fordert, dass eben auch dementsprechend mit ihnen umgegangen werden muss.

Manche Betroffene versuchen bei aller Wut über erfahrene Gewalt und das damit verbundene Gefühl von Ohnmacht gegenüber einer ungebremsten Brutalität dennoch, eine Erklärung dafür zu finden, z. B. »dass in solchen Menschen etwas irreparabel fehlt oder durch Mangel verkümmert ist oder durch eine archaische Erziehung gefördert.« Die Opfersicht bleibt dennoch nach der Lektüre des Zeit-Artikels gut nachvollziehbar: »Es ist auch kein Trost, dass auch die Täter wohl Opfer waren und man selbst hier nur das letzte Glied einer Kette ist.«

Der aggressive Jugendliche, der jede Einsicht vermissen lässt und sich mit einem gebrüllten »Therapier' mich nicht!« dem Therapieangebot verschließt, provoziert bei einem anderen Leser die pauschale Forderung, ihn einzusperren und am besten »im Knast ein wenig arbeiten zu lassen, um die Staatskasse zu entlasten«. Denn für ihn steht fest, »ein böser Wille ist nicht therapierbar«.

Da wird dann der Ruf laut nach einer »schnellen und effektiven Justiz«, weil »diese ganze Sozialtherapie-Maschinerie wohl nicht so recht funktioniert«. Was in den Augen des fassungslosen Lesers hilft, ist »einsperren und zwar nachhaltig«.

Die Wut über die vermeintliche Unfähigkeit der Verantwortlichen, die »Steuergelder für unnützen Mist verschleudern«, statt für gezielte Maßnahmen einzusetzen, gipfelte in einem Leserkommentar in dem Wunsch, diese mögen »selber Opfer eines solchen Überfalls werden«.

Wie tief Angst und Unsicherheit angesichts von Gewalttätigkeit und Kriminalität bei Jugendlichen innerhalb der Gesellschaft ist, beschreibt vielleicht am besten der Leserbeitrag: »Mich hat schon lange kein Artikel mehr so berührt.«

*(http://www.zeit.de/2010/49/Ueberfall-Gewalt-Jugendkriminalitaet/seite-2?commentstart=25#comments)

Die Leserkommentare lassen viele Gefühle erkennen: Wut, Angst, Empörung, Zweifel an Recht und Gerechtigkeit. Lassen sich jugendliche Gewalttäter überhaupt noch resozialisieren oder müsste man sie gleich »wegsperren«? Einige Leser beantworten diese letzte Frage in ihren Kommentaren klar mit einem »Ja«. Aber, wie hoch ist überhaupt die Rückfallquote bei jugendlichen Straftätern? Wie wirksam sind die angebotenen Resozialisierungsmaßnahmen? Die Opfer von Gewalttaten fühlen sich ungerecht behandelt, wenn derjenige, der sie zusammengeschlagen hat, anschließend mit anderen Jugendlichen in den Alpen wandern geht – um resozialisiert zu werden. Wie müssen Maßnahmen und Hilfestellungen gestaltet sein, die voraussichtlich wirksam sind?

Das Thema »Jugendgewalt« ist in der Öffentlichkeit sehr präsent. Viele befürchten, dass sich die Kriminalität in Deutschland in Zukunft verstärken wird (Baier et al. 2010). Die subjektive Furcht vor Kriminalität beeinflusst negativ die Lebensqualität, weil dadurch bestimmte Aktivitäten oder Orte gemieden werden (Brings 2012). Deutlich wird an den Leserkommentaren zum oben zitierten Artikel in der »Zeit« besonders die negative Bewertung der Wirksamkeit der sozialen Rehabilitation von jugendlichen Straftätern. Bereits 1974 stellte Robert Martinson in einem Beitrag zur Rehabilitation von Straftätern die Frage, welche Maßnahmen wirkungsvoll sind, und beantwortete sie mit »nothing works«. Diese Antwort fand eine breite Resonanz in Wissenschaft, Politik und in der Gesellschaft, gegen die aktuelle empirische Befunde scheinbar nur schwer ankommen.

In diesem Kapitel wird aufgezeigt, dass aggressiv-dissoziales und kriminelles Verhalten im Jugendalter durchaus eine gewisse Verbreitung aufweist. Es handelt sich jedoch nur um einen kleinen Anteil an Jugendlichen, die als gewalttätige Intensivtäter in Erscheinung treten. Daten aus dem Hellfeld und dem Dunkelfeld werden dargestellt, um zu beschreiben, wie oft Jugendliche aggressiv-dissoziales Verhalten zeigen und welche Faktoren damit in Verbindung stehen. Es werden verbreitete Maßnahmen beschrieben, die im Bereich Resozialisierung angeboten werden, und anhand von aktuellen Meta-Analysen wird die Frage beantwortet, welche am wahrscheinlichsten dazu geeignet sind, Jugendliche von kriminellen Karrieren abzuhalten.

10.1 Erscheinungsformen kriminellen und gewalttätigen Verhaltens im Jugendalter

Um Angaben zur Häufigkeit aggressiv-dissozialen und kriminellen Verhaltens im Jugendalter machen zu können, kann auf unterschiedliche Daten zurückgegriffen werden. Zunächst kann auf die jährliche Dokumentation aus der Polizeilichen Kriminalstatistik (PKS) verwiesen werden. Hier werden alle Delikte abgebildet, die der Polizei zur Kenntnis gelangen, und es werden Zahlen zu den Tatverdächtigen zur Verfügung gestellt. Die in der PKS abgebildeten Zahlen können von einer Reihe von Faktoren beeinflusst werden, wie beispielsweise dem Anzeigeverhalten, der polizeilichen Kontrollintensität oder Änderungen im Strafrecht (PKS 2011). In der PKS (2011) wird deswegen darauf hingewiesen, dass sie keine reale Abbildung des kriminellen Verhaltens darstellt, sondern eine mehr oder weniger gelungene Annäherung. In sogenannten Dunkelfeldstudien werden in der Regel bestimmte Bevölkerungsgruppen befragt, beispielsweise, ob sie Opfer oder Täter delinquenten Verhaltens wurden. Hier fließen dann ebenfalls kriminelle Handlungen ein, die der Polizei nicht zur Kenntnis gebracht wurden.

10.1.1 Ergebnisse aus dem Hellfeld

Im Jahr 2011 wurden insgesamt 2.112.843 Tatverdächtige registriert. Die meisten der Tatver-

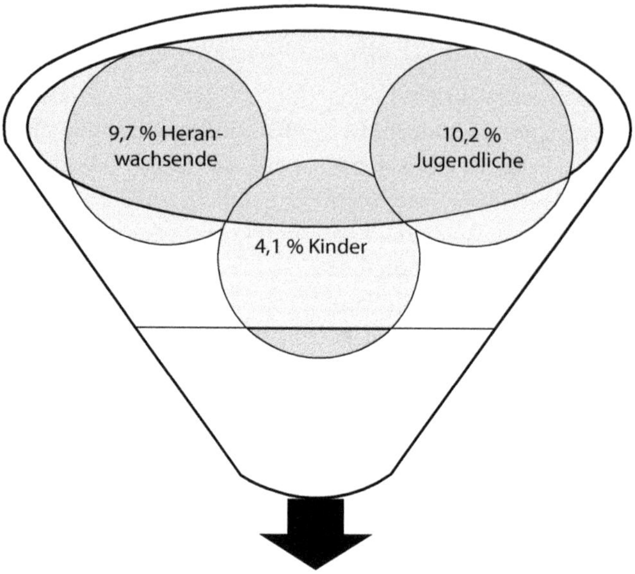

Abb. 10.1 Prozent tatverdächtiger Kinder und Jugendlicher im Jahr 2011 (PKS 2011)

dächtigen sind mit einem Anteil von 76,1 % Erwachsene ab 21 Jahren. Im Weiteren verteilten sich die Tatverdächtigen auf 4,1 % Kinder (unter 14 Jahre), 10,2 % Jugendliche (14- bis 18-Jährige) und 9,7 % Heranwachsende (18- bis 21-Jährige) (Abb. 10.1).

Im Vergleich mit der Altersverteilung der gesamten Bevölkerung sind Jugendliche und Heranwachsende überproportional häufig als Tatverdächtige in der PKS vertreten.

Es gab insgesamt einen Rückgang der Tatverdächtigenzahl im Vergleich zum Vorjahr. Dieser fiel in der Gruppe der Jugendlichen mit einem Rückgang um 7,3 % am deutlichsten aus, gefolgt mit 6,9 % bei den Kindern und 5,7 % bei den Heranwachsenden. Diese Unterschiede bei den Tatverdächtigen werden unter anderem mit demografischen Veränderungen erklärt. Nimmt man einen längerfristigen Zeitrahmen der Kriminalitätsentwicklung, dann zeigt sich bis zum Jahr 2008 durchaus ein Anstieg. Beispielsweise stieg die Anzahl Tatverdächtiger für schwere und gefährliche Körperverletzung von 1998 bis zum Jahr 2008 deutlich an. Im Jahr 1998 lag sie für Jugendliche noch bei 565 auf 100.000 und im Jahr 2008 bei 876. Für Heranwachsende hat sich diese Zahl im gleichen Zeitraum von 600 im Jahr 1998 auf 934 im Jahr 2008 erhöht.

In allen Altersgruppen dominieren Männer bei den Tatverdächtigen. Nur in der Altersgruppe 12- bis 16-Jähriger sind Mädchen etwas häufiger vertreten als Jungen (12,2 % vs. 9,5 %). Getrennt nach der Staatsangehörigkeit zeigt sich, dass deutsche Kinder, Jugendliche und Heranwachsende absolut öfter als Tatverdächtige registriert wurden als nichtdeutsche (Abb. 10.2).

Die häufigsten Delikte von Jugendlichen waren Körperverletzung (24 %), Ladendiebstahl (24,3 %) und Sachbeschädigung (15,4 %). Die meisten der Jugendlichen und Heranwachsen-

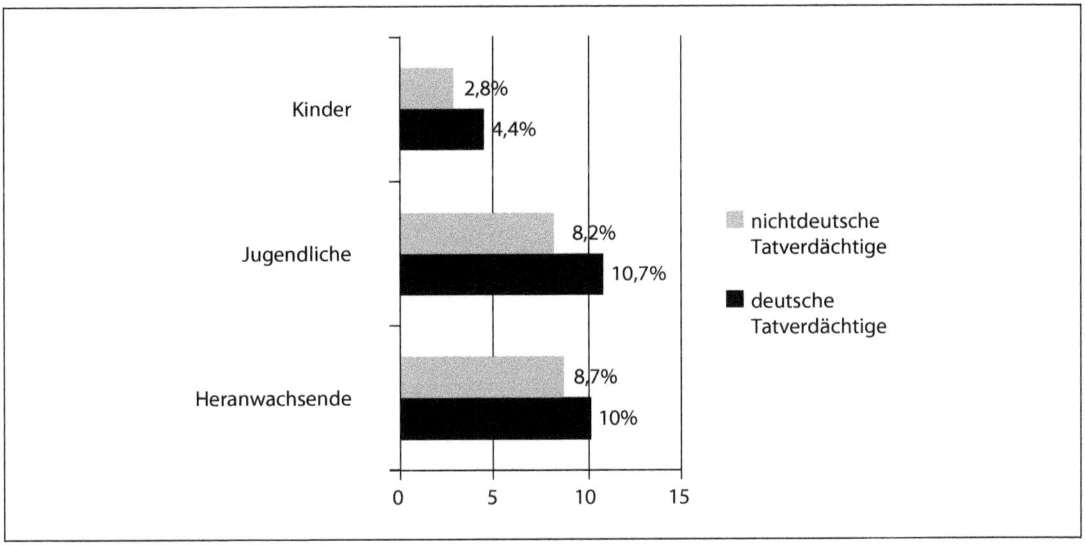

Abb. 10.2 Deutsche und nichtdeutsche Tatverdächtige unter 21 Jahren im Jahr 2011 an der Gesamtzahl der Tatverdächtigen (PKS)

den sind im Berichtsjahr 2011 nur einmal als Tatverdächtige aufgefallen (67,8 % bzw. 66,1 %). Es gab jedoch einige Jugendliche, die mehrfach als Tatverdächtigte registriert wurden:

- rund 28 % fielen zwei- bis fünfmal innerhalb eines Jahres auf,
- ca. 3,5 % zwischen sechs- und zehnmal und
- fast 2 % sogar mehr als zehnmal.

In Deutschland können Kinder unter 14 Jahren strafrechtlich nicht belangt werden. Für Jugendliche im Alter zwischen 14 und 17 Jahren sowie unter bestimmten Voraussetzungen für die 18- bis 20-Jährigen kann das Jugendstrafrecht angewandt werden. Bei diesem steht deutlich ein Erziehungsgedanke im Vordergrund und es soll erneuten Straftaten eines Jugendlichen oder Heranwachsenden entgegenwirken. Sanktionen, die für Jugendliche ausgesprochen werden, sind:

- Erziehungsmaßregeln (Teilnahme an sozialen Trainingskursen, Weisungen zur Lebensführung, Entziehungskur),
- Zuchtmittel (z. B. Jugendarrest bis Geldstrafe),
- zur Bewährung ausgesetzte Freiheitsstrafen oder
- eine Jugendstrafe ohne Bewährung.

Erziehungsmaßregeln gelten nicht als Strafe und finden deshalb keinen Eingang in das Bundeszentralregister. Sie zielen nämlich darauf ab, die Erziehung des Jugendlichen zu fördern und zu regeln. Kommt ein Jugendlicher den Weisungen nicht nach, kann auch ein Jugendarrest verhängt werden (§ 11 Abs. 3 JGG). Anders verhält es sich bei der Jugendstrafe, die nur bei »schädlichen Neigungen des Jugendlichen, (wenn) Erziehungsmaßregeln oder Zuchtmittel zur Erziehung nicht ausreichen oder wenn wegen der Schwere der Schuld Strafe erforderlich ist« (§ 17 Abs. 2 JGG) angeordnet wird.

Zu den Zuchtmitteln gehört unter anderem der Jugendarrest, der allerdings nicht die Rechtswirkung einer Strafe besitzt. Es wird unterschieden zwischen dem Freizeitarrest, dem Kurzarrest und einem Dauerarrest. Der Freizeitarrest bezieht sich in der Regel auf ein oder zwei Wochenenden, die ein Jugendlicher in einer Jugendarrestanstalt verbringen muss. Durch die

Beschränkung des Freiheitsentzugs auf das Wochenende besteht für den Jugendlichen keine Einschränkung für die Schule oder die Ausbildung. Der Kurzarrest dauert maximal vier Tage (§ 16 Abs. 3 JGG) und der Dauerarrest zwischen einer und vier Wochen (§ 16 Abs. 4 JGG). Der Jugendarrest soll dem Jugendlichen helfen, die Schwierigkeiten zu bewältigen, die zur Straftat geführt haben.

Für das Jahr 2009 berichtet Brings (2012), dass für 76 % der Verurteilten nach dem Jugendstrafrecht am häufigsten Zuchtmittel eingesetzt wurden. Mit Erziehungsmaßregeln, die zu den mildesten Sanktionen gehören, wurden im Jahr 2009 ungefähr 8 % aller Verurteilten belegt und 16 % erhielten eine Jugendstrafe. Vergleicht man die Deliktgruppen von Jugendlichen und Heranwachsenden mit denen Erwachsener, treten deutliche Unterschiede auf. Im Verhältnis werden weitaus mehr Jugendliche und Heranwachsende wegen Delikten gegen Personen (z. B. Körperverletzung) und wegen Diebstahl verurteilt als Erwachsene. Bei Erwachsenen liegen beispielsweise mehr Verurteilungen wegen Betrug und Urkundenfälschung vor sowie wegen weiteren Straftaten gegen die öffentliche Ordnung.

Jehle, Albrecht, Hohmann-Fricke u. Tetal (2010) legten einen Bericht zur Legalbewährung nach strafrechtlichen Sanktionen vor. Ausgewertet wurden anhand der Daten des Bundeszentralregisters für die Jahre 2004 bis 2007 die Rückfallraten in Abhängigkeit von Sanktion, Delikt, Vorstrafen, Alter und Geschlecht. Für Jugendliche berichten sie insgesamt eine Rückfallrate von 41 %. Am höchsten ist die Rückfallrate bei Jugendlichen, die eine Jugendstrafe ohne Bewährung erhielten. 70 % dieser Jugendlichen wurden im betrachteten Zeitrahmen rückfällig und ca. 50 % davon erhielten wieder eine Jugendstrafe (mit oder ohne Bewährung). Am seltensten wurden Jugendliche rückfällig, bei denen das Verfahren eingestellt wurde (Absehen von Verfolgung, Einstellung nach §§ 45, 47 JGG), obwohl selbst hier rund 36 % der Jugendlichen wieder auffällig wurden. Werden diese Fälle aus der Berechnung der Rückfallrate herausgenommen, liegt die Rate statt bei 41 % bei etwas über 50 %. Jugendliche werden insgesamt häufiger rückfällig als Erwachsene und das umso eher, wenn ein stationärer Strafvollzug erfolgte. Es besteht damit auch ein deutlicher Zusammenhang mit der Vorstrafenbelastung, da die Rückfallrate mit der Anzahl früherer Verurteilungen zunimmt.

Rund 50 % der nach dem Jugendstrafrecht sanktionierten Jugendlichen wurden in den folgenden drei Jahren rückfällig (ohne Entscheidungen nach §§ 45,47 JGG; Jehle et al. 2010).

10.1.2 Ergebnisse der Dunkelfeldforschung

Ergebnisse zur Dunkelfeldforschung liegen aus repräsentativen Studien vom Kriminologischen Forschungsinstitut (KFN) in Hannover vor. Sie befragten 44.610 Jugendliche der neunten Jahrgangsstufe aus ausgewählten Landkreisen in Deutschland zum Thema Opfer und Täter von Gewalt. Das optimistische Ergebnis dieser Studie stellen Baier, Pfeiffer, Simonson u. Rabold (2009) zuerst da: Die meisten Jugendlichen haben in den zwölf Monaten vor der Befragung persönlich keine Gewalt erfahren!

16,8 % der Jugendlichen gaben an, in den letzten zwölf Monaten vor der Befragung schon einmal Opfer von Gewalt gewesen zu sein, davon 3,9 % mindestens fünffach oder noch häufiger. Am häufigsten wurde genannt: Körperverletzung, schwere Gewalt, sexuelle Belästigung und Raub. Jungen waren mit 20,2 % häufiger davon betroffen als Mädchen (13 %). Während Mädchen von sexueller Belästigung häufiger betroffen waren (6,8 %), berichteten die Jungen häufiger davon, Opfer von Körperverletzungen, schwerer Gewalt oder Raub geworden zu sein. 67 % der Opfer kannten den Täter bereits, bevor sie zum

Opfer wurden. Deliktspezifisch betrachtet war der Anteil bekannter Täter besonders bei der sexuellen Gewalt hoch (72,5 %) und am niedrigsten beim Raub (39,2 %). Befragt danach, wem die Jugendlichen von der Gewalterfahrung erzählt haben, wurden zunächst Freunde benannt, gefolgt von den Eltern. Lehrern oder der Polizei wurde deutlich seltener über solche Vorfälle berichtet.

Happy Slapping

Happy Slapping oder »lustiges Dreinschlagen«, dieser Begriff bezieht sich auf das Fotografieren oder Filmen von Gewalttaten. Anschließend werden die Bilder oder Filme per Handy oder Internet ausgetauscht und gezeigt, wodurch das Opfer weiter erniedrigt wird. Nach den Daten der Schülerbefragung ist dieses Phänomen relativ selten. Von den befragten Opfern gaben lediglich 4,3 % an, während der Gewalterfahrung fotografiert oder gefilmt worden zu sein (Baier et al. 2009). Am häufigsten wurde bei sexuellen Gewalttaten oder bei schwerer Körperverletzung mit einer Kamera gefilmt. Nach der JIM-Studie (Medienpädagogischer Forschungsverbund Südwest 2009), die 12- bis 19-Jährige befragte, gaben 26 % der Jugendlichen an, schon einmal mitbekommen zu haben, dass eine Schlägerei mit dem Handy gefilmt wurde. Am häufigsten berichteten dies Schüler und Schülerinnen der Hauptschule.

Es gaben mehr Jugendliche an, in den letzten zwölf Monaten Täter (33,9 %) als Opfer gewesen zu sein (Baier et al. 2009). An der Spitze der Delikthäufigkeit liegen Vandalismus (14,6 %), Ladendiebstahl (13,3 %) und Körperverletzung (11,7 %). Förder- und Hauptschüler berichteten am häufigsten von Gewaltdelikten (21 % und 19 %), gefolgt von Schülern auf Gesamtschulen (14,6 %), Realschülern (13,4 %) und den Abschluss bilden Gymnasiasten und Waldorfschüler (8 %). Jugendliche mit Migrationshintergrund berichten häufiger über Gewalttaten als deutsche Jugendliche. An der Spitze stehen bei der Körperverletzung Jugendliche aus dem ehemaligen Jugoslawien (19,6 %), gefolgt von Jugendlichen aus Südeuropa (19,5 %), der Türkei (18,8 %) und Nordamerika (18,6 %). Am seltensten berichten Jugendliche aus Asien (8,5 %) oder Deutschland (9,9 %) von einer Körperverletzung. Werden weitere Belastungsfaktoren berücksichtigt, so löst sich jedoch der Zusammenhang mit dem Migrationshintergrund auf, das heißt, Jugendliche mit Migrationshintergrund sind nicht per se gewalttätiger, sondern es sind die damit einhergehenden Belastungen, die das Risiko für gewalttätiges Verhalten erhöhen. Dazu zählen besonders

- innerfamiliäre Gewalt,
- Alkohol- und Drogenkonsum,
- gewaltlegitimierende Männlichkeitsnormen,
- Schulschwänzen und
- Inanspruchnahme staatlicher Leistungen.

Gewaltlegitimierende Männlichkeitsnormen beziehen sich beispielsweise auf Aussagen wie »Ein Mann sollte bereit sein, Frau und Kinder mit Gewalt zu verteidigen.« oder »Ein Mann, der nicht bereit ist, sich gegen Beleidigungen zur Wehr zu setzen, ist ein Schwächling.« (Baier et al. 2009, S. 71). Am meisten Zustimmung dazu gaben Jugendliche aus Arabien/Nordafrika, der Türkei und dem ehemaligen Jugoslawien. Jugendliche mit Gewalt legitimierenden Männlichkeitsnormen befanden sich zudem deutlich häufiger unter den Mehrfachtätern.

Zwischen dem Status als Täter und dem als Opfer gibt es enge Bezüge: 32,9 % der Opfer berichteten, auch selbst gewalttätig gewesen zu sein (Baier et al. 2009). Bei Jungen ist dieser Zusammenhang stärker ausgeprägt als bei Mädchen. Rund 41 % der Jungen mit Opfererfahrung waren ebenfalls Täter im Vergleich zu 20 % der Mädchen. Einen Einfluss darauf hat möglicherweise der Umgang mit der Opfererfahrung, da diejenigen Opfer seltener zum Täter wurden, die eine Opfererfahrung zur Anzeige brachten, bei denen sich der Täter entschuldigte oder den Schaden wiedergutmachte.

Aus der Schülerbefragung 2007/2008 (Baier et al. 2010) wird besonders der enge Bezug zwischen Jugenddelinquenz und dem Anschluss an delinquente Gleichaltrige deutlich. Die meisten Jugendlichen lassen sich einem Freundeskreis zuordnen, in dem delinquentes Verhalten zumindest in einem geringen Ausmaß gezeigt wird (58,2 %). 31,2 % der Jugendlichen weisen einen unauffälligen Freundeskreis auf und 3,5 % gehören einem sehr delinquenten Freundeskreis an. Auf diese 3,5 % der Mitglieder sehr delinquenter Freundeskreise gehen jedoch 42,4 % aller berichteten Gewalttaten zurück. Dabei sind nichtdeutsche männliche Jugendliche fast doppelt so häufig Mitglied in einer Gang (9,8 %) wie deutsche Jungen (5,8 %).

Zur Entwicklung der Jugendgewalt in den letzten Jahren fassen Baier et al. (2009) zusammen, dass sie gleichbleibend bis etwas rückläufig ist. Ein Anstieg der Jugendgewalt, wie sie durch mediale Berichterstattung teilweise nahegelegt wird, ist nicht zu verzeichnen. Im Gegenteil lehnen Jugendliche sogar häufiger als noch vor einigen Jahren Gewalt als Mittel zur Durchsetzung eigener Interessen ab. Sie erwarten eher, dass Freunde, Eltern und Lehrer Gewalt missbilligen. Diese Einstellungen und Erwartungen unterstützen die Neigung, gewaltfreie Lösungen für Konflikte zu finden. Eine Erklärung für den Anstieg der Tatverdächtigenzahl in den letzten Jahren nach der PKS finden die Autoren durch eine erhöhte Anzeigebereitschaft der Jugendlichen, die sich beispielsweise seit 1998 für Körperverletzungsdelikte um 20 % bis 50 % erhöht hat.

10.2 Maßnahmen für jugendliche Straftäter

Härtere Strafen für jugendliche Straftäter sind kein geeignetes Mittel, um zukünftiges kriminelles Verhalten von Jugendlichen zu verhindern. Nach Fagan (1996) führen Strafen wie für Erwachsene bei Jugendlichen nur zu höheren Rückfallraten. Die Inhaftierung Jugendlicher bedeutet in der Regel auch, dass die einzigen Gleichaltrigen, zu denen regelmäßig Kontakt besteht, ebenfalls delinquente Jugendliche und Heranwachsende sind. Wie dargestellt, ist der Kontakt mit delinquenten Gleichaltrigen jedoch ein wichtiger Risikofaktor für zukünftig kriminelles Verhalten. Um diese Orientierung an massiv auffälligen Jugendlichen zu verhindern, wird von einigen Autoren gefordert, mit bereits deutlich auffälligen Jugendlichen keine Gruppenprogramme mehr durchzuführen (Eron et al. 2002; Gifford-Smith, Dodge, Dishion u. McCord 2005). Es besteht ein dringender Bedarf an Maßnahmen für straffällige Jugendliche, da ohne ein solches Angebot eine hohe Rückfallrate von 60 bis 80 % berichtet wird (Farrington 1995; Lattimore Visher u. Linster 1995). Dazu liegen aktuell verschiedene Konzepte für jugendliche Straftäter vor, die sich jedoch stark hinsichtlich ihrer theoretischen Orientierung, Standardisierung und dem Evaluationsgrad unterscheiden. Exemplarisch sollen hier vier unterschiedliche Ansätze vorgestellt werden, die teilweise kontrovers diskutiert werden.

■ Das Anti-Aggressivitäts-Training (AAT®)

Das Anti-Aggressivitäts-Training (AAT®) wurde von Weidner (2008) entwickelt und stellt eine Maßnahme für jugendliche Täter dar. Es handelt sich dabei um eine lerntheoretisch begründete Maßnahme, die ca. fünf Monate dauert und wöchentlich in mehrstündigen Gruppensitzungen angeboten wird. Weidner (2011, S. 85) benennt folgende Eckpfeiler des AAT®:

- Analyse der Aggressivitätsauslöser,
- Provokationstests,
- Analyse von Real- und Idealselbst,
- Neutralisierungstechniken,
- Opferkommunikation,
- Aggressivität als Vorteil,
- Subkulturanalyse und
- gewaltfördernde Strukturen bei Jugendlichen.

Besonders bekannt wurde das AAT® aufgrund der Methode des »heißen Stuhls«. Bei diesem werden im Gruppensetting die Straftaten des Jugendlichen systematisch kritisiert und Gewalt von den Gruppentrainern massiv abgelehnt. Das Ziel ist es, das delinquente Fehlverhalten infrage zu stellen, da nach Weidner (2011) ein Verstehen des Intensivtäters alleine nicht ausreichend ist. Allerdings weist er daraufhin, dass auch eine Tatkonfrontation mit den Opferfolgen alleine nicht ausreicht. Zudem ist die Konfrontation mit der Tat nicht für alle Täter gleichermaßen geeignet. Daher werden Täter nicht für das AAT® aufgenommen, wenn sie traumatische Erfahrungen gemacht haben, autoaggressives Verhalten zeigen oder bestimmte psychische Erkrankungen (z. B. Alkohol- oder Drogenabhängigkeit) aufweisen.

Zur Überprüfung der Wirksamkeit des AAT® liegen bislang nur wenige empirische Studien vor. Weidner (2011) stellt dazu folgende Ergebnisse zusammen: Das AAT® wird in der Praxis sehr gut akzeptiert. In rund zwei Drittel der Fälle wurden gewalttätige Intensivtäter, die an dem Programm teilnahmen, nicht einschlägig rückfällig. Durch das Programm werden ein Aggressionsabbau und eine geringere Erregbarkeit bei den Teilnehmern erreicht. Ohlemacher et al. (2001), die am KFN die Studie zur Evaluation des AAT® durchführten, schlussfolgern aus ihren Ergebnissen jedoch, dass die positiven Effekte des AAT® nicht über dem Durchschnitt anderer Maßnahmen liegen. Dies bedeutet, dass es keinen Unterschied machte, ob ein Jugendlicher am AAT® oder einer anderen Maßnahme teilnahm, die Rückfallrate lag immer bei etwa einem Drittel der Teilnehmer.

- **Erlebnispädagogik**

Ansätze der Erlebnispädagogik zielen darauf ab, Jugendlichen Lernsituationen anzubieten, die durch körperliche, soziale und psychische Herausforderungen geprägt sind (Sommerfeld 2006). Diese finden häufig in der Natur statt, zum Beispiel beim Wandern, Klettern oder Segeln. Das Erleben von »Grenzsituationen« soll zur Persönlichkeitsentwicklung von Jugendlichen beitragen, beispielsweise indem sie eine realistische Selbst- und Fremdeinschätzung erlangen und das Sozialverhalten, die Selbstverantwortung und der Selbstwert gefördert werden. Die Erlebnispädagogik gibt Jugendlichen die Möglichkeit, sich Herausforderungen zu stellen und sich auszuprobieren. Sie greift damit das ansteigende Risikoverhalten im Jugendalter auf, das delinquentes Verhalten begünstigt. Die Erlebnispädagogik bietet Jugendlichen einen legalen Rahmen, um sich ausprobieren.

Wilson u. Lipsey (2000) zeigen aus ihrer Meta-Analyse eine leicht geringere Rückfallrate nach erlebnispädagogischen Maßnahmen auf. Die Rückfallrate lag in der Gruppe der Teilnehmer einer erlebnispädagogischen Maßnahme bei 29 % im Vergleich zu 37 % in der Kontrollgruppe. Dafür bedeutsam waren ein hohes Ausmaß körperlicher Aktivitäten und die therapeutische Begleitung. Sie berichten des Weiteren einen geringen, aber positiven Effekt auf den Selbstwert und die Selbstkontrolle der Jugendlichen.

Zur Einordnung dieser Ergebnisse ist zu bedenken, dass die meisten Teilnehmer an den Programmen noch jünger waren, das heißt zwischen 13 und 15 Jahren. Dies spricht dafür, dass die Schwere des delinquenten Verhaltens durchschnittlich geringer ausgeprägt war. Des Weiteren ist zu berücksichtigen, welche Risikofaktoren für kriminelles Verhalten durch diese Maßnahmen reduziert werden. Die Bewältigung von Herausforderungen zielt ab auf die Förderung des Selbstbewusstseins und der Selbstkontrolle. Der Gruppenkontext dient dem Aufbau sozialer Fertigkeiten. Demnach richten sich solche Programme an Jugendliche mit einem geringen Selbstwert, geringer Selbstkontrolle und geringen sozialen Fertigkeiten (vgl. Wilson u. Lipsey 2000).

- **Boot-Camps**

Boot-Camps wurden zunächst in den USA begründet. Die Teilnehmer eines klassischen Boot-Camps haben einen strikten Tagesplan mit militärischem Stil, der Schwerpunkt liegt auf Drill, körperlichem Training und Ritualen (z. B. zum Start oder zum Abschluss), an denen teilweise auch die Familien teilnehmen können. Fehlverhalten wird unmittelbar bestraft, oftmals durch körperliche Aktivitäten (z. B. Liegestütze). Der militärische Stil wird dadurch unterstrichen, dass Angestellte und Jugendliche Uniformen tragen müssen. Allerdings unterscheiden Boot-Camps sich darin, welche Anteile therapeutische Begleitung, schulische Förderung und Arbeits- und Trainingsplan haben (Wilson et al. 2008).

Gegen Boot-Camps wurde einige Kritik laut (Meade u. Steiner 2010). Beispielsweise, weil die Struktur und Ideologie von Boot-Camps nicht denen einer sozialen Rehabilitation entsprechen und sie zu wenig auf die Ursachen kriminellen Verhaltens ausgerichtet sind. Cullen et al. (2005) weisen daraufhin, dass der autoritäre Stil und Drill, teilweise auch erniedrigendes Verhalten, nicht dazu geeignet sind, aggressiv-dissoziales Verhalten abzubauen. Im Gegenteil dient das Verhalten der Drill-Instrukteure eher als Modell, sodass aggressiv-dissoziales Verhalten verstärkt wird. Des Weiteren würde überwiegend mit negativer Verstärkung bzw. Bestrafung gearbeitet, während Empathie und Mitleid für andere eher als Schwäche abgelehnt wird (vgl. Meade u. Steiner 2010). Nach MacKenzie, Wilson, Armstrong u. Gover (2001) schaffen Boot-Camps eine bedrohliche Umwelt für Jugendliche, die zu Stress, Angst und Depression oder anderen Problemen führen kann.

Wilson et al. (2008) berichten aus einer Meta-Analyse zur Wirksamkeit von Boot-Camps bezogen auf die Rückfallrate. Sie berücksichtigten dazu 43 Studien, die Daten aus einer Behandlungs- und einer Kontrollgruppe erfassten. Sie kommen zu dem Ergebnis, dass durchschnittlich keine Unterschiede bei der Rückfallquote vorliegen. Einige Studien zeigen eine Überlegenheit der Boot-Camps auf, andere eine Überlegenheit der Kontrollgruppe. Allerdings zeigten sich für Boot-Camps, die keine therapeutische Begleitung für Jugendliche anboten, negative Effekte bezogen auf die Rückfallquote. Zu einem ähnlichen Ergebnis gelangen Meade u. Steiner (2010). Sie können ebenfalls keinen Effekt auf die Rückfallquote von Boot-Camp-Teilnehmern im Vergleich zur Kontrollgruppe aufzeigen, selbst wenn in den Boot-Camps eine begleitende Therapie angeboten wird.

■ Multisystemische Therapie für jugendliche Straftäter (MST)

Das Vorgehen der Multisystemischen Therapie (MST) orientiert sich stark an den Risikofaktoren aggressiv-dissozialen Verhaltens (▶ Kap. 12) Eine zentrale Annahme der MST ist, dass die Wirksamkeit der Behandlung auf dem Verständnis der ätiologischen Faktoren aggressiv-dissozialen Verhaltens beruht (Borduin, Henggeler, Blaske u. Stein 1990; McCart, Henggeler u. Hales 2011). Die MST basiert sowohl auf Bronfenbrenners sozioökologischer Theorie (1979) als auch den bekannten Risikofaktoren aggressiv-dissozialen Verhaltens von Jugendlichen. Die Intervention wird für einen Jugendlichen individuell zugeschnitten und findet im häuslichen Umfeld statt. Dabei werden vielfältige Maßnahmen (Jugendhilfe, Verhaltens- und Pharmakotherapie) miteinander verknüpft. Das Ziel ist, alle Risiken für kriminelles Verhalten des Jugendlichen zu reduzieren. Entsprechend wird mit der Familie, den Gleichaltrigen, der Schule oder Ausbildungsstelle zusammengearbeitet. Zum Beispiel werden die Eltern darin unterstützt, ein angemessenes Erziehungsverhalten zu zeigen, Eheprobleme der Eltern werden aufgegriffen, aber auch Alkohol- oder Drogenprobleme innerhalb der Familie. Die Therapeuten sind für den Jugendlichen und die Familie jederzeit erreichbar, sodass in Krisen schnell reagiert werden kann. Insgesamt dauert die Behandlung zwischen drei und fünf Monaten. Neben einem Abbau von Risikofaktoren sollen explizit auch Ressourcen innerhalb der Familien aufgebaut werden, um langfristig stabile familiäre Bedingungen zu erreichen, dazu zählen beispielsweise Problemlösefähigkeiten, soziale Unterstützung oder angemessene Wohnverhältnisse. Da der Anschluss an deviante Gleichaltrige ein einschlägiger Risikofaktor für delinquentes Verhalten ist, wird

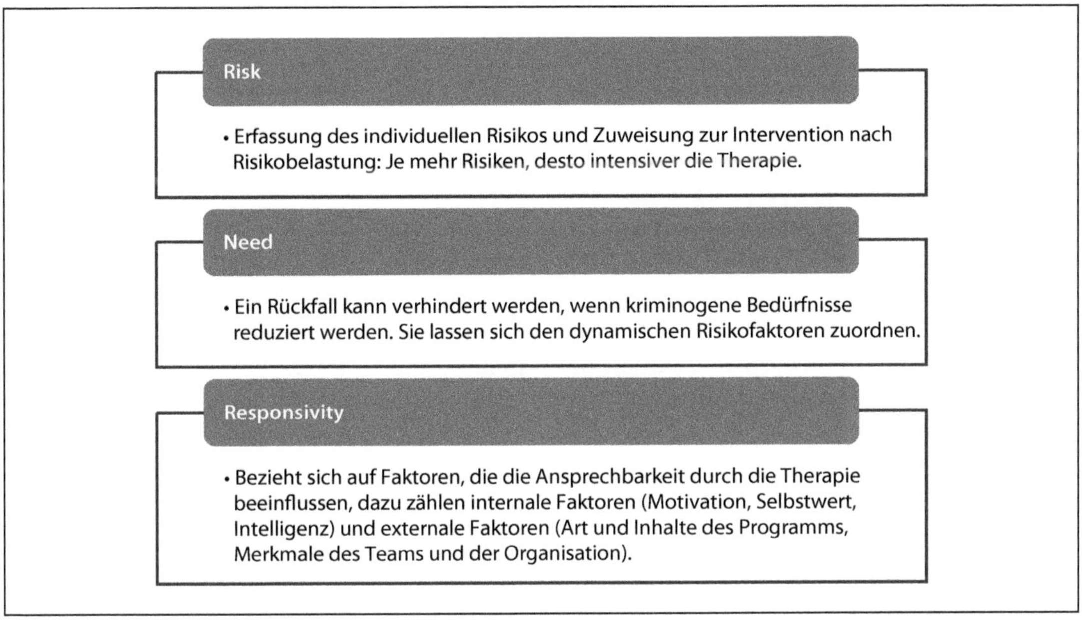

Abb. 10.3 Risk-Need-Responsivity-Modell (adaptiert nach Ogloff u. Davis 2004)

das elterliche Monitoring erhöht, der Umgang mit prosozialen Gleichaltrigen gefördert und auf einen regelmäßigen Schulbesuch geachtet.

Für die MST liegt eine Reihe von Studien zur Evaluation vor. Henggeler, Schoenwald, Borduin, Rowland u. Cunnigham (2009) berichten zusammenfassend über die Wirksamkeit des MST, dass

- erneute Verhaftungen um 25 bis 70 % verringert werden können,
- Drogenkonsum reduziert wird,
- sich die familiären Beziehungen verbessern,
- die Jugendlichen häufiger am Schulunterricht teilnehmen,
- weitere psychische Symptome reduziert werden können und
- es seltener zu einer Fremdunterbringung kommt.

Das MST gehört zu den 11 von über 900 gesichteten Programmen, die zu den »Blueprints for Violence Prevention« zählen. Es handelt sich dabei um eine Empfehlungsliste von Programmen des Center for the Study and Prevention of Violence (CSPV), die auf sehr anspruchsvollen Prüfkriterien beruht.

10.3 Wirksamkeit von Resozialisierungsmaßnahmen für kriminelle Jugendliche

Welche Maßnahmen sind zur Resozialisierung straffälliger Jugendlicher geeignet? Diese Frage kann mithilfe einiger Studien und besonders durch Ergebnisse aus Meta-Analysen beantwortet werden bzw. können dadurch zumindest einige Merkmale potenziell wirksamer Interventionen benannt werden.

Mehrere Prinzipien zum Aufbau vermutlich wirksamer Maßnahmen umfasst das »Risk-Need-Responsivity«-Modell (RNR) und bietet damit einen Rahmen für die Therapie von Straftätern (Ogloff u. Davis 2004). Es folgt den drei Prinzipien Risiko, Bedürfnisse und Ansprechbarkeit (Abb. 10.3). Das Risikoprinzip fordert ein, dass die Risikoeinschätzung und Zuweisung zu einer Maßnahme sich an der Risikobelastung der Betroffenen ausrichten muss. Stärker belastete Jugendliche benötigen auch eine intensivere Maßnahme. Risikofaktoren werden in statische und dynamische Risikofaktoren unterteilt. Zu den statischen Risikofaktoren gehören jene, die das Risiko für zukünftiges kriminelles Handeln erhöhen, die aber durch Maßnahmen nicht verändert werden können (wie z. B. das Geschlecht, das Alter zum Zeitpunkt der ersten Straftat). Zu den dynamischen Risikofaktoren gehören entsprechend veränderbare Merkmale, die mit kriminellem Verhalten in Verbindung stehen (z. B. aggressive Einstellungen, soziale Kompetenzdefizite).

Auf der Ebene der Bedürfnisse werden Bedürfnisse unterschieden, die kriminelles Verhalten begünstigen, und solche, die damit in keinem Zusammenhang stehen. Aus Sicht der sozialen Lerntheorie wird kriminelles Verhalten verstärkt, wenn Bedürfnisse durch aggressiv-dissoziale Handlungen befriedigt werden. Dazu würde beispielsweise auch das Bedürfnis nach Akzeptanz durch Gleichaltrige zählen, wenn diese delinquent sind und dadurch kriminelles Verhalten verstärkt wird. Solche Bedürfnisse gehören damit zu den dynamischen Risikofaktoren, die sich durch eine Intervention vermindern lassen. Weitere Bedürfnisse dieser Art sind (Ogloff u. Davis 2004):

- kriminelles Verhalten begünstigende Einstellungen,
- kriminelle Freunde,
- Substanzmissbrauch,
- eine antisoziale Persönlichkeitsstruktur,
- Defizite der sozialen Informationsverarbeitung und
- Feindseligkeit und Ärgerneigung.

Die ausschließliche Fokussierung auf Bedürfnisse, die nicht mit kriminellem Verhalten in Verbindung stehen (wie Ängste, Stress, Selbstwirksamkeit), kann nach Wong u. Hare (2003) sogar potenziell gefährlich sein. Wird beispielsweise der Selbstwert eines Straftäters gefördert, ohne dass seine aggressiv-dissozialen Einstellungen verändert werden, kann dies darin resultieren, dass ein Straftäter lernt, weniger durch seine aggressiv-dissozialen Handlungen beeinträchtigt zu sein.

Das Ansprechbarkeits-Prinzip fokussiert auf Aspekte, die die Wirksamkeit einer Maßnahme beeinflussen können. Unterschieden wird zwischen internalen und externalen Faktoren, die die Ansprechbarkeit beeinflussen. Zu den internalen gehören unter anderem die Motivation zur Therapie, das kognitive Niveau oder der Selbstwert. Es wird eingefordert, die Art und die Inhalte einer Intervention an die Lernvoraussetzungen des Jugendlichen anzupassen. Zu den externalen Faktoren zählen Merkmale der Organisation und des Teams, Inhalte der Maßnahme und die Qualität der Umsetzung.

Das RNR-Modell unterstreicht die Bedeutung einer gründlichen und umfassenden Diagnostik, welche persönliche, soziale und kontextbezogene Faktoren berücksichtigt. Die Diagnostik sollte sich an empirisch basierten Faktoren orientieren, die mit kriminellen Handlungen in Verbindung stehen, die eine Vorhersagekraft aufweisen und verschiedene Risikofaktoren sowie kriminogene Bedürfnisse umfassen.

Ward u. Stewart (2003) kritisieren jedoch trotz der empirischen Bestätigung das RNR-Modell. Das RNR-Modell würde zu stark auf das Ergebnis – nämlich Rückfallprävention – zielen und zu wenig darauf, dass sich im Rahmen der Therapie ein Therapeut und ein Klient gegenübersitzen. Sie argumentieren, dass das Konzept der kriminogenen Bedürfnisse zu beschränkend sei, weil es weitere grundlegende menschliche Bedürfnisse ausschließen würde, wie zum Beispiel nach einer zufriedenstellenden Arbeit, nach einer Partnerschaft, Freundschaft oder Kreativität. Würden diese Bedürfnisse erfüllt werden, würden sich auch die kriminogenen Bedürfnisse reduzieren und damit kriminelles Verhalten. Sie stellen ihr als Good-Lives-Modell (GLM) dagegen, das stärker auf Ressourcen und positive Lebensziele fokussiert und damit stärkenorientiert und nicht defizitorientiert sei. Das Ziel ist, Straftätern persönliche und umgebungsbezogene Ressourcen zu erschließen, die ihnen dabei helfen, ein »gutes Leben – ein besseres Leben« zu führen, das sozial akzeptiert ist (Ward, Yates u. Willis 2012, S. 95).

Andrews, Bonta u. Wormith (2011) merken dazu an, dass es auch gefährlich sein könnte, die Resozialisierung unter dem Aspekt eines »guten Lebens« aufzubauen. Die menschlichen Grundbedürfnisse können eben nicht nur unter Achtung gesellschaftlicher Regeln und Gesetze erfüllt werden, sondern auch durch kriminelles Verhalten. Beispielsweise kann ein positiver Selbstwert auch durch kriminelle Leistungen erlangt werden oder eine zufriedenstellende Sexualität durch sexuelle Übergriffe (Andrews et al. 2011). Lediglich das Wohlbefinden von Straftätern zu fördern, könnte zu glücklichen, aber gefährlichen Menschen führen (Ward u. Maruna 2007, S. 125). Aktuell liegen zum GLM jedoch zu wenige Studien vor, um einen empirischen Vergleich zum RNR-Modell zu ziehen (Andrews et al. 2011).

Eine aktuelle Meta-Analyse von Koehler, Lösel, Akoenski u. Humphreys (2012) bestätigt die bessere Wirksamkeit von Programmen, die sich nach dem RNR-Modell ausrichten. In die Meta-Analyse wurden 25 Studien aus dem europäischen Raum einbezogen. Die meisten davon stammen aus England, vier aus den Niederlanden, jeweils zwei aus Deutschland und aus Norwegen und eine aus Schweden. In knapp der Hälfte der Studien wurde ein behaviorales oder kognitiv-behaviorales Behandlungsprogramm angeboten. 56 % der Studien bezogen sich auf die Altersgruppe der 16- bis 20-Jährigen, 32 % auf unter 16-Jährige und 12 % auf über 21-Jährige und in der Regel wurden die Programme in der Gemeinde angeboten (68 %). Koehler et al. (2012) können insgesamt einen positiven Effekt durch die Straftäterbehandlung aufzeigen. Ausgehend von einer 50 %-Rate des Rückfalls, erreichen diese eine Reduktion um 15 % im Vergleich zu Straffälligen, die keine Behandlung erhielten. Die Autoren können eine Überlegenheit behavioraler oder kognitiv-behavioraler Programme aufzeigen gegenüber anderen Therapieverfahren, lediglich überwachenden oder abschreckenden Maßnahmen. Zudem erwiesen sich diejenigen Maßnahmen als wirksamer, die den Prinzipien des RNR-Modells folgen. Im Vergleich mit den Kontrollgruppen wurde die Rückfälligkeit hier um 30 % reduziert. Interventionen, die in der Gemeinde durchgeführt wurden, schnitten zudem besser ab als solche, die in Institutionen wie dem Strafvollzug durchgeführt wurden. Besonders interessant war weiterhin, dass es keinen Unterschied in der Wirksamkeit in Abhängigkeit von der Freiwilligkeit der Teilnahme gab.

Die Ergebnisse dieser Meta-Analyse stimmen gut mit Ergebnissen aus dem anglo-amerikanischen Bereich überein. Armelius u. Andreassen (2007) verglichen verschiedene Studien zur Rückfallprävention bei Jugendlichen im stationären Setting. Sie nutzten dazu Studien mit einem Kontrollgruppendesign aus den USA, Kanada und England und verglichen kognitiv-behaviorale Programme mit Standardprogrammen bzw. anderen Behandlungsansätzen. Sie kommen zu dem Ergebnis, dass die kognitiv-behavioralen Programme zu einer signifikant geringeren Rückfallquote nach einem Jahr führen. Diese lag bei Jugendlichen, die an einem solchen Programm teilgenommen hatten, um 10 % niedriger als bei Jugendlichen, die an anderen Programmen teilnahmen.

Neben der Frage, was wirkt, kann man auch eine Aussage dazu treffen, was eher nicht wirkt. Hierzu zählen u. a. (Wong 2000; Lösel, Koehler u. Hamilton 2012):

- **Bestrafungsstrategien,**
- **traditionelle psychodynamische Therapie,**
- **klientenzentrierte Verfahren,**
- **Förderung nicht kriminogener Merkmale und**
- **monokausale Behandlungskonzepte.**

Gefragt sind also kognitiv-behaviorale Ansätze, die mehrere Risikobereiche im Blick haben und speziell an aggressiv-dissozialem Verhalten ansetzen; selbstverständlich sollen persönliche und umgebungsbezogene Ressourcen unterstützt und gefördert werden.

10.4 Zusammenfassung und Schlussfolgerungen

Kriminelles und gewalttätiges Verhalten im Jugendalter kommt relativ häufig vor. In der Regel weist es eine geringe Schwere und einen episodischen Charakter auf. Jugendliche sind nicht zunehmend gewalttätiger und brutaler geworden in den letzten Jahren und in den meisten Fällen führt Jugenddelinquenz nicht zu einer kriminellen Karriere.

Die Daten der Schülerbefragung machen wiederholt deutlich, dass ein Großteil der Gewalttaten von einer kleinen Gruppe von Jugendlichen begangen wird. In der Studie von Baier et al. (2010) waren es 3,5 % der Jugendlichen, auf die rund 43 % aller Gewalttaten zurückgingen. Des Weiteren zeigt sich, dass Gewalttäter auch Gewaltopfer sind (Baier et al. 2010). Gewalt ist für diese Jugendlichen demnach ein dauerhaft aktuelles Thema. Eine große Rolle spielen dabei delinquente Gleichaltrige. Je mehr delinquente Freunde ein Jugendlicher hat, desto häufiger berichtet er selbst über delinquentes Verhalten.

Resozialisierungsmaßnahmen für Jugendliche sind wirksam. Für Jugendliche und Heranwachsende kann von einer Rückfallrate von 50 % ausgegangen werden. Nach Lösel et al. (2012) kann diese durch eine Straftäterbehandlung um 15 % reduziert werden. Durch kognitiv-behaviorale Programme und Programme, die nach dem RNR-Modell gestaltet sind, kann die Rückfallquote nochmals deutlich verringert werden. Für Maßnahmen, die nur mit Abschreckung und Bestrafung arbeiten, deutet sich eine leicht erhöhte Rückfallrate an. Nach Ward u. Eccleston (2004, S. 223) sind kognitiv-behaviorale Programme geeignet, wenn

- sie hochstrukturiert und von gut ausgebildeten Therapeuten durchgeführt werden,
- sie auf beeinflussbare Risikofaktoren abzielen,
- sie manualisiert sind sowie
- manualgetreu umgesetzt werden.

Die Multisystemische Therapie (MST) ist ein sehr gut evaluiertes Programm für jugendliche Straftäter (Borduin et al. 1990). Es folgt den Prinzipien des RNR-Modells und erzielt eine geringere Rückfallquote, weniger aggressiv-dissoziales Verhalten und einen Rückgang weiterer psychischer Probleme (McCart et al. 2011).

Kriminelles und gewalttätiges Verhalten von Jugendlichen stellt ein Problem dar, aber die Forschung der letzten Jahre hat durchaus Maßnahmen entwickelt, mit denen auf dieses Problem reagiert werden kann. Dieses Wissen sollte in der Politik und Gesellschaft mehr verbreitet werden, um ausreichend Unterstützung für jugendliche Straftäter zu erhalten und die überholte Hoffnungslosigkeit der 70iger Jahre des letzten Jahrhunderts endgültig zu überwinden.

Durch diesen vorsichtigen Optimismus darf jedoch die kleine Gruppe von Jugendlichen und Heranwachsenden nicht übersehen werden, auf die besonders viele und schwerwiegende Straftaten zurückgehen. Für die Zukunft ist es zentral, Maßnahmen zur Prävention aggressiv-dissozialen Verhaltens und damit auch kriminellen Verhaltens im Jugendalter umfassend einzusetzen. Die Prävention aggressiv-dissozialen Verhaltens muss jedoch in der frühen Kindheit, vielleicht schon in der Schwangerschaft beginnen, um die Vielzahl von Risikofaktoren abzumildern oder zu verhindern (Tremblay 2010).

Ein ernüchterndes Ergebnis der Meta-Analyse von Koehler et al. (2012) verdeutlicht den aktuellen Sachstand: Lediglich 7 der 25 einbezogenen Studien orientieren sich an dem RNR-Modell, obwohl dadurch die größten Effekte erzielt werden können. Die meisten Studien zur Wirksamkeit stammen aus dem anglo-amerikanischen Sprachraum; aus Europa und Deutschland liegen kaum methodisch anspruchsvolle Studien vor, sodass hier noch dringender Handlungsbedarf besteht.

Prävention aggressiv-dissozialen Verhaltens

Fallstudie

Frau M., Erzieherin im Kindergarten St. Heinrich, sitzt mit den Kindern der Mäusegruppe im Stuhlkreis. Sie führt mit den Kindern derzeit ein Programm zur Förderung sozial-emotionaler Kompetenzen durch, um aggressives Verhalten bereits bei den Kleinsten zu verhindern. Heute bespricht sie mit den Kindern die Emotion »Ärger«.

- Frau M.: »Kinder, seht euch mal dieses Bild an. Was seht ihr?«
- Alina: »Die hauen sich.«
- Janosch: »Der verpasst dem voll eine.«
- Frau M.: »Ja, da hauen sich zwei Kinder. Warum streiten sich die beiden Kinder, könnt ihr das erkennen?«
- Maxi: »Die wollen beide mit dem Laster spielen.«
- Frau M.: »Prima Maxi, das kann sein. Da ist ein Laster und beide zerren an ihm. Was glaubt ihr, wie fühlen sich die Kinder auf dem Bild?«
- Maxi: »Die schreien sich an.«
- Frau M.: »Stimmt, es sieht so aus, als würden sich die beiden anschreien. Kannst du erkennen, wie die beiden sich vielleicht fühlen?«
- Maxi: »Die sind sauer.«
- Frau M.: »Sauer, so kann man das Gefühl nennen. Wie kann man es noch nennen, wenn man sich so fühlt?«
- Jellina (flüstert): »Wütend.«
- Frau M.: »Habt ihr das gehört, was Jellina gesagt hat? Sie hat gesagt, die beiden fühlen sich wütend. Wie sieht denn das Gesicht von dem Jungen aus (zeigt auf den rechten Jungen im Bild).«
- Nikita: »Der macht so (fletscht die Zähne und knurrt).«
- Frau M.: »Genau, der zeigt die Zähne (zeigt ebenfalls einen wütenden Mund). Zeigt doch alle mal, wie euer Mund aussieht, wenn ihr wütend seid!«

Während alle Kinder wütend knurren, weist Frau M. sie daraufhin, wie die Nase und die Augen aussehen, wenn man wütend ist. Jedes Kind soll einmal knurrend sagen, wie dieses Gefühl heißt. Dann bittet sie die Kinder aufzustehen und das Gefühl abzuschütteln. Anschließend tragen die Kinder Beispiele zusammen, in denen sie selbst schon einmal wütend waren.

In der Forschung und in der täglichen Routine von Kindergärten, Schulen und weiteren Einrichtung nimmt die Prävention aggressiv-dissozialen Verhaltens einen mittlerweile wichtigen Raum ein. Die Prävention wird von dem Gedanken geleitet, dass es besser ist, das Auftreten aggressiv-dissozialen Verhaltens zu verhindern, statt es zu therapieren. Die Präventionsforschung der letzten Jahrzehnte hat mittlerweile einen Stand erreicht, nachdem wirksame Präventionsprogramme zur Verfügung stehen (Durlak et al. 2011; Grove et al. 2008). Für den Anwender ist es jedoch nicht immer leicht, aus der Flut der Angebote diejenigen herauszufinden, die tatsächlich wirksam sind und zu den Möglichkeiten und Bedürfnissen der Einrichtung passen. Zudem kann gefragt werden, was »Wirksamkeit« im Rahmen von Präventionsmaßnahmen überhaupt bedeutet. Eine komplette Prävention aggressiv-dissozialen Verhaltens ist unrealistisch. Frau M. hat für ihre Mäusegruppe ein manualisiertes Trainingsprogramm herausgesucht. Sie hat dazu eine Fortbildung besucht und nun führt sie es mit den Kindern durch. Dieses Programm zielt darauf ab, die emotionalen und sozialen Kompetenzen von Kindergartenkindern zu fördern. Es handelt sich dabei um eine Möglichkeit, aggressiv-dissoziales Verhalten bei Kindern zu verhindern. Daneben liegen weitere Maßnahmen vor, um dieses Ziel zu erreichen, wie beispielsweise eltern- oder schulbezogene Maßnahmen. In diesem Kapitel wird dargestellt, welche Möglichkeiten zur Prävention in den letzten Jahren entwickelt wurden. Es werden Maßnahmen vorgestellt, die wahrscheinlich wirksam sind und es wird aufgezeigt, was Wirksamkeit in diesem Kontext bedeuten kann.

11.1 Grundlagen der Prävention

Prävention in der Pädagogik und der Klinischen Kinderpsychologie orientiert sich an Modellen der kindlichen Entwicklung (Cicchetti u. Hinshaw 2002). Hohes persönliches Engagement und die Bereitstellung von Mitteln allein garantieren jedoch noch keinen Erfolg. Zudem können auch mit den besten Vorsätzen unerwünschte Nebenwirkungen auftreten (vgl. Dishion, McCord u. Poulin 1999). Diese können mit einem wissenschaftlich orientierten Vorgehen nicht gänzlich ausgeschlossen werden, dennoch reduziert sich damit das Risiko oder diese werden durch entsprechende Wirksamkeitsstudien zumindest sichtbar.

Cicchetti u. Hinshaw (2002) betonen nachdrücklich, dass sich die Konzeption präventiver Maßnahmen an theoretischen und empirisch untersuchten Erklärungsansätzen sowie bekannten Risiko- und Schutzfaktoren orientieren müssen. Durch einen solchen Rahmen können sowohl Informationen über Ansatzpunkte präventiven Handelns gewonnen als auch Annahmen über die Wirkungsweise formuliert und systematisch überprüft werden. Das Wissen um altersangemessene Entwicklungsprozesse, die Bedeutung von Verhaltensproblemen in den verschiedenen Altersgruppen und die Rolle von Entwicklungsübergängen, wie dem Schuleintritt, liefern wichtige Informationen für die Gestaltung von Maßnahmen.

Entwicklungsorientierte Prävention (Cicchetti u. Hinshaw 2002, S. 668) orientiert sich an Entwicklungstheorien und empirisch überprüften Risiko- und Schutzfaktoren der Entwicklung. Sie spezifiziert, wie Risikokonstellationen mit aggressiv-dissozialem Verhalten in Verbindung stehen und berücksichtigt folgende Aspekte bei der Gestaltung von Maßnahmen:
- **das Wissen um Entwicklungsnormen,**
- **Kenntnis über die normative Variation der kindlichen Entwicklung,**
- **Verständnis für die unterschiedliche Bedeutung von Verhaltensproblemen und Störungen in verschiedenen Altersstufen und**
- **sie berücksichtigt die Effekte von Entwicklungsübergängen.**

Präventive Maßnahmen werden in der Regel nach der Zielgruppe kategorisiert. Unterschieden wird danach, ob eine Maßnahme sich an alle Personen einer Population richtet (z. B. alle Kindergartenkinder) oder nur an bestimmte Personen, die ein erhöhtes Risiko für aggressiv-dissoziales Verhalten aufweisen oder bereits erste Anzeichen davon zeigen.

Kategorisierung von präventiven Maßnahmen (Mrazek u. Haggerty 1994):
- **Universelle Prävention:** Richtet sich an eine Personengruppe, unabhängig von deren Risikobelastung.
- **Selektive Prävention:** Richtet sich an eine Gruppe mit einem erhöhten Risiko für Fehlentwicklungen (z. B. Kinder depressiver Mütter).
- **Indizierte Prävention:** Richtet sich an eine Gruppe von Menschen, bei denen bereits erste Symptome einer Fehlentwicklung vorliegen.

Es existieren also verschiedene Präventionsstrategien. Sollen möglichst viele Kinder und Jugendliche erreicht werden oder nur diejenigen, bei denen auch das Risiko hoch ist, dass sie aggressiv-dissoziales Verhalten entwickeln? Die Strategien gehen mit verschiedenen Vor- und Nachteilen einher. Universelle Maßnahmen haben den Vorteil, dass alle Kinder davon profitieren können, z. B. auch Kinder, deren Eltern wenig engagiert sind und die deswegen wahrscheinlich nicht an gezielten Maßnahmen (d. h. einer selektiven oder indizierten) teilnehmen würden. Nehmen alle Kinder einer natürlichen Gruppe (z. B. Schulklasse) an einer Prävention teil, wird auch einer Stigmatisierung durch spezielle Maßnahmen für ausgewählte Kinder vorgebeugt. Universelle Maßnahmen weisen jedoch einige Nachteile auf. Da ungefähr 5 bis 15 % aller Kinder aggressiv-dissoziales Verhalten aufweisen, werden die kosten- und zeitintensiven Maßnahmen mit Kindern durchgeführt, die mehrheitlich kein aggressiv-dissoziales Verhalten zeigen oder entwickeln werden. Es ist zudem nicht mit großen Effekten durch eine universelle Maßnahme zu rechnen, da die Kinder mehrheitlich gar keine Probleme aufweisen, die durch eine Prävention reduziert werden könnten. Zwar soll durch Prävention die Neuauftretensrate gesenkt werden, aber im Rahmen von Studien wird in der Regel die Reduktion des Problemverhaltens erfasst, um die Wirksamkeit nachzuweisen. Entsprechend zeigen Meta-Analysen auf, dass gezielte Maßnahmen den universellen Maßnahmen aus diesem Blickwinkel in der Regel überlegen sind (Durlak u. Wells 1998; Nelson, Westhues u. MacLeod 2003).

Gezielte Maßnahmen haben den Vorteil, dass sie sich an diejenigen Kinder wenden, die ein erhöhtes Risiko für aggressiv-dissoziales Verhalten besitzen oder bereits erste Symptome zeigen. Entsprechend können die Maßnahmen inhaltlich an die bekannten Risiken der Kinder angepasst werden. Sie sind zudem kostengünstiger, weil sie nur einer ausgewählten Gruppe angeboten werden. Allerdings sind für diese Maßnahmen Zuweisungsroutinen zu erarbeiten, um Kinder mit Bedarf zu bestimmen. Für diese besteht dann die Gefahr einer Stigmatisierung, weil sie an einer Maßnahme teilnehmen oder teilnehmen sollen. Welche Präventionsstrategie am effektivsten ist, kann derzeit nicht beantworten werden, da hierzu notwendige umfassende Längsschnittstudien fehlen (Beelmann 2012).

11.2 Zielgruppen und Ebenen präventiven Handelns

Da es sich bei den Ursachen aggressiv-dissozialen Verhaltens um komplexe Risikokonstellationen handelt, lässt sich zur Konzeption präventiver Maßnahmen eine Reihe von Ansatzpunkten ableiten. Es empfiehlt sich, diese zunächst in personenorientierte und kontextbezogene Vorgehensweisen zu unterteilen.

Die kontextbezogenen Ansätze möchten die Lebensverhältnisse von Kindern und Jugendlichen ändern (z. B. Aspekte des Wohnumfeldes). Im Zusammenhang mit aggressiv-dissozialem Verhalten werden besonders häufig Maßnahmen zur Förderung der Erziehungskompetenzen von Eltern angeboten (Borden, Schultz, Herman u. Brooks 2010). Dabei werden in der Regel lernpsychologisch orientierte Erziehungspraktiken vermittelt, die auf eine systematische Förderung positiven Verhaltens des Kindes (z. B. durch Lob und die Zuwendung von Aufmerksamkeit) sowie auf einen Abbau von störendem Verhalten (z. B. durch den Einsatz von negativen Konsequenzen auf störendes Verhalten) abzielen. In Anlehnung an familiäre Risikofaktoren werden aber auch Ehe- oder Partnerkonflikte oder psychische Probleme der Eltern angesprochen. Ansatzpunkte in Kindergärten oder Schulen zielen u. a. darauf, die Familien mehr in den Schulalltag ihrer Kinder einzubinden, Organisationsstrukturen in der Schule oder im Unterricht zu verändern oder auch den Lehrern eine gezielte Fortbildung beispielsweise zu Klassenmanagementstrategien zu bieten.

Die personenorientierten Ansätze richten sich direkt an Kinder oder Jugendliche mit dem Ziel, Kompetenzen aufzubauen oder bereits bestehendes Problemverhalten zu reduzieren. Studien zeigen auf, dass sozial-emotionale Kompetenzen mit einer positiven Entwicklung von Kindern einhergehen oder diese vorhersagen (Bornstein, Hahn u. Haynes 2010; Denham et al. 2003). Umgekehrt werden über Kinder mit geringen sozial-emotionalen Kompetenzen vielfältige Beeinträchtigungen berichtet. Sie haben häufiger psychische Störungen, Probleme mit Gleichaltrigen und weisen schlechtere Leistungen auf. Bornstein et al. (2010) zeigen in einer längsschnittlichen Studie vom 4. bis zum 14. Lebensjahr, dass geringe soziale Kompetenzen aggressives Verhalten gut vorhersagen, umgekehrt jedoch externalisierende Verhaltensprobleme nicht soziale Kompetenzen. Defizite sozial-emotionaler Kompetenzen können als bedeutsame Risikofaktoren für aggressiv-dissoziales Verhalten bezeichnet werden.

Im Fokus kindbezogener Präventionsmaßnahmen steht daher häufig eine Förderung in folgenden Bereichen:

- emotionale Kompetenzen (wie z. B. Emotionserkennung, Emotionsregulation, Selbstregulation, Einfühlungsvermögen),
- sozial-kognitive Fähigkeiten (z. B. Wahrnehmung von Konflikten, Auswahl von Handlungsalternativen),
- Einüben sozialen Verhaltens (z. B. in Rollenspielen) und
- die Förderung schulischer Kompetenzen.

Im Bereich Förderung emotionaler Kompetenzen werden mit den Kindern in der Regel der Ausdruck von Emotionen mimisch, gestisch und sprachlich sowie deren Ursachen und Möglichkeiten zur Regulation der Emotionen erarbeitet. Angemessenes Sozialverhalten wird beispielsweise durch Rollenspiele eingeübt, in denen Kinder lernen, sich abzuwechseln oder Spielsachen zu teilen. Durch Peer-Pairing, bei dem ein wenig kompetentes Kind mit einem oder zwei sozial kompetenteren Kindern spielt, wird modelliertes Lernen sozial-emotionaler Kompetenzen unterstützt. Die soziale Informationsverarbeitung wird durch die Bearbeitung alltäglicher Konfliktsituationen gefördert. Kinder lernen einen sozialen Konflikt genau zu beschreiben und die Ursachen zu benennen. Sie werden aufgefordert, verschiedene Handlungsalternativen für ein Problem zu benennen, Konsequenzen für Handlungen vorherzusehen und eigene Handlungen zu bewerten. Zur verbesserten Verhaltensregulation wird beispielsweise die Methode der Selbstinstruktion eingesetzt. Kombiniert werden diese Elemente je nach Programm mit einer Anzahl von weiteren Materialien und Techniken wie Punktepläne, Handpuppen, Bilder, Geschichten und Spiele, um die Kinder ausreichend zur aktiven Teilnahme zu motivieren.

Einige kindorientierte Programme werden zusätzlich durch Elternprogramme begleitet. Beispielsweise gibt es zu dem Kinderprogramm »Dino Dinosaur« von Webster-Stratton et al. (z. B. Webster-Stratton, Reid u. Hammond 2001), das die emotionale und soziale Kompetenz fördert, ein lerntheoretisch-orientiertes Elternprogramm zur Förderung von Erziehungskompetenzen. Solche Multikomponenten-Programme sind in der Lage, mehrere Risikofaktoren abzumildern und bieten bei einer Vernetzung verschiedener Lebensbereiche (z. B. zu Hause und in der Schule) einen leichteren Transfer der erlernten Fähigkeiten. Multikomponenten-Programme werden häufig im Rahmen selektiver und gezielter Präventionsmaßnahmen angeboten.

Die Kombination verschiedener Präventionsebenen ermöglicht es, zielgruppenspezifisch Angebote zu machen. Dies ist beispielsweise bei dem Mehr-Ebenen-Programm Triple-P, einem lerntheoretisch ausgerichteten Elternprogramm zur Förderung der Erziehungskompetenz und Prävention von Verhaltensstörungen (Sanders, Markie-Dadds, Tully u. Bor 2000; vgl. ► Abschn. 1.4.3) der Fall. Dieses Programm bietet zunächst allen interessierten Eltern allgemeine Informationen zur Kindererziehung an (universelle Ebene), gefolgt von Elternkursen und individuellen Gesprächen bezüglich isolierter Erziehungsschwierigkeiten (selektive Prävention) und Hausbesuchen bei Verhaltensproblemen und familiären Schwierigkeiten (indizierte Prävention). Durch diesen Stufenansatz erfolgt der Einsatz von Ressourcen ökonomischer und orientiert sich an den Bedürfnissen der Kinder und ihren Familien.

Offord et al. (1998) empfehlen dieses sukzessive Vorgehen als optimale Präventionsstrategie. Zunächst sollten universelle Programme eingesetzt werden, mit denen bei allen Kindern Schutzfaktoren aufgebaut werden können (z. B. eine hohe sozial-emotionale Kompetenz). Für Kinder mit multiplen Risiken wird hingegen ein multimodales Vorgehen empfohlen, das die Risikofaktoren der Kinder in den verschiedenen Entwicklungs- bzw. Lebensbereichen gleichzeitig anspricht (vgl. Tremblay, LeMarquand u. Vitaro 1999). Dies würde einer Maßnahme entsprechen, die zum einen auf eine Förderung sozial-emotionaler Fertigkeiten der Kinder abzielt und gleichzeitig eine Förderung des Erziehungsverhaltens der Eltern beinhaltet.

Aus Entwicklungsmodellen – wie zum Beispiel dem von Moffitt (1993a) – kann man schlussfolgern, dass zur Prävention massiver Formen aggressiv-dissozialen Verhaltens bereits früh – das heißt in der Schwangerschaft oder im Kleinkindalter – angesetzt werden sollte. Dennoch sind auch später einsetzende Maßnahmen sinnvoll, beispielsweise weil die Kinder nicht vor dem Eintritt in einer Institution wie der Krippe oder dem Kindergarten erreicht werden können. Es lassen sich zudem Phasen erhöhter Vulnerabilität durch spezifische Belastungen oder Entwicklungsübergänge identifizieren, wie den Schulübergang oder -wechsel. In solchen Phasen bieten sich Programme an, die Kinder und Jugendliche bei diesen Übergängen unterstützen. So können Risikofaktoren reduziert werden, die eine angemessene Bewältigung von alterstypischen Entwicklungsaufgaben gefährden.

11.3 Wirksamkeit präventiver Maßnahmen

Für die Qualitätssicherung präventiver Programme wurden in den letzten Jahren verschiedene Leitlinien entwickelt, um wirksame Programme auszuwählen und zur breiteren Anwendung empfehlen zu können. Biglan et al. (2003) stellen ein Stufenmodell zur Qualitätsbewertung von Programmen zur Gesundheitsförderung und Prävention vor (■ Tab. 11.1). Sie empfehlen die Verbreitung einer Maßnahme, wenn die Qualität des Wirksamkeitsnachweises die Stufe 2 erreicht hat. Dies ist aufgrund der Forschungsarbeit im internationalen Raum durchaus möglich, während für den deutschsprachigen Raum dieser Standard kaum erzielt wird. Die Anforderungen der Stufen 3 und 4 sind ebenfalls schwer zu erzielen, da sie eine zufällige Zuordnung der Kinder zu einer Förder- und einer Kontrollgruppe erfordern, die in der Praxis nicht einfach umzusetzen ist. Daher finden sich überwiegend Studien, die ein quasi-experimentelles Design verwendeten (Stufe 5), in dem beispielsweise statt der Kinder Kindergruppen einer Einrichtung der Interventions- oder der Kontrollgruppe zugeteilt wurden.

Preiser u. Wagner (2003, S. 662f.) legen eine deutschsprachige Checkliste zur Beurteilung von Gewaltpräventions- und Interventionsprogrammen vor, die sieben Bereiche umfasst (■ Tab. 11.2). Für Anbieter in der Praxis geben diese Leitlinien eine wichtige Orientierung zur Beurteilung von Maßnahmen. Die Checkliste verdeutlicht auch bestehende Lücken. So liegen noch keine Aussagen zur Prävention aggressiv-dissozialen Verhaltens in Deutschland zur Effizienz vor. Andere Punkte wurden von den Programmentwicklern mehr oder weniger stark aufgegriffen, wie zum Beispiel die systematische Evaluation der Maßnahmen als fester Bestandteil des Programms. Einige Programmentwickler bieten dazu zwar Materialien und Unterstützung an, sie sind aber keinesfalls durchgängig enthalten. Der Nachweis der fachlichen und didaktischen Kompetenz wird zunehmend mehr durch Programmentwickler unterstützt, beispielsweise in Form von Weiterbildungskursen zu den Programmen.

Tab. 11.1 Qualität von Wirksamkeitsnachweisen bei der Evaluation präventiver Interventionen (adaptiert nach Biglan et al. 2003, S. 436)

Stufe	Anforderung an das Evaluationsdesign
1	Wirksamkeitsstufe 2 ist erfüllt. Darüber hinaus liegt ein Nachweis der Effektivität der Maßnahmen vor, wenn sie im vorgesehenen Setting (z. B. in der Schule durch die Lehrkräfte) durchgeführt wird, wobei die Implementation und die Ergebnisse betreut werden.
2	Es werden Ergebnisse von mehreren experimentellen Studien (mit randomisierter Interventions- und Kontrollgruppe) berichtet, die von zwei oder mehr unabhängigen Forschern durchgeführt wurden.
3	Es werden Ergebnisse von mehreren experimentellen Studien (mit randomisierter Interventions- und Kontrollgruppe) berichtet, die von einer Forschergruppe durchgeführt wurden.
4	Es werden Ergebnisse aus einer experimentellen Studie mit einer Kontroll- und einer Interventionsgruppe und randomisierter Zuweisung vorgestellt.
5	Es wird ein Vergleich zwischen einer Interventions- und einer Kontrollgruppe vorgestellt, deren Mitglieder nicht randomisiert zugeweisen wurden (quasi-experimentelles Design).
6	Anhand einer Interventionsgruppe werden Prätest-Posttest-Veränderungen berichtet oder es werden wiederholte Messungen im Rahmen einer Katamnese-Studie vorgestellt.
7	Die Wirksamkeit wird aufgrund klinischer Erfahrung von Fachpersonal berichtet, das Programm wird beschrieben und es werden Fälle dargestellt.

Tab. 11.2 Checkliste zur Beurteilung von Gewaltpräventions- und Interventionsprogrammen (adaptiert nach Preiser u. Wagner 2003; S. 664f)

Bereich	Anforderungen
Zielklärung	Benennung und Begründung von Zielen der Maßnahme. Begründung für die Auswahl einer Zielgruppe; Kompetenzen und Erwartungen der Zielgruppe sollten berücksichtigt werden.
Theoretische Grundlagen	Theoretische Grundlagen für das Programm und die Programmschritte müssen unter Bezugnahme auf empirische Ergebnisse beschrieben werden.
Maßnahmenbeschreibung	Rahmenbedingungen und konkrete Darstellung der Methoden und Materialien sowie Informationen zur Gewinnung der Teilnehmer.
Kompetenzen der Trainer und Trainerinnen	Nachweis der fachlichen und didaktischen Kompetenz.
Evaluation und Qualitätssicherung	Integration einer systematischen Evaluation in die Programmentwicklung, -anwendung und -optimierung; Maßnahmen zur Qualitätssicherung
Preis-Leistungs-Verhältnis (Effizienz)	Angaben über Kosten, Nebenkosten und erwarteten Nutzen

Meta-Analysen fassen die Ergebnisse aus einer größeren Anzahl von Primärstudien zusammen und bieten u. a. die Möglichkeit an, die Wirksamkeit verschiedener Maßnahmen (z. B. für Kinder in unterschiedlichen Altersgruppen) zu vergleichen. Wilson u. Lipsey (2007) legen eine Meta-Analyse vor, die sich auf die Wirksamkeit schulbasierter Präventionsprogramme für aggressiv-dissoziales Verhalten bezieht. Sie berichten über 249 Primärstudien eine durchschnittlich eher geringe Effektstärke, aber selbst diese bedeutet, dass die Prävalenzrate um ca. 25 bis 33 % gesenkt wurde.

Beelmann u. Lösel (2007) fokussierten sich auf Programme zur Förderung sozial-emotionaler Kompetenz, die das Ziel haben, aggressiv-dissoziales Verhalten zu verhindern. Sie berichten von stärkeren Effekten für sozial-emotionale Kompetenzen und von etwas geringeren für aggressives Verhalten. Dies ist damit zu begründen, dass sich die sozial-emotionalen Kompetenzen unmittelbar auf die Trainingsinhalte beziehen. Aggressiv-dissoziales Verhalten konnte jedoch ebenfalls reduziert werden und dieser Effekt ließ sich auch in den Studien aufzeigen, die über die längerfristige Entwicklung der Kinder berichten.

Durlak et al. (2011) bestätigen ebenfalls positive Effekte durch schulbasierte universelle Maßnahmen zur Förderung sozialer und emotionaler Kompetenzen. Über alle Maßnahmen ermitteln sie zum Posttest eine mittlere Effektstärke zu Gunsten der Interventionsgruppe bezogen auf soziale und emotionale Fähigkeiten und etwas geringere für externalisierende Verhaltensprobleme. Follow-up-Daten lagen für 15 % der Studien vor. Die langfristige Effektkontrolle erfolgte im Mittel ein Jahr später und hier werden ebenfalls geringe, aber signifikante Effekte berichtet. Positive Wirkungen konnten nicht nur auf soziale und emotionale Fähigkeiten sowie externalisierende Probleme aufgezeigt werden, sondern auch auf schulische Leistungen, positives Sozialverhalten, Einstellungen (über das Selbst, andere und Schule) und emotionalen Stress.

Grove et al. (2008) konzentrieren ihre Meta-Analyse auf 45 Primärstudien, die Ergebnisse über die Wirkung zu einem Follow-up-Zeitpunkt von wenigstens sechs Monaten angegeben haben. Sie schlossen Studien von der Analyse aus, wenn Kinder bereits ein aggressiv-dissoziales Verhalten aufweisen. Sie berichten einen geringen, jedoch wiederum signifikanten Effekt auf aggressiv-dissoziales Verhalten. Zwei Jahre nach Ende der Maßnahmen weisen die Kinder weniger Zerstörung von Eigentum, trotziges oder aggressives Verhalten auf.

Die Meta-Analysen zeigen damit auf, dass Programme zur Prävention aggressiv-dissozialen Verhaltens wirksam sind. Allerdings fallen die Effekte insgesamt eher niedrig aus. Dies ist vor dem Hintergrund einer Reihe methodischer Einflüsse zu diskutieren. Beispielsweise führen universelle Maßnahmen im Vergleich zu indizierten in der Regel zu geringen Effekten. Weitere Moderatoren der Wirksamkeit betreffen u. a. die Qualität der Programmimplementation, die Intensität der Maßnahme oder die inhaltliche Ausrichtung. Hinsichtlich der inhaltlichen Orientierung bildet sich ab, dass kognitiv-behaviorale Programme anderen überlegen sind. Nach Beelmann u. Lösel (2007) erzielen ausschließlich verhaltensorientierte oder kognitive Programme zum Abbau aggressiv-dissozialen Verhaltens keine bedeutsamen Effekte, während sie für den Aufbau sozialer Kompetenz im mittleren Bereich liegen. Kognitiv-behaviorale Programme zeigen sich jedoch sowohl für den Abbau aggressiv-dissozialen Verhaltens als auch für den Aufbau sozialer Kompetenzen geeignet.

Allerdings können eher geringen durchschnittlichen Effekte auch ein Ausdruck davon sein, dass aggressiv-dissoziales Verhalten multifaktoriell bedingt ist, sodass möglicherweise viele Risikofaktoren angesprochen werden müssten, um eine höhere Wirksamkeit zu erzielen. Gegen diese Annahme spricht jedoch, dass Multikomponenten-Programme, die sowohl Angebote für Kinder wie für Eltern kombinierten, in der Meta-Analyse von Durlak et al. (2011) nicht besser abschnitten als einfache Programme. Relativierend wird angeführt, dass die Durchführung dieser Programme seltener von den Programmentwicklern überwacht wurde und die Maßnahmen inhaltlich weniger strukturiert waren und beide Aspekte mit einer geringeren Prorammwirksamkeit einhergehen. Ähnliches berichten auch Wilson u. Lipsey (2007), die keine Überlegenheit von Multikomponenten-Programmen aufzeigen können. Sie fügen an, dass die einbezogenen Multikomponenten-Programme überwiegend schulweit und langfristig angelegt waren und dies zu einer verminderten Intensität führen könnte, während einmalig mit Schülern durchgeführte Maßnahmen eher im Mittelpunkt der Aufmerksamkeit stehen. Aus Perspektive der Entwicklungspsychopathologie scheinen Multikomponenten-Programme, die verschiedene Risikofaktoren gleichzeitig ansprechen, besonders für Risikogruppen sinnvoll.

11.4 Programme zur Prävention aggressiven Verhalten

Im Folgendem werden exemplarisch Programme aus dem deutschsprachigem Raum vorgestellt, für die bereits Evaluationsstudien veröffentlicht wurden und die das Ziel aufweisen, aggressiv-dissoziales Verhalten bei Kindern zu reduzieren. Es erfolgt dabei eine Beschränkung auf standardisierte Programme. Dies führt zum Ausschluss von individualisierten Maßnahmen zur Prävention, wie sie beispielsweise im schulpsychologischen Dienst oder Beratungsstellen durchgeführt werden. Schulweite Maßnahmen, die sich auf die Prävention von aggressivem Verhalten in der Schule beziehen (Mobbing), werden in ► Kap. 5 beschrieben.

11.4.1 Programme für Schwangere und Kinder im Säuglingsalter

Tremblay (2010) spricht sich deutlich für Präventionsprogramme aus, die bereits während der Schwangerschaft ansetzen. Pränatale Risiken stehen eng mit dem Verhalten und der Persönlichkeit der Mütter in Zusammenhang und weisen einen Bezug zu den verschiedenen Verlaufsformen aggressiven Verhaltens auf. Die wechselseitig miteinander in Beziehung stehenden Risikofaktoren haben sich jedoch noch nicht drastisch »aufgeschaukelt«. Ausgehend von der Annahme, dass früh auftretende Risikofaktoren die weitreichendsten negativen Folgen auf die Entwicklung haben, folgert Tremblay (2010, S. 361), dass früh einsetzende und längerfristige präventive Maßnahmen auch den weitreichendsten Nutzen aufweisen.

Das »Nurse Family Partnership«-Programm (NFP; Olds et al. 1998, Olds, Hill, Mihalic u. O'Brien 1998) beinhaltet Interventionen, die diese frühen Risiken abmildern können. Es handelt sich dabei um ein Hausbesuchsprogramm für erstgebärende Schwangere. Es beginnt während der Schwangerschaft und endet am zweiten Geburtstag des Kindes. Familienbegleiterinnen (z. B. Hebammen) betreuen die Teilnehmerinnen nach einem spezifischen inhaltlichen Konzept. In Deutschland wurde das NFP seit 2006 unter dem Namen »PRO KIND« angeboten.

Ziel von PRO KIND ist es, schwangere Frauen in schwierigen sozialen Lebenslagen und ihre Familien zu unterstützen und die gesunde Entwicklung des Kindes zu fördern. Das Projekt nimmt schwangere Frauen auf, die ihr erstes Kind erwarten, zwischen der 12. und 28. Schwangerschaftswoche sind und sich in einer finanziell und persönlich schwierigen Lebenslage befinden. Die Teilnahme ist freiwillig und kostenlos. Das Betreuungskonzept basiert inhaltlich auf Erkenntnissen der ökologischen Theorie Bronfenbrenners (1992), der Selbstwirksamkeitstheorie Banduras (1977 1982) und der Bindungstheorie Bowlbys (1969).

Es werden folgende übergeordnete Ziele verfolgt:

- *Gesundes Leben während der Schwangerschaft.* Während der Schwangerschaft werden die Gesundheit und die psychische Stabilität der werdenden Mutter gefördert. Durch Geburtsvorbereitung soll Stress abgebaut und eine möglichst problemlose Geburt ermöglicht werden; dabei wird angestrebt, auch den Vater in die Geburtsvorbereitungen einzubinden. Ziel ist die

frühzeitige Erkennung von und Hilfen bei Schwangerschaftskomplikationen seitens der Mutter oder des Kindes. Mutter und Vater sollen auf die Elternrolle vorbereitet werden und sich nach der Geburt möglichst gemeinsam um ihr Kind kümmern.
- *Frühe Förderung des Kindes.* Nach der Geburt wird die emotionale Bindung zwischen Mutter und Kind, und soweit möglich, auch die zwischen Vater und Kind gefördert. Mit zunehmendem Alter des Kindes geht es dann darum, seine körperliche, sprachliche und kognitive Entwicklung so zu unterstützen, dass sich seine Persönlichkeit, seine Fähigkeiten und Fertigkeiten optimal entfalten können.
- *Förderung der elterlichen Erziehungskompetenz und Alltagsbewältigung.* Eine wichtige Aufgabe des Projekts besteht darin, die Mütter und Väter zu stärken. Zum einen betrifft das ihre Erziehungskompetenz. Sie werden darin unterstützt, sich positiv auf die Elternrolle einzulassen und beispielsweise die damit verbundenen Belastungen zu akzeptieren und angemessenes Erziehungsverhalten zu erlernen. Zum anderen geht es aber auch darum, sozial benachteiligte Mütter (und Väter) aus der Abhängigkeit von staatlichen Sozialleistungen zu lösen. Dazu werden sie beispielsweise beim Abschluss einer abgebrochenen Schul- oder Berufsausbildung und beim Finden eines Arbeitsplatzes unterstützt, der ein geregeltes Einkommen sichert, aber auch im Umgang mit Behörden, damit sie die ihnen zustehenden Förderungen auch in Anspruch nehmen und erhalten.

Die positive Wirkung des Programms zeigt sich insbesondere in folgenden Ergebnissen (Olds 2006; Olds et al. 1998):
- Verbesserung der mütterlichen und kindlichen Gesundheit während der Schwangerschaft (insbesondere Erhöhung des durchschnittlichen Geburtsgewichts),
- weniger weitere Schwangerschaften der Mütter und längere Intervalle zwischen den Schwangerschaften,
- höhere Raten mütterlicher Berufstätigkeit,
- signifikante Verbesserung der kindlichen Entwicklung im Alter von sechs Jahren: höhere Intelligenz, bessere Sprachentwicklung, weniger geistige/psychische Probleme,
- Abbau von Misshandlung und Vernachlässigung um 48 %,
- weniger Verhaftungen und Freiheitsstrafen im Jugendalter und
- weniger Alkohol- und Drogenkonsum im Jugendalter.

Aus dem deutschsprachigen Raum liegen ebenfalls erste Ergebnisse vor. Einbezogen wurden in diese Studie 755 Erstgebärende mit vielen Risikofaktoren (Jungmann, Kurtz, Brand, Sierau u. von Klitzing 2010; Jungmann u. Pfeiffer 2010). Für die mütterliche Gesundheit während und nach der Schwangerschaft zeigen sich hier keine signifikanten Unterschiede zwischen den Müttern der Interventions- und der Kontrollgruppe. Für die Kinder liegt nach einem Jahr ein Trend in die Richtung vor, dass die kognitive Entwicklung durch die Maßnahme gefördert werden konnte. Insgesamt weisen die Autoren daraufhin, dass abzuwarten bleibt, ob sich der positive Effekt auf die Kinder im weiteren Verlauf stabilisiert.

11.4.2 Kindorientierte Programme

Programme für Kinder im Kindergartenalter bilden seit einigen Jahren einen festen Bestandteil der Prävention aggressiv-dissozialen Verhaltens und der frühkindlichen Bildung in Kindertageseinrichtungen. Die Programme weisen den Vorteil auf, dass sie im Kindergarten mit der Kindergruppe oder mit ausgewählten Kindern in der Einrichtung durchgeführt werden können. Die

Erzieherinnen und pädagogischen Fachkräfte sind mit den Kindern vertraut und können persönliche Stärken gezielt fördern und Schwächen können abgebaut werden. Der Transfer der Programminhalte in den Alltag wird ebenfalls unterstützt, indem die Erzieherin beispielsweise bei Konflikten auf Erlerntes hinweist.

Typischerweise forcieren diese Programme den Aufbau sozial-emotionaler Kompetenzen. Mangelnde sozial-emotionale Kompetenzen sind empirisch gut fundierte Risikofaktoren für aggressiv-dissoziales Verhalten und ihnen wird auch eine ursächliche Rolle bei der Entstehung dieser Problematik zugeschrieben. Die Programme sind in der Regel manualisiert, standardisiert und haben eine feste Anzahl von Einheiten. Je nach Programm werden stärker emotionale Kompetenzen, soziale oder sozial-kognitive Fähigkeiten gefördert. Dazu werden oftmals Handpuppen, Gesprächskreise, Bilder und Spiele eingesetzt, um die Motivation der Kinder zu fördern.

Das Programm »Faustlos« liegt in einer Version für Kinder im Kindergartenalter (Cierpka 2004a) und in einer für die Grundschule (Cierpka 2004b) vor. Es basiert auf dem amerikanischen Programm »Second Step« von Beland (1988) und wird in den USA und anderen Ländern seit einigen Jahren erfolgreich angewendet (Holsen, Smith u. Frey 2008). Das Kindergartenprogramm umfasst 28 Einheiten, die sich auf die Förderung in folgenden Bereichen konzentrieren:

- Empathieförderung,
- Impulskontrolle und
- Umgang mit Ärger oder Wut.

Empathiefähigkeit bildet den Ausgangspunkt dafür, die Bedürfnisse und Wünsche anderer überhaupt wahrzunehmen und zu erkennen. Ohne diese Fähigkeit ist es nicht möglich, das eigene Verhalten auf das anderer zu beziehen und gegebenenfalls zu verändern, wie eine für den anderen bedrohliche Handlung abzubrechen. Impulskontrolle meint die Fähigkeit, prominente Bedürfnisse und Handlungsimpulse zu stoppen. Erst dadurch gewinnt ein Kind die Zeit, um über Konflikte nachzudenken und angemessene Problemlösungen zu generieren. Das Erleben von intensivem Ärger und Wut und eine mangelnde Fähigkeit, diese zu regulieren, stellen bekannte Risikofaktoren für aggressive Handlungen dar (Helmsen, Koglin u. Petermann 2012; Roberton, Daffern u. Bucks 2012). Im Rahmen des Programms werden Kindern Strategien vermittelt, mit diesen Emotionen angemessen umgehen zu können. Das Programm wird begleitet von zwei Handpuppen, einem Hund (»der wilde Wuff«) und einer Schnecke (»der ruhige Schneck«). Studien zeigen für die deutsche Adaptation des Programms einen Zuwachs emotionaler Kompetenzen und sozialer Problemlösefähigkeiten (Schick u. Cierpka 2006; Taub 2002).

»Ich kann Probleme lösen« (IKPL; Beelmann, Jaursch u. Lösel 2004) ist ein manualisiertes Gruppentraining zum sozialen Problemlösen. Es basiert auf dem Programm »I can problem solve« von Shure u. Spivack (Shure 1992) und wird im Rahmen des Programms »Entwicklungsförderung in Familien: Eltern und Kindertraining« (EFFEKT) angeboten. Das Programm orientiert sich an den Schritten zur sozialen Problemlösung. Im Vordergrund steht die Vermittlung einer bestimmten Art und Weise, zwischenmenschliche Probleme zu durchdenken und nicht konkrete Denkinhalte. Damit wird eine selbstständige und eigenverantwortliche Konfliktlösung bei den Kindern unterstützt. Mit den Kindern wird das Wahrnehmen von Konflikten und die Interpretation von Situationen und emotionalem Ausdruck anderer eingeübt, beispielsweise, ob ein Kind einem anderen etwas mit Absicht kaputt gemacht hat oder aus Versehen. In Rollenspielen werden mit den Kindern angemessene Verhaltensalternativen eingeübt. Das Programm wird ebenfalls von Handpuppen begleitet (Ernie und Bert aus der Sesamstraße) und bietet den Kindern weitere Anreize wie

Spiele und Bilder. Es besteht aus 15 Einheiten und kann innerhalb von drei bis fünf Wochen durchgeführt werden. Begleitend wird dazu ein lerntheoretisch orientiertes Elternprogramm zur Förderung des Erziehungsverhaltens angeboten. Ergebnisse zur kurz- und längerfristigen Wirksamkeit des EFFEKT-Programms werden berichtet (Lösel, Beelmann, Stemmler u. Jaursch 2006). Beispielsweise befinden sich zwei Jahre nach dem Ende der Intervention aus Sicht der Lehrkräfte nur halb so viele Problemkinder in der Interventionsgruppe wie in der Kontrollgruppe.

Das »Verhaltenstraining im Kindergarten« (Koglin u. Petermann 2013) ist ein Programm des Bremer Präventionsforums (s. ◘ Tab. 11.3). Es handelt sich dabei um eine universelle Präventionsmaßnahme, die sich an alle Kinder einer Gruppe richtet und als Bestandteil des Kindergartenalltags eingeführt werden kann. Es wird von der Erzieherin durchgeführt und besteht aus 25 Einheiten, die über einen Zeitraum von 13 Wochen (ca. zweimal pro Woche) durchgeführt werden. Es zielt darauf ab, Defizite der emotionalen Kompetenz und der sozialen Problemlösung, die bei Kindern mit oppositionell-aggressivem Verhalten auftreten, zu vermindern und sozial angemessenes Verhalten aufzubauen.

Der erste Bereich des »Verhaltenstrainings im Kindergarten« zielt auf die Förderung emotionaler Kompetenz ab. In Anlehnung an Petermann u. Wiedebusch (2008) zeigen Kinder mit oppositionell-aggressivem Verhalten folgende Beeinträchtigungen der emotionalen Kompetenz:

- häufiges Erleben negativer Gefühle (besonders Ärger/Wut),
- eine mangelnde Emotionsregulation,
- eine eingeschränkte Fähigkeit, eigene Gefühle und die Gefühle anderer wahrzunehmen,
- ein mangelndes Emotionsverständnis und
- eine geringere Empathie.

Die im einführenden Beispiel dargestellte Sequenz zur Förderung des Emotionswissens über »Wut« und »Ärger« stellt exemplarisch dar, wie im Rahmen des Verhaltenstrainings mit den Kindern gearbeitet wird. Die Abbildung 11.1 zeigt Bildmaterial aus dem Training (◘ Abb. 11.1).

Der zweite Bereich des Programms »Verhaltenstraining im Kindergarten« bezieht sich auf die Förderung sozialer Problemlösung. Der Aufbau der Einheiten orientiert sich an dem Modell der sozialen Informationsverarbeitung von Crick u. Dodge (1994). Demnach beeinflusst die Art und Weise, wie Kinder über soziale Beziehungen denken, unmittelbar das Verhalten. Der Aufbau emotionaler Kompetenz und sozialer Problemlösefertigkeiten wird durch die Förderung sozialer Fertigkeiten begleitet. Die Kinder üben durch Rollenspiele sozial angemessenes Verhalten ein. Durch das Einüben positiven Verhaltens lernen die Kinder, dass sie eigene Ziele angemessen erreichen können (z. B. von einem anderen Kind einen Stift erhalten) und dafür sozial anerkannt werden. Die Rollenspiele sind so gestaltet, dass die Kinder verschiedene angemessene positive Verhaltensweisen einüben.

Die 25 Einheiten des Programms »Verhaltenstraining im Kindergarten« (◘ Tab. 11.3) können in 30 bis 40 Minuten mit den Kindern durchgeführt werden (Koglin u. Petermann 2013). Zwei Einheiten dienen der Einführung in das Training und in der letzten Einheit nehmen die Kinder Abschied von dem Training. Nach der Einführung folgen zwölf Einheiten zur Förderung der emotionalen Kompetenz und anschließend zehn Einheiten zum Einüben sozialer Problemlösungen. Soziale Fertigkeiten werden in beiden Einheiten durch Rollenspiele eingeübt. Das Training ist eingebettet in eine Rahmengeschichte über zwei Meerkinder und ihre Abenteuer, die die Kinder motivieren und unterstützen sollen. Begleitet wird das gesamte Training von einer Handpuppe (»Finn« – der Delfin), die den Kindern Geschichten erzählt und sie bei der Bewältigung der Aufgaben unterstützt. Weitere Methoden sind Modell- und

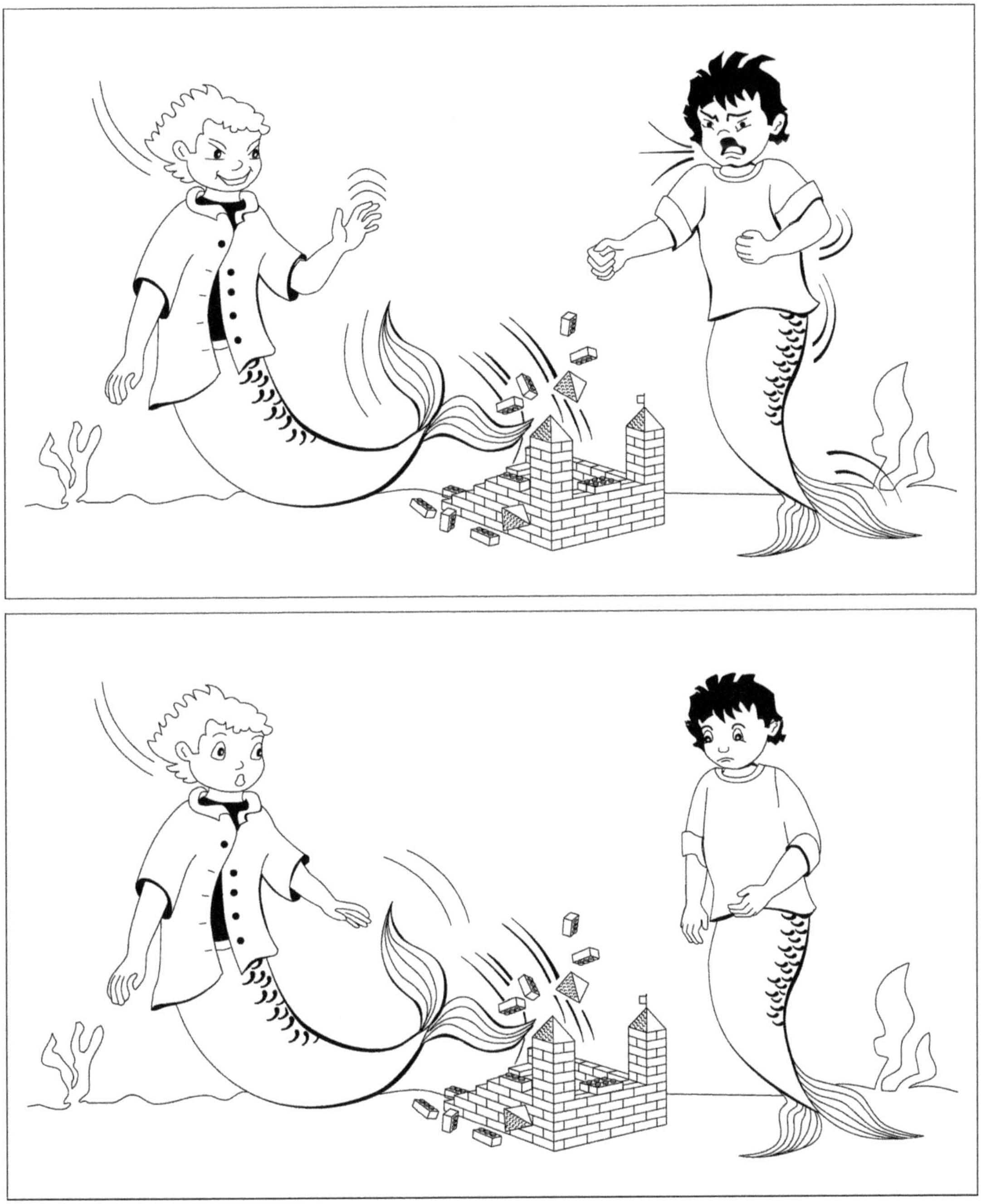

Abb. 11.1 Material aus dem Verhaltenstraining im Kindergarten: Arbeitsblatt »Absicht oder aus Versehen?« (adaptiert nach Koglin u. Petermann 2013; Illustration: Irene Stetzka; mit freundlicher Genehmigung des Hogrefe Verlags)

Tab. 11.3 Übersicht über die Programme zur Prävention aggressiv-dissozialen Verhaltens des Bremer Präventionsforums

Titel	Zielgruppe	Beschreibung
Verhaltenstraining im Kindergarten (Koglin u. Petermann 2013)	Gruppenprogramm für Kinder im Kindergartenalter zwischen 4 und 6 Jahren	Das Programm besteht aus 25 Einheiten und wird über einen Zeitraum von ca. drei Monaten durchgeführt. Gefördert wird in den Bereichen – emotionale Kompetenz, – soziales Problemlösen und – Sozialverhalten. Das Programm ist eingebettet in eine Rahmengeschichte über zwei Meerkinder, die viele Abenteuer rund um die Themen »Gefühle« erleben. Die Handpuppe »Finn«, ein Delfin, leitet die Kinder durch alle Einheiten des Programms.
Verhaltenstraining für Schulanfänger (Petermann, Natzke, Gerken u. Walter 2013)	Programm für Schulklassen der ersten und zweiten Klassenstufe	Das Training wird in der Schule mit der gesamten Klasse durchgeführt. Es umfasst 27 Einheiten, die didaktisch von einer Schatzsuche eingerahmt werden, um die Kinder zu motivieren. Gefördert wird in den Bereichen: – Emotionswissen, -verständnis, -ausdruck und -kommunikation, – Konfliktlösung und – angemessenes Sozialverhalten. Durch das Programm führt die Handpuppe »Ferdi«, ein Chamäleon.
Verhaltenstraining für Grundschüler (Petermann, Koglin, Natzke u. von Marées 2013)	Programm für Kindergruppen der dritten und vierten Klassenstufe	Das Verhaltenstraining für Grundschüler ist ein modularisiertes Trainingsprogramm, das auf die Förderung in den Bereichen – Emotionswissen, Emotionsverständnis und besonders der Regulation der Emotionen abzielt, – der sozialen Problemlösen und – der Zivilcourage und Moralentwicklung. Die 26 Einheiten sind durch ein Hörspiel miteinander verbunden, in dem vier Kinder Abenteuer auf der Burg »Düsternbrock« erleben und deren Geheimnisse zu Tage fördern.
JobFit/Training mit Jugendlichen (Petermann u. Petermann 2010b)	Programm für Jugendlichen zwischen 13 und 20 Jahren, das in der Schulklasse durchgeführt wird.	JobFit umfasst zehn Einheiten, die auf den Erwerb sozial-emotionaler Fähigkeiten, die Förderung der Selbst- und Fremdwahrnehmung und die Selbstwirksamkeit abzielen. Die Jugendlichen werden darin unterstützt, realistische Berufswünsche zu entwickeln und Anforderungen im Bereich Schule und Ausbildung besser nachkommen zu können. Durch Gruppenregeln und individuelle Regeln für den Alltag erhalten die Jugendlichen die Möglichkeit, eigenes Verhalten (z. B. Konflikte zu Hause, Konsum von Alkohol) zu reflektieren und zu verändern.

Rollenspiele, Bildergeschichten, Gesprächsrunden, Spiele (Bewegungsspiele, Brettspiel). Evaluationsstudien aus verschiedenen Stichproben zeigen auf, dass problematisches Verhalten aus Sicht der Erzieherinnen abgebaut und prosoziales Verhalten und emotionale Kompetenzen gefördert werden (Koglin u. Petermann 2011; Wadepohl, Koglin, Vonderlin u. Petermann 2011). Von dem Programm haben besonders diejenigen Kinder profitiert, die zu Beginn des Trainings bereits deutliche Schwierigkeiten mit Gleichaltrigen hatten und wenig prosoziales Verhalten zeigten.

Das »Verhaltenstraining für Schulanfänger« richtet sich an Kinder der ersten und zweiten Jahrgangsstufe und wird von der Lehrkraft durchgeführt (Petermann, Natzke, Gerken u. Walter 2013). Es umfasst 27 Einheiten, die zweimal in der Woche umgesetzt werden sollten. Eine Einheit kann innerhalb einer Schulstunde durchgeführt werden. Folgende Fähigkeiten werden bei den Kindern unterstützt:

- Steigerung der Aufmerksamkeit im Unterricht,
- Sensibilisierung der Selbst- und Fremdwahrnehmung von Gefühlen,
- Förderung emotionaler und sozial-emotionaler Fertigkeiten,
- Förderung des Problemlöse- und Konfliktmanagements: Aufbau von Handlungsalternativen im Sinne angemessener Selbstbehauptung, angemessener Umgang mit Misserfolg und Kritik, Fähigkeit zur Zurückstellung eigener Bedürfnisse und Interessen sowie regelgeleitetem Verhalten,
- Verbesserung der Selbstkontrolle und Selbststeuerung sowie
- Aufbau prosozialen Verhaltens.

Zur Motivation der Kinder bildet eine Schatzsuche den didaktischen Rahmen. Initiierend, begleitend und unterstützend wirkt eingebunden in die Rahmenhandlung die Handpuppe »Ferdi« (ein Chamäleon). Sie dient als Identifikationsfigur mit Vorbildcharakter. Für das Training wurde eine Chamäleon-Handpuppe ausgewählt, da die Spezies der Chamäleons über einige Eigenschaften verfügt, die in unterschiedlichen Trainingskomponenten inhaltlich bedeutsam werden. So sind Chamäleons zum Beispiel Tiere, die sich auf ihre Umgebungsbedingungen gut einstellen können, eine Fähigkeit, die ein globales Zielverhalten des Trainings bildet. Zudem eignet sich diese Tiergattung gut, um das Ruheritual zu vermitteln, das jede Trainingssitzung einleitet. Als ständiger Begleiter der Kinder während der Schatzsuche strukturiert er jede Sitzung, die er mit seiner Einleitung in das Thema der jeweiligen Sitzung einführt und mit einer Zusammenfassung der erzielten Ergebnisse beendet. Schließlich verteilt »Ferdi« – und nicht die Lehrkraft – die Punkte für gute Mitarbeit.

Zur Evaluation des »Verhaltenstrainings für Schulanfänger« liegen zwei Studien aus verschiedenen Stichproben vor (Gerken, Natzke, Petermann u. Walter 2002; Petermann u. Natzke 2008). In beiden kann aufgezeigt werden, dass die Kinder aus Sicht der Lehrkräfte durch das Programm profitieren: Aggressives Verhalten wurde reduziert und soziale sowie emotionale Fähigkeiten wurden gefördert.

Das »Verhaltenstraining in der Grundschule« (Petermann, Koglin, Natzke u. von Marées 2013) ist ebenfalls ein kognitiv-behaviorales Präventionsprogramm, richtet sich jedoch an Schüler der dritten und vierten Klassenstufe. Es wird vom Klassenlehrer durchgeführt und ist inhaltlich in drei Bereiche gegliedert:

- Förderung emotionaler Kompetenz,
- Aufbau sozialer Kompetenz und
- Förderung der Moralentwicklung über die Stärkung der Eigen- und Fremdverantwortung.

In Abweichung zu den Trainings für den Kindergarten und die Schulanfänger wird damit ein erweiterter Fähigkeitsbereich mit der Moralentwicklung aufgegriffen. Zur Förderung moralischer Entwicklung bei Kindern wird im Verhaltenstraining die Methode der Dilemma-Diskussion angewandt. Durch alltagsnah präsentierte moralische Dilemmata werden die Kinder aufgefordert, sich in eine bestimmte Situation und in die betroffenen Personen hineinzuversetzen. Nach einer Analyse des Problems soll eine für alle annehmbare Lösung gefunden werden.

Das Training besteht aus 26 Einheiten, die jeweils 45 bis 90 Minuten benötigen und in einer Frequenz von ein bis zwei Einheiten pro Woche durchgeführt werden. Auf diese Weise ist das Training innerhalb eines Schulhalbjahres zu realisieren. Das Training ist eingebettet in eine Rahmenhandlung über vier Freunde, die »Abenteuer auf Düsternbrook« erleben. Es handelt sich dabei um vier Kinder (zwei Jungen und zwei Mädchen) mit einem unterschiedlichen kulturellen und familiären Hintergrund. Sie erkunden die Burg Düsternbrook, über die viele unheimliche Geschichten erzählt wird. Dabei lösen sie Aufgaben, die emotionale und soziale Kompetenzen einfordern. Die Geschichte liegt als Hörspiel vor und stellt zu jeder Einheit den Einstieg in die Inhalte dar.

Zur Effektivität des Verhaltenstrainings in der Grundschule liegen kurz- und mittelfristige Ergebnisse vor (von Marées u. Petermann 2009; 2010c). Die Lehrkräfte der Trainingsgruppe berichten signifikante Verbesserungen hinsichtlich sozial-emotionaler Kompetenzen. Die Kinder profitierten durch das Training in den Bereichen »prosozial-kommunikatives Verhalten«, »Emotionsregulation« und »schulische Fertigkeiten«. Über die Kinder der Trainingsgruppe werden zudem weniger Verhaltensprobleme berichtet als über jene in der Kontrollgruppe. Für aggressives Verhalten zeigt sich ein geschlechtsspezifischer Effekt durch das Training. Aggressives Verhalten tritt nach Angaben der Lehrkräfte seltener bei den Jungen in der Interventionsgruppe auf. Dieser geschlechtsspezifische Effekt kann dadurch erklärt werden, dass die eingesetzten Verfahren besonders körperlich und/oder offen aggressives Veralten erfassen.

Für das Jugendalter liegt das verhaltenstherapeutische Training JobFit vor, das auf dem »Training mit Jugendlichen« (Petermann u. Petermann 2010b) basiert. Es verfolgt als zentrales Ziel, Ressourcen für die Bewältigung von Entwicklungsaufgaben (z. B. dem Finden einer Ausbildungsstelle) zu stärken. Sozialverhalten soll im Klassenverband aufgebaut werden, um Anforderungen im Bereich von Schule und Ausbildung besser nachkommen zu können. Lehrkräfte sollen geschult werden, um sie zu kompetenten Begleitern in diesem Prozess weiterzubilden. Ein besonderes Augenmerk gilt der Förderung sozialer Kompetenzen (vgl. Jerusalem u. Klein-Heßling 2002; Petermann 2002). Hierdurch soll problematisches Verhalten wie aggressiv-dissoziales Verhalten und soziale Unsicherheit abgebaut bzw. ihnen vorgebeugt werden.

Das JobFit-Training umfasst zehn Module zu je 90 Minuten für Jugendliche zwischen 13 und 20 Jahren, die im Schulalltag durchgeführt werden. Das Training verfolgt hierarchisch aufeinander aufbauende Lernziele. Im Vordergrund stehen der Erwerb sozialer Fertigkeiten und die Förderung einer differenzierten Selbst- und Fremdwahrnehmung. Die Selbstkontrolle und Selbstwirksamkeitserwartung sollen gestärkt werden. Die Trainingsinhalte werden multimethodal durch Cartoons und Fotos, im Dialog, anhand von Rollenspielen und mittels Video- und Gruppenfeedback im Klassensetting vermittelt. Lehrkräfte berichten nach der Trainingsdurchführung, aber auch sechs Monate später von positiven Effekten des Trainings auf das Sozialverhalten der Jugendlichen (Koglin, Hefter, Petermann u. Petermann 2010; Petermann, Koglin, Petermann u. Hefter 2010).

11.4.3 Elternorientierte Programme

Elternorientierte Programme zur Förderung des Erziehungsverhaltens sind im Bereich der Prävention und Therapie aggressiv-dissozialen Verhaltens weit verbreitet. Ein ungünstiges Erziehungsverhalten der Eltern fördert die Entstehung und Aufrechterhaltung von externalisierendem Verhalten (▶ Kap. 4). Eine geringe Kontrolle des Kindes und wenig Anteilnahme an seinen Freizeitaktivitäten, Interessen und seinen Freunden, unklare Regeln, übermäßig strafendes Verhalten oder körperliche Disziplinierung stellen einige Erziehungspraktiken dar, die mit aggressiv-dissozialem Verhalten in Zusammenhang stehen (Dishion u. McMahon 1998; Gershoff, Lansford, Sexton, Davis-Kean u. Sameroff 2012; Koglin u. Petermann 2008). Sie führen dazu, dass unangemessenes Verhalten des Kindes verstärkt wird, während angemessenes oder erwünschtes Verhalten wenig von den Eltern beachtet wird (Patterson et al. 2002). Präventionsprogramme für Eltern zielen im Allgemeinen auf die Verbesserung der Eltern-Kind-Beziehung ab und fördern ein Erziehungsverhalten, welches dem Kind positive Rückmeldung für angemessenes Verhalten gibt sowie klare Regeln und Konsequenzen für Fehlverhalten. Theoretische Grundlagen für diese Elternprogramme bilden zumeist lerntheoretische und kognitive Ansätze sowie die soziale Lerntheorie (Sanders, Markie-Dadds, Tully u. Bor 2000; Webster-Stratton, Reid u. Hammond 2004).

Das Tripple P – Positive Parenting Training wurde durch Sanders (1999) entwickelt und ist international weit verbreitet. Das Besondere an diesem Programm ist die Kombination der verschiedenen Präventionsebenen. Je nach Bedarf können Eltern Informationen über isolierte Erziehungssituationen erhalten, an einem Elterntraining teilnehmen oder eine umfassende Hilfe bei kindlichen Verhaltensproblemen bekommen. Es werden folgende Maßnahmen angeboten (Hahlweg u. Kessemeier 2003; Sanders 1999):

- Universelles Triple-P mit Informationen (z. B. über Broschüren, Video) über typische Erziehungssituationen, die für Eltern schwierig sein können.
- Triple-P-Kurzberatung für Eltern, die Fragen zu bestimmten Erziehungssituationen haben und diese mit ausgebildeten Triple-P-Trainern in bis zu vier Einzelberatungen bearbeiten können.
- Triple-P-Kurzberatung mit aktivem Training erweitert die ausschließliche Beratung um ein aktives Training in Erziehungsstrategien, die u. a. in Rollenspielen eingeübt werden.
- Triple-P-Elterntraining als universelle Maßnahme für interessierte Eltern oder als indizierte Maßnahme, wenn beim Kind bereits erste Verhaltensprobleme sichtbar werden. Der Elternkurs besteht aus vier Gruppentreffen, die um anschließende Telefonberatungen durch einen Triple-P-Trainer erweitert werden.
- Erweitertes Triple-P für Familien mit deutlichen Schwierigkeiten (Depression, Substanzmissbrauch, Ehekonflikte), deren Kinder anhaltende Verhaltensprobleme aufweisen. Angeboten werden umfassende Interventionen u. a. zur Förderung des Erziehungsverhaltens, Unterstützung bei Ehe- und Partnerschaftsproblemen, dem Umgang mit Stress und der Regulation von Gefühlen.

In einer Meta-Analyse zur Wirksamkeit des Triple-P-Elterntrainings über 14 Primärstudien kommen de Graaf, Speetjens, Smit, de Wolff u. Tavecchio (2008) zu dem Schluss, dass dieses Training Verhaltensprobleme deutlich verringert und zwar unmittelbar nach dem Training, aber auch sechs und zwölf Monate nach dem Trainingsende. Höhere Effekte ergaben sich für Studien, in denen mehr Kinder teilnahmen, deren Verhaltensprobleme zu Beginn der Maßnahmen bereits im auffälligen Bereich lagen. Für die anderen Triple-P-Angebote liegen international, aber auch im deutschsprachigen Raum Studien vor, die ebenfalls die Effektivität der Maßnahmen aufzeigen (Hahlweg u. Heinrichs 2007; Sanders 2012). Es handelt sich somit um ein weit verbreitetes und zudem recht gut evaluiertes Programm zur Prävention von Verhaltensproblemen, das auf die Bedürfnisse der Eltern und des Kindes abgestimmt werden kann.

Mit Elternkursen lässt sich rechnen
Elternkurse zur Prävention aggressiven Verhaltens bei Kindern zeigen in Studien in der Regel positive Effekte auf. Sie führen zu einer Abnahme von Verhaltenssymptomen und zu einer Verbesserung des Erziehungsverhaltens. Furlong et al. (2012) zeigen in ihrer Übersicht, dass solche Elternkurse auch kosteneffektiv sind. Sie berechneten dazu die Kosten für einen Elternkurs, die entstehen, um ein Kind mit einer massiven Ausprägung aggressiven Verhaltens in einen subklinischen bzw. unauffälligen Bereich zu bringen. Sie berichten aus Studien in England und Irland, dass diese zwischen 2300 und 2500 $ pro Kind kosten, umgerechnet in Euro zum Zeitpunkt der Studie entspricht dieses ca. 1800 bis 2000 €. Dem gegenüber stellen sie die Kosten, die durch ein aggressiv-dissoziales Kind mit frühem Beginn über den Lebenslauf entstehen; geschätzt sind dies etwa 355.100 $ (~ 273.000 €). Durch Elternkurse können demnach erhebliche Kosten eingespart werden, die sich durch aggressives, kriminelles und gewalttätiges Verhalten für die Opfer, die Täter und für die Gesellschaft ergeben.

Ein beeindruckendes Multikomponenten-Programm bildet »FAST Track« (CPPRG 2011), das jedoch nicht für den deutschsprachigen Raum vorliegt. Es kombiniert über einen Zeitraum von zehn Jahren eine Reihe von Maßnahmen (z. B. Förderung sozial-emotionaler Kompetenzen, Erziehungsverhalten, schulische Fähigkeiten der Kinder), die einschlägige Risikofaktoren für aggressiv-dissoziales Verhalten ansprechen und dabei verschiedene Interventionsebenen und -modalitäten berücksichtigen. Die Forschergruppe konnte in vielfältiger Weise positive Effekte auf die kindliche Entwicklung feststellen (Bierman et al. 2007). Darüber hinaus liegen aus dem Projekt Daten vor, die längsschnittlich aufzeigen, ob die Prävalenzrate von Störungen des Sozialverhaltens gesenkt werden konnte (CPPRG 2011). Es zeigt sich, dass bei den 3 % der Kinder mit der höchsten initialen Risikobelastung eine mehr als 50%ige Reduktion der Lebenszeitprävalenz erzielt wurde (20 % vs. 41 % in der Kontrollgruppe). Weitere Analysen zeigen auf, dass der Nutzen des Programms nur in der Hochrisikogruppe der 10 % am stärksten belasteten Kinder die Kosten übersteigt. Für die Gruppe der Kinder mit moderatem Risiko trifft dies nicht zu. Insgesamt ist zu bedenken, dass in dieses Projekt durch ein Screening nur Kinder einbezogen wurden, die bereits aggressives Verhalten zeigten.

11.5 Von der Forschung in den Alltag

Präventionsmaßnahmen, die erfolgreich in gut kontrollierten Studien abschnitten, müssen aber noch erfolgreich in die Praxis übertragen werden (Durlak u. DuPre 2008). Die Einführung von Maßnahmen nimmt nicht nur die Praktiker in die Pflicht, sondern auch die Programmentwickler, die dafür Verantwortung tragen, dass Maßnahmen auch alltagstauglich gestaltet sind und entsprechende Unterstützung (z. B. durch Fortbildungen) für die Verbreitung angeboten wird.

Durlak et al. (2011) heben in ihrer Meta-Analyse zur Wirksamkeit universeller Präventionsprogramme besonders vier Aspekte der Programmgestaltung hervor, die sie zu dem Akronym »SAFE« zusammenfassen. Dieses setzt sich zusammen aus:

- S = sequenziert,
- A = aktiv,
- F = fokussiert und
- E = explizit.

Eingefordert wird damit, den Kindern die Lernziele (d. h. konkretes Sozialverhalten) in einer sinnvollen Abfolge von Teilzielen zu vermitteln und ihnen zu zeigen, wie einzelne Verhaltensweisen miteinander verbunden werden können, um komplexere Verhaltenssequenzen zu produzieren. Den Kindern sollte zudem ausreichend Gelegenheit gegeben werden, das Verhalten aktiv einzuüben (z. B. durch Rollenspiele). Es sollte ausreichend Zeit zur Verfügung stehen, um spezifische Fertigkeiten zu erlernen und die Lernziele des Programms sollten klar und präzise definiert werden (vs. global wie z. B. Förderung emotionaler Kompetenz) und den Kindern auch mitgeteilt werden. So wissen in der Regel die Kinder genau, was von ihnen erwartet wird. Nach Durlak et al. (2011) geht die Kombination dieser vier Programmmerkmale (SAFE) mit einer besseren Wirksamkeit von Programmen einher. Maßnahmen mit diesen Merkmalen erzielten hinsichtlich aller der sechs untersuchten Bereiche positive Effekte (Aufbau von Fertigkeiten, Einstellungen, Sozialverhalten, externalisierende Verhaltensprobleme, emotionaler Stress und schulische Leistungen). Programme, die nicht nach den SAFE-Kriterien aufgebaut waren, erzielten hingegen nur in drei Bereichen positive Effekte und diese fielen etwas geringer aus.

Gruppenklima und Gruppenzusammensetzung Als Merkmal einer guten Praxistauglichkeit erfassten Domitrovich, Gest, Jones, Gill u. DeRousie (2010) das Engagement der Kinder, das heißt, ob sie an der Maßnahme interessiert waren und sich aktiv daran beteiligten. Zur Förderung der sozial-emotionalen Entwicklung der Kindergartenkinder wurde das »PATHS Curriculum« (Domitrovich, Greenberg, Cortes u. Kusche 2005) eingesetzt, das prosoziales Verhalten, Emotionswissen, Selbstkontrolle und Problemlösestrategien unterstützt. Obwohl das Engagement der Kinder über die Dauer des Programms relativ hoch eingeschätzt wurde, zeigt sich ein Zusammenhang mit verschiedenen Erfolgsmerkmalen. Kinder mit hohem Engagement zeigen eine kompetentere soziale Problemlösung und weisen nach Lehrerangaben weniger aggressives Verhalten auf. Sie zeigen mehr prosoziales Verhalten und eine verbesserte Selbstkontrolle. Interessanterweise lag in dieser Studie ein hoher Zusammenhang zwischen dem Engagement der Kinder und einer programmtreuen Umsetzung vor. Domitrovich et al. (2010) nehmen an, dass dieser Zusammenhang die Kompetenz der Lehrer ausdrückt, die Programminhalte für ihre Kindergruppe positiv anzupassen. Ferner wurden im Rahmen dieser Studie noch drei andere Programme umgesetzt, die sich auf die Förderung der Sprachentwicklung und den Lese-Rechtschreiberwerb bezogen. Bei keinem dieser Programme gab es einen Zusammenhang zwischen dem Engagement und den Erfolgskriterien einer Maßnahme. Es kann spekuliert werden, ob eine interessierte und aktive Teilnahme besonders für die Förderung der sozial-emotionalen Entwicklung wichtig ist.

Die Gruppenzusammensetzung im Rahmen präventiver Maßnahmen kann einen bedeutsamen Beitrag zur Wirksamkeit leisten. Bei universellen Maßnahmen ist dieser Aspekt in der Regel nicht relevant, aber bei selektiven und indizierten Programmen gewinnt er an Bedeutung. Bei der Prävention aggressiv-dissozialen Verhaltes kann dies, besonders im Rahmen indizierter Maßnahmen, beinhalten, dass Kinder und Jugendliche mit Problemverhalten eine Intervention erhalten, die häufig im Gruppenformat angeboten wird. Dishion et al. (1999) überprüften, ob Jugendliche wechselseitig das abweichende Verhalten unterstützen. Auf der Mikroebene werteten sie dazu Videoaufnahmen der Interaktionen aus, die zeigen, dass Gespräche über normverletzendes Verhalten positive Reaktionen bei ebenfalls auffälligen Jugendlichen hervorrufen, im Gegensatz zu prosozialem oder norm-angepasstem Verhalten. Sie erhielten dazu zustimmendes Lachen, Aufmerksamkeit und Interesse der anderen. Durch diese Zuwendung und Verstärkung werden möglicherweise Einstellungen gestützt, die zukünftig zu aggressiv-dissozialem Verhalten motivieren. Weiterführende Analysen zeigen auf, dass dieser negative Effekt besonders bei älteren Jugendlichen mit einem hohen initialen Problemverhalten auftrat. Des Weiteren trat der negative Effekt bei denen auf, deren Familien kooperativ am Projekt teilnahmen. Die Jugendlichen unkooperativer Familien entwickelten sich ähnlich wie die der Kontrollgruppe.

Aus dieser und anderen Studien kann gefolgert werden, dass für ältere Jugendliche mit bereits ausgeprägtem Problemverhalten Gruppenprogramme weniger geeignet sind (Eron et al. 2002; Gifford-Smith, Dodge, Dishion u. McCord 2005). Für jüngere Kinder und Kinder der mittleren Kindheit bildet sich eher ab, dass dies ein sinnvolles Vorgehen ist, besonders wenn Kinder mit prosozialem Verhalten in der Gruppe sind, die nicht mit Interesse auf regelverletzendes Verhalten reagieren. Eine Methode, die versucht den positiven Einfluss prosozialer Gleichaltriger zu nutzen, ist das »Peer Pairing«. Dabei wird ein Kind mit aggressiv-dissozialem Verhalten mit einem oder zwei weiteren Kindern mit prosozialem Verhalten gezielt zusammengebracht. Im Sinne der sozialen Lerntheorie modellieren die prosozialen Kinder das Verhalten für aggressiv-dissoziale Kinder. Hektner, August u. Realmuto (2003) überprüften im Rahmen einer Prävention aggressiv-dissozialen Verhaltens, ob unauffällige Kinder durch die Teambildung mit aggressiven Kindern aggressiver handeln. Aggressive Kinder zeigten dann weniger aggressives Verhalten, wenn ihr Teampartner nicht aggressiv war, während nicht aggressive Kinder trotz aggressiven Teampartners nicht aggressiver handelten. Demnach ist die Teambildung eine effektive Methode, die in Präventionsprogrammen genutzt werden kann, ohne negative Effekte für unauffällige Kinder zu riskieren.

Die Praxistauglichkeit von Maßnahmen steht zunehmend mehr im Fokus der Forschung. Wilson et al. (2003) zeigen auf, dass die Qualität der Umsetzung das zweitbeste Merkmal war, um die Programmwirksamkeit zu erklären. Bedeutsamer war nur noch der Risikostatus der Kinder, wobei eine hohe initiale Belastung mit einer stärkeren Reduktion der Probleme einherging. Zu einem ähnlichen Ergebnis kommen Derzon, Sale, Springer u. Brounstein (2005) im Rahmen einer Re-Analyse von 46 Programmen. Demnach sind weniger die theoretische Ausrichtung oder die Methoden die zentralen Wirkgrößen, sondern die Programmintensität und die Qualität der Umsetzung.

Zunächst kann ein grobes Maß der Qualität der Umsetzung betrachtet werden. Durlak et al. (2011) erfassten, ob die Autoren der Studie über eine Begleitung der Programmdurchführung berichten und ob Schwierigkeiten bei der Durchführung auftraten. Die Abbildung 11.2 veranschaulicht die Ergebnisse grafisch (■ Abb. 11.2).

Programme, die problemlos umgesetzt werden konnten, zeigen die höchsten Effekte. Sie scheinen auch effektiver zu sein als Programme, deren Durchführung nicht von den Autoren begleitet wurde bzw. bei denen die Autoren nicht über eine Supervision berichten. Aus den Studien, die Durchführungsprobleme angaben, berichten Durlak et al. (2011) nur zwei signifikante Effekte, und zwar bezüglich Einstellungen und Verhaltensprobleme; im Vergleich dazu sind alle Effektstärken zu den Programmen ohne Durchführungsschwierigkeiten signifikant.

Kompetenzen und Persönlichkeit des Durchführenden Die Fähigkeiten, aber auch die Einstellungen und die Motivation des Durchführenden sind ebenfalls naheliegende Moderatoren der Wirksamkeit. Ist jemand nicht davon überzeugt, dass ein Programm notwendig und sinnvoll ist, geht dies mit einer geringeren Qualität der Umsetzung einher (Durlak u. DuPre 2008). Auch die Überzeugungen, dass das Programm eine optimale Passform aufweist, wirksam ist und beim Trainer Vertrauen in die eigene Fähigkeiten besteht, dieses Vorgehen auch umsetzen zu können, haben einen bedeutsamen Einfluss. Kallestad u. Olweus (2003) berichten davon, dass die Programmdurchführung durch die emotionale Beteiligung von Lehrkräften beeinflusst wird, wenn diese Zeugen aggressiver Handlungen waren oder durch eigene Opfererfahrungen in der Kindheit geprägt sind. Problemwahrnehmung,

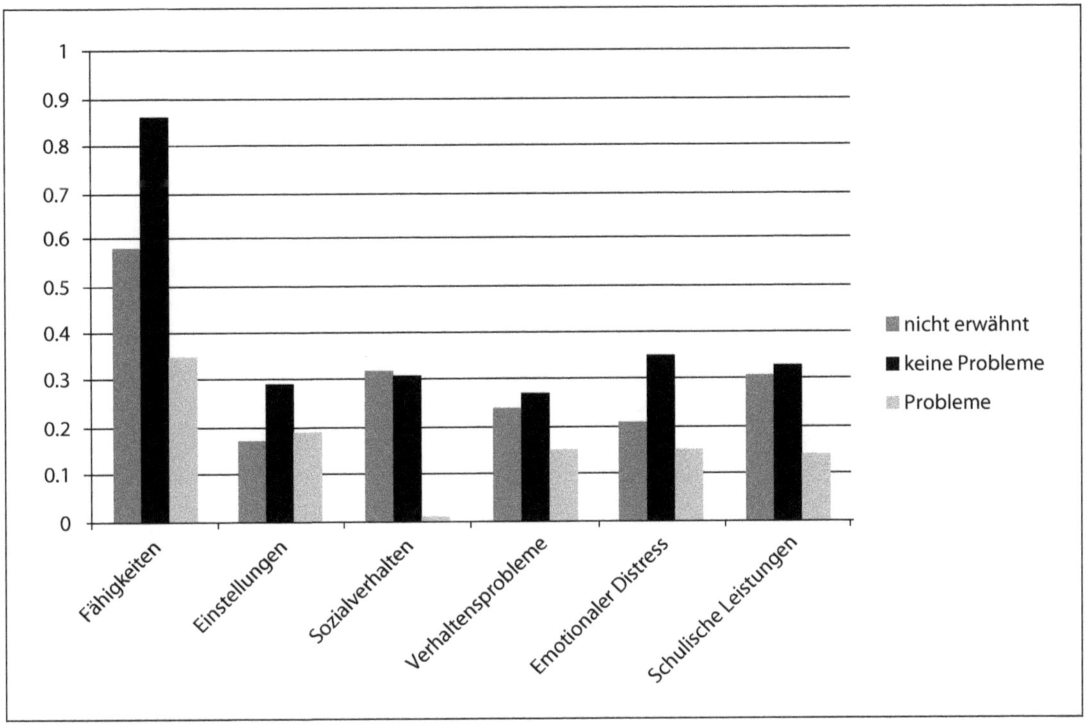

Abb. 11.2 Programmwirksamkeit (ES) universeller Maßnahmen nach Qualität der Umsetzung (adaptiert nach Durlak et al. 2011, S. 414)

Motivation und emotionale Beteiligung der Durchführenden sollten optimalerweise bereits in der Planungsphase vor der Entscheidung für ein bestimmtes Präventionsprogamm berücksichtigt werden, sodass eine breite Zustimmung zum ausgewählten Vorgehen besteht.

Programmdurchführende müssen die theoretische Basis der Maßnahme verstehen und die Methoden, die zur Wirksamkeit des Programms beitragen (vgl. Dariotis, Bumbarger, Duncan u. Greenberg 2008). Diese Informationen helfen bei der Durchführung, da dann sicherer entschieden werden kann, welche Programmaspekte eventuell modifiziert werden können. Unterstützend wirken dazu ein Handbuch zum Programm, das die theoretische und empirische Basis der Programmelemente beschreibt, bzw. eine diese Inhalte umfassende Weiterbildung zu dem Programm.

Zu den Kompetenzen eines Durchführenden beim Einsatz von schulbasierten Programmen gehören Techniken einer effektiven Gruppenführung. Eine solche zielt ab auf den Einsatz von Handlungen, die positive Lernbedingungen für eine Schülergruppe herstellen und aufrechterhalten. Generell ist es wichtig, ein Klassenklima zu schaffen, das angemessenes Sozial- und Lernverhalten fördert (Little u. Akin-Little 2008). Sind die Durchführenden Lehrkräfte, ist dennoch nicht in allen Fällen davon auszugehen, dass alle Lehrkräfte über die Fähigkeit zur effektiven Gruppenführung verfügen.

Eines der wenigen Programme, das explizit ein Modul zum Klassenmanagement als Basis zur Durchführung des kindorientierten Moduls beinhaltet, stellt das *Dinosaur Social Skills and Problem Solving Curriculum* dar (Webster-Stratton, Reid u. Hammond 2001). Dieses Vorgehen richtet sich an Kinder zwischen 3 und 10 Jahren und zielt auf die Förderung sozial-emotionaler Kompetenzen und die Reduktion oppositionellen und aggressiven Verhaltens. Explizit wird hier neben dem konkreten Umgang mit dem kindorientierten Programm die Aufmerksamkeit auf das Klassenmanagement gelegt. In einer Wirksamkeitsstudie wurden dazu 153 Lehrkräfte mit 1768 Kindern randomisiert einer Interventions- und einer Kontrollgruppe zugewiesen (Webster-Stratton, Reid u. Stoolmiller 2008). Die Lehrkräfte der Interventionsgruppe wurden in der Fortbildung zu einem effektiven Klassenmanagement darin unterstützt,

- eine positive Beziehung zu den Kindern aufzubauen,
- proaktive Unterrichtsmethoden anzuwenden,
- Lob und Anreize effektiv einzusetzen,
- Verstärkerprogramme für bestimmte prosoziale Fertigkeiten zu verwenden sowie
- individuelle Verhaltenspläne für Kinder mit Schwierigkeiten einzusetzen.

Es konnte anhand von Verhaltensbeobachtungen belegt werden, dass in der Interventionsgruppe das Klassenmanagement verbessert wurde. In folgenden Bereichen traten Effekte auf:

- »Wärme« im Umgang mit den Schülern ($d = .51$),
- Häufigkeit, mit der sozial-emotionale Fertigkeiten durch die Lehrkraft vermittelt wurden ($d = .96$),
- Einsatz effektiver Disziplinierungstechniken ($d = 1.24$); zudem reduzierten sich inkonsistentes ($d = .63$) und
- harsches oder kritisches Verhalten auf Seiten der Lehrkraft ($d = .67$).

Die Schüler waren besser dazu in der Lage, Gefühle bei sich und bei anderen zu benennen und positive Problemlösestrategien zu entwickeln. Verhaltensbeobachtungen im Unterricht zeigten, dass die Schüler oppositionell-aggressives Verhalten reduzieren konnten; dieser Effekt trat besonders bei denjenigen Schülern auf, die zuvor die meisten Verhaltensprobleme aufwiesen. Die Ergebnisse dieser Studie sind somit ermutigend.

Ein positives Klassenmanagement setzt sozial-emotionale Kompetenzen von Lehrkräften voraus (Jennings u. Greenberg 2009, S. 491ff). Zu diesen gehören Selbstbewusstsein, Gemeinschaftssinn, verantwortlich Entscheidungen treffen, Selbst- und Beziehungsmanagement (vgl. Zins, Weissberg, Wang u. Walberg 2004). Die sozial-emotionale Kompetenz der Lehrkraft und deren Wohlbefinden bilden wichtige Voraussetzungen, um die Lehrer-Schüler-Interaktion positiv zu gestalten. Eine positiv-unterstützende Beziehung zur Lehrkraft fördert bei Schülern das Gefühl der Sicherheit und Verbundenheit, sodass Entwicklungsprozesse positiv gestaltet werden können (Murray u. Greenberg 2000). Diese Ergebnisse legen nahe, dass Lehrkräften Fortbildungen und möglichst auch eine Begleitung bei der Durchführung präventiver Maßnahmen angeboten werden sollten. Im Weiteren erscheint es sinnvoll, zukünftig mehr auf die persönlichen Voraussetzungen der Lehrkräfte zu achten, die diese für eine erfolgreiche schulbasierte Intervention aufweisen müssen. Zielen die Programme auf eine Förderung emotionaler Kompetenzen ab, wie beispielsweise den eigenen Emotionsausdruck zu regulieren oder Emotionen bei anderen zu kennen, kommt dem Trainer eine wichtige Modellfunktion zu. Ist er nicht dazu in Lage, weil ihm selbst emotionale Kompetenzen fehlen, ist dringend von einer Durchführung des Programms abzuraten. Nicht allen Personen, die mit Kindern arbeiten, dürfen diese Kompetenzen zugeschrieben werden. Relevant wird diese Forderung, wenn Programme innerhalb von Institutionen angeordnet werden.

Merkmale der Institution Institutionen, die offen sind für Veränderungen und Innovationen unterstützen, erreichen nach Durlak u. DuPre (2008) eine hohe Qualität der Programm-Einführung. In solchen Institutionen werden neue

Programme stärker durch die Institutionsleitung und den Kollegenkreis unterstützt. (Kallestad u. Olweus 2003; Mihalic, Fagan u. Argamaso 2008). Gemeinsame Entscheidungsprozesse, an denen Personen aus den anbietenden Institutionen, der Forschergruppe, der Politik oder Jugendhilfe teilnehmen, tragen zu einer höheren Akzeptanz der Maßnahme bei (vgl. Durlak u. DuPre 2008). Entsprechend werden mehr personelle und finanzielle Ressourcen zur Verfügung gestellt und die Trainer erhalten eine höhere emotionale und soziale Unterstützung bei der Programmdurchführung. Sehen Programme neben einer Maßnahme auf der Ebene der Schulklassen weitere Elemente auf der Schulebene vor (wie explizit formulierte und für alle verbindliche Schul- oder Pausenregeln), ist die Akzeptanz und Unterstützung der Institution eine wesentliche Voraussetzung.

11.6 Zusammenfassung und Schlussfolgerungen

Die Prävention von aggressiv-dissozialem Verhalten lohnt sich. Es sind viele Risiko- und Schutzfaktoren bekannt, die für die Konzeption von Präventionsmaßnahmen genutzt werden können. Die vielfältigen Formen und Verläufe aggressiven Verhaltens lassen es nicht zu, sich auf eine Präventionsstrategie zu verlassen. Je nach Alter des Kindes, nach Risikobelastung oder der Erreichbarkeit der Kinder, muss auf unterschiedliche Strategien zurückgegriffen werden. Eine frühe Prävention aggressiv-dissozialen Verhaltens ist sinnvoll, wenn chronisch aggressives Verhalten mit Beginn in der Kindheit verhindert werden soll. Dennoch ist auch eine Unterstützung von Kindern im Übergang zur Pubertät angemessen, das heißt, bevor jugendtypisches Problemverhalten vermehrt auftritt. Hier liegen besonders für den deutschsprachigen Raum zu wenige Angebote vor. Eine Prävention aggressiv-dissozialen Verhaltens, die erst im Jugendalter angeboten wird, macht vor dem Hintergrund der aktuellen Befunde zu den Ursachen wenig Sinn. Dennoch werden besonders für diese Altersgruppe Fördermaßnahmen am nachdrücklichsten gefordert, denn aggressiv-dissoziale Jugendliche wirken sehr viel bedrohlicher als aggressive-dissoziale Kinder.

Es liegen einige Programme zur Prävention aggressiv-dissozialen Verhaltens vor, die vermutlich wirksam sind. Die Höhe der Effekte ist bezogen auf die Reduktion aggressiven Verhaltens in der Regel niedrig. Allerdings können diese Ansätze dennoch dazu beitragen, dass eine Anzahl von Kindern aggressiv-dissoziales Verhalten in einem signifikanten Ausmaß ablegt. Im Aufbau sozial-emotionaler Kompetenzen werden im Mittel etwas höhere Effekte erreicht.

Es fehlen Studien, die auch über längerfristige Effekte berichten. Aus den Meta-Analysen wird ersichtlich, dass deutlich mehr als die Hälfte der Primärstudien lediglich über die Wirksamkeit zum Posttest-Zeitpunkt Aussagen treffen (Beelmann u. Lösel 2007). Die längerfristige Wirksamkeit ist jedoch ein wesentliches Ziel der Prävention und muss im Sinne der Qualitätssicherung nachgewiesen werden. Bislang kann jedoch nur für wenige Kindergartenprogramme eine langfristige Wirksamkeit aufgezeigt werden (Nelson, Westhues u. MacLeod 2003).

Es empfiehlt sich, die Einführung einer Maßnahme immer durch eine Qualitätssicherung zu begleiten. Diese kann sich auf die Wirksamkeit beziehen, aber auch auf Maße der programmtreuen Umsetzung und der Passung der Maßnahme für eine spezielle Institution oder Zielgruppe einer Institution. Nur dadurch ist es möglich, Erfolge oder Misserfolge bzw. zu verbessernde Inhalte oder Prozesse zu bestimmen (Durlak u. DuPre 2008). Um eine programmspezifische Qualitätssicherung umzusetzen, kann empfohlen werden, die Programmentwickler zu kontaktieren oder ggf. an dazu angebotenen Fortbildungen teilzunehmen.

An diesem Punkt wird auch deutlich, dass Präventionsprogramme in der Praxis stärker einrichtungs- und trägerübergreifend (Jugendhilfe, Schule, berufliche Ausbildung) realisiert werden müssen. Dies ist eine Möglichkeit, um Präventionsangebote mit therapeutischen Maßnahmen abzustimmen. Die Vernetzung von Jugendhilfe-maßnahmen mit Präventionsangeboten im Kindergarten oder in der Schule bildet eine wichtige Herausforderung für die Zukunft. Zentrale Organisationseinheiten könnten zudem eine Vernetzung präventiver Programme über den Entwicklungsverlauf und die Integration präventiver Maßnahmen in bestehende Strukturen des Gesundheitssystems und der Jugendhilfe gewährleisten (Rücker, Petermann, Büttner u. Petermann 2009). Einen Beitrag dazu könnten auch niedergelassene Kinder- und Jugendpsychotherapeuten leisten, wenn das Psychotherapeutengesetz entsprechend modifiziert werden würde. Bislang ist hier nur die Behandlung von psychischen Störungen vorgesehen, wodurch wertvolle personelle Ressourcen für die Prävention nicht genutzt werden.

Therapie

Fallstudie

Kai, ein knapp 12-jähriger Junge, wurde vor ca. zwei Jahren verhaltenstherapeutisch behandelt und kam 12 Monate nach Therapieende zur Nachkontrolle. Hier einige Auszüge aus dem Gespräch:

- Therapeut: »Kai, erinnerst du dich an den Beginn unserer Treffen?«
- Kai: »Na klar, ich kam anfangs gar nicht gerne zu Ihnen. Ich wurde ja von meinen Eltern und der Schule gezwungen, hierher zu kommen. Hundertmal hörte ich von meinen Eltern den Satz: Kai, so geht das nicht weiter, du schaffst die weiterführende Schule nie!«
- Therapeut: »Ich erinnere mich noch gut daran. Aus heutiger Sicht betrachtet, was waren denn die Gründe, warum du kommen musstest?«
- Kai: »Naja, ich wollte halt ein Siegertyp sein und immer sagen, wo es lang geht, zudem rastete ich bei jeder Kleinigkeit aus und konnte kein 'Nein' ertragen. Meine Mitschüler wollten mich nicht zum Freund haben, aber einige von ihnen hatten so richtig Angst vor meinen Faustschlägen.«
- Therapeut: »Ab wann wolltest du von dir aus bei der Therapie mitmachen?«
- Kai: »Wie Sie mir die Therapie erklärt haben, mir berichtet haben, es dauert sieben Monate und meine Eltern müssen auch was tun, da hatte ich schon etwas Lust, zu Ihnen zu kommen. Ganz gut war auch, dass wir einen Vertrag machten – nur wir beide –, da kam ich mir ganz schön wichtig vor – ich denke, dass da das Eis gebrochen war!«
- Therapeut: »Schön, dass du dich noch so genau an so viele Dinge erinnerst! – Was hat dir denn im letzten Jahr von den Dingen geholfen, die wir in der Therapie besprochen haben und übten?«
- Kai: »Woche für Woche musste ich mich ja mit dem Detektivbogen beobachten. Erst dachte ich, das ist ja komisch: Ich kenne mich doch gut! Aber durch das Beobachten wurde mir klar, wann und durch was ich einen Wutanfall bekam. Auch zuhause half mir der Detektivbogen, mich und meine Aufgaben zu ordnen. Toll waren die 'Karten' für mein Federmäppchen – mit ihnen bekämpfte ich meine Wutanfälle in der Schule erfolgreich. Die 'Karten' habe ich noch und sie helfen mir heute auch noch manchmal prima. Die Rollenspiele mit Ihnen und in der Kindergruppe waren gut. Ich konnte mich dadurch besser in andere Personen einfühlen. – Das ist doch schon viel?!«
- Therapeut: »Kai, das ist sehr viel. Wie geht es dir denn heute in der Schule und zu Hause?«
- Kai: »Die Schule läuft gut: Die Noten stimmen und ich habe zwei wirkliche Freunde gefunden. Einer davon ist in meiner Klasse. Mir ist klar, dass man Freundschaft daran erkennt, dass man dem Freund gerne hilft, Zeit für ihn hat und keinen Streit anzettelt – und deshalb darauf verzichtet, ein Siegertyp zu sein.«
- Therapeut: »Und zuhause …«
- Kai: »Ja, da geht es auch gut und ich werde weniger angemotzt und manchmal gelobt. Das Beste ist, dass meine Eltern mehr Zeit für mich haben. Ich kann über viele Dinge mit ihnen reden, sie fragen mich, was ich mit meinen Freunden nachmittags mache. Und ich fühle mich noch nicht einmal ausgefragt!«
- Therapeut: »Was glaubst du, Kai, was haben deine Eltern gelernt bei mir?«
- Kai: »… ich denke, dass sie gelernt haben, dass man mit Nörgeln und Schimpfen nicht weiter kommt und wie Sie im Familiengespräch einmal sagten 'Ein Lob wirkt Wunder!'. Ich glaube, dass sich meine Eltern durch die Therapie ziemlich anstrengen mussten! Und jetzt wissen sie mehr über Wutkinder und Raufbolde – so wie ich einer war!«

Kai berichtet über seine positiven Erfahrungen mit der Therapie und die dadurch angestoßenen Veränderungen. Besonders gefällt ihm, dass sich seine Eltern nun mehr Zeit für ihn nehmen und sich die Beziehung zu ihnen verbessert hat. Damit beschreibt Kai zwei wesentliche Säulen in der Therapie aggressiv-dissozialen Verhaltens im Kindesalter. Es haben sich besonders soziale Kompetenztrainings, Elterntrainings und die Kombination beider Methoden als erfolgreich erwiesen (vgl. Webster-Stratton et al. 2004). Im Einzelnen können die folgenden Ansätze bei der Behandlung aggressiver Kinder und Jugendlicher als empirisch gestützt gelten (als Übersicht Bachmann et al. 2010):

- kognitive Verhaltenstherapie,
- Problemlösetraining,
- soziales Kompetenztraining,
- Ärger-Kontrolltraining (meistens als Element eines sozialen Kompetenztrainings) und
- Elterntraining (z. B. Modelllernen mit Videounterstützung).

Im Weiteren sollen aus diesem Grund, in erster Linie verhaltenstherapeutische Ansätze vorgestellt werden.

12.1 Soziales Kompetenztraining

Die in ◘ Tab. 12.1 in Anlehnung an Bloomquist u. Schnell (2005) zusammengestellten Therapiemethoden basieren im Wesentlichen auf Ansätzen der kognitiven Verhaltenstherapie, die in der Regel kombiniert und unterstützt durch den Einsatz von symptom- und altersspezifischen Therapiemanualen angewandt werden. Soziale Kompetenztrainings umfassen in der Regel ungefähr 15 bis 25 Therapieeinheiten, die über ein halbes Jahr verteilt durchgeführt werden. Häufig werden dabei Phasen einer Einzeltherapie mit Übungen in therapeutischen Gruppen kombiniert (vgl. das Praxisbeispiel: Training mit aggressiven Kindern).

Eine wesentliche Methode, Kindern und Jugendlichen neue und differenzierte soziale Kompetenzen zu vermitteln, stellen Rollenspiele dar. Rollenspiele ermöglichen im Rahmen einer Einzel- und Gruppentherapie, Fertigkeiten einzuüben, die positives Sozialverhalten (z. B. Kooperation, Hilfeverhalten) fördern und unterstützen, wobei die Perspektivenübernahme durch die vertiefte Einübung von Einführungsvermögen entscheidend ist.

12.2 Elterntraining

Bei diesem Vorgehen nimmt man an, dass das Verhalten eines aggressiven Kindes durch die Modifikation der sozialen Umgebung zu verändern ist. Die Eltern tragen mit ihrem Erziehungsverhalten entscheidend zur Problematik eines Kindes bei (► Kap. 4). Mit einem Elterntraining soll das Erziehungs- und Interaktionsverhalten zwischen den Eltern und dem Kind besser aufeinander abgestimmt werden werden.

Schon im Jahre 2008 durchleuchteten Kaminski, Valle, Filene u. Boyle (2008) die Wirksamkeit von Elterntrainings. Die Autoren gingen der Frage nach, welche Inhalte und Methoden die Effektivität von Elterntrainings beeinflussen (◘ Tab. 12.2). Von besonderer Bedeutung waren dabei:

- die positive Interaktion mit dem Kind (die Interessen des Kindes wahrnehmen und unterstützen, angemessene Freizeitaktivitäten anbieten),
- konsistentes Handeln, wenn das Kind Fehlverhalten zeigt,
- Kommunikation über Emotionen und
- das Einüben von Erziehungsfertigkeiten mit dem Kind im Alltag.

Bei Elterntrainings werden Bezugspersonen eines Kindes darin ausgebildet, das Verhalten eines Kindes zu Hause zu modifizieren. So soll die Interaktion mit dem Kind verbessert, ko-

Tab. 12.1 Empirisch gestützte Methoden sozialer Kompetenztrainings (adaptiert nach Bloomquist u. Schnell 2005)

Interventionsverfahren	Erläuterungen
Einüben von Selbstbeobachtung und Selbstbewertung	Die Kinder lernen, sich selbst zu beobachten und das eigene Verhalten zu bewerten.
Selbstinstruktionstraining	Die Kinder lernen, durch verinnerlichte Selbstverbalisation, Emotionen zu regulieren und eigenes Verhalten zu steuern.
Training der sozialen Problemlösefähigkeiten	Die Kinder lernen, verschiedene Schritte zur Lösung zwischenmenschlicher Konflikte anzuwenden.
Training des Sozialverhaltens und der Kommunikationsfertigkeiten	Die Kinder lernen, prosoziales Verhalten sowie verbale und nonverbale Kommunikationsfertigkeiten anzuwenden.
Training der sozialen Perspektivenübernahme	Die Kinder lernen, Emotionen und Gedanken anderer zu berücksichtigen.
Ärger-Management-Training	Die Kinder lernen, eigenen Ärger und eigene Wut wahrzunehmen und damit angemessen umzugehen.

Tab. 12.2 Einige wichtige Inhalte von Elterntrainings (adaptiert nach Kaminski et al. 2008)

Inhalte	Beschreibungen
Wissen über die kindliche Entwicklung und Betreuung	Wissen über Entwicklung und das Verhalten von Kindern; Förderung einer positiven emotionalen Entwicklung von Kindern (z. B. angemessene Emotionskontrolle, Selbstbewusstsein)
Positive Interaktion mit dem Kind	Eltern-Kind-Kontakt positiv gestalten (z. B. Begeisterung ausdrücken, positive Aufmerksamkeit schenken)
Sensitivität und Fürsorge seitens der Eltern	Bedürfnisse des Kindes sensibel wahrnehmen und darauf reagieren (z. B. Berührungen), altersangemessenen Körperkontakt und Zuneigung zeigen
Kommunikation über Emotionen	Beziehungsfördernde Kommunikation unterstützen (z. B. aktives Zuhören; dem Kind dabei helfen), Emotionen zu erkennen und angemessen auszudrücken; negative Kommunikation verringern (z. B. Sarkasmus)
Kommunikation über Grenzen und Regeln	Aufforderungen an das Kind eindeutig formulieren; Grenzen setzen und Regeln aufstellen, Konsequenzen aufzeigen
Verhaltensmanagement	Beaufsichtigung (Kontrolle) und Betreuung des Kindes; konkrete Verstärkungs- und Bestrafungsstrategien nutzen; konsistentes Verhalten bei Regelverletzungen
Förderung sozialer Kompetenzen	Eltern anleiten, wie sie positives Verhalten ihren Kindern vermitteln können (z. B. Kooperation mit Gleichaltrigen)

operatives Verhalten aufgebaut und aggressives Verhalten reduziert werden. Die Eltern lernen, Regeln im Umgang mit ihrem Kind und für ihr Kind aufzustellen, positive Verstärker für angemessenes und leichte Strafen für unangemessenes Verhalten einzusetzen. Mit Hilfe von psychologischen Prinzipien lernen die Eltern, Problemverhalten zu erkennen und schrittweise zu verändern. Durch die Vermittlung und Erprobung neuen Erziehungsverhaltens werden die Eltern im Umgang mit ihrem aggressiven Kind kompetenter, sodass sie eigenständig Probleme bearbeiten können. In der Regel wird das Problemverhalten des Kindes in der Schule einbezogen.

Elterntrainings sollten die einzuübenden Verhaltensweisen in kleine Schritte gliedern, wie es zum Beispiel vorbildlich in dem videogestützten Elterntraining von Webster-Stratton (2005) der Fall ist. Dieses Elterntraining wurde vor allem bei 2 bis 8-jährigen Kindern erprobt, wobei die Grundlagen für ein positives elterliches Erziehungsverhalten anhand von Videoaufnahmen mit den Eltern erarbeitet werden. Für ein solches Vorgehen liegen differenzierte Manuale und Trainingsmaterialien vor.

Lundahl et al. (2006) stellen in einer Übersicht die Wirksamkeit von Elterntrainings bei aggressiven Kindern zur Diskussion. Prinzipiell zeigen sich in einem Vergleich von 63 Studien folgende Ergebnisse:

- verhaltenstherapeutisch orientierte Elterntrainings sind anderen Elterntrainings (z. B. nach dem Gordon-Ansatz) nicht prinzipiell überlegen,
- aggressive Kinder unter 5 Jahren profitieren gut von Elterntrainings,
- sozial besser gestellte Familien und deren Kinder ziehen aus Elterntrainings einen größeren Gewinn als sozial benachteiligte Familien,
- aggressive Kinder mit stärker ausgeprägten Problemen profitieren mehr als solche, die weniger belastet sind, und
- Elterngruppentrainings waren im Vergleich zu Trainings, bei denen die Eltern individuell betreut wurden, weniger effektiv.

Die Meta-Analyse von Lundahl et al. (2006) verdeutlicht, dass Elterntrainings nur unter bestimmten Umständen und nur für ausgewählte Eltern gute Effekte zeigen. Sozial benachteiligte Familien profitieren nur dann, wenn sie umfassend (z. B. durch Jugendhilfemaßnahmen) unterstützt werden (Henggeler u. Sheidow 2012; Woolfenden et al. 2001). Die langfristigen Effekte familiär orientierter Ansätze werden in neueren Übersichtsarbeiten sowohl für das Kindesalter (Furlong et al. 2012) als auch für das Jugendalter (Bachmann et al. 2010; Woolfenden et al. 2001) positiv bewertet. Vermutlich ist bei einer früh auftretenden und damit stabilen psychischen Störung die optimalste Betreuung von Familien mit aggressiven Kindern dadurch gegeben, dass den Betroffenen ein auf *Langfristigkeit angelegtes Betreuungssystem* angeboten wird.

In Krisenzeiten kommt einer intensivtherapeutischen Behandlung eine besondere Bedeutung zu (vgl. Stadler et al. 2012). Ein solches komplexes Angebot gibt Eltern und Familien die Möglichkeit, ihre Fertigkeiten im Umgang mit ihrem Kind und damit dem jeweiligen Alter den spezifischen Entwicklungsanforderungen gezielt anzupassen.

Therapie aggressiven Verhaltens: Krankenkassenausgaben
Zweifellos stellt aggressives und aggressiv-dissoziales Verhalten die kinder- und jugendpsychiatrische Erkrankung dar, die besonders viele Kosten nach sich zieht. Schon im Jahr 2000 legten Schmeck und Poustka Zahlen vor, die aufzeigen, dass in bis zu 50 % aller Fälle der Kinder- und Jugendpsychiatrie die Diagnose »Störung des Sozialverhaltens« aufweisen. Interessant ist nun, welche Krankheitskosten diese Patientengruppe verursacht. Zukunftweisend war hier eine Studie von Scott, Knapp, Henderson u. Maughan (2001) aus Großbritannien. In dieser Studie wurden Kinder im Alter von zehn Jahren mit einer Störung des Sozialverhaltens mit solchen Kindern verglichen, die keine solche Diagnose erhielten. In dieser Studie zeigte es sich, dass Kinder, die mit 10 Jahren die Kriterien einer Störung des Sozialverhaltens erfüllt haben, mit 28 Jahren zehnmal so hohe Kosten im Gesundheitswesen verursachten wie Kinder, die diese Diagnose nicht erfüllten (ca. 70.000 brit. Pfund im Vergleich zu ca. 7400 brit. Pfund). Eine erste Kostenanalyse für den deutschsprachigen Raum legten Ewest, Reinhold, Vloet, Wenning u. Bachmann (2013) vor. Die Studie basierte auf Versichertendaten der AOK Nordost (ehemals AOK Berlin) für den Zeitraum 2006 bis 2009. Es wurden Daten der Altersgruppe 13 bis 18 Jahre einbezogen. Auch hier wurden auffällige Jugendliche (ICD-Diagnose: Störung des Sozialverhaltens) und unauffällige Jugendliche beiderlei Geschlechts miteinander verglichen. Die Gruppen wurden nach Alter und Geschlecht

Tab. 12.3 Inhalte der Elterntrainings-Serie »Incredible Years« (adaptiert nach Beelmann u. Raabe 2007, S. 167)

Programmteil	Inhalt	Setting
BASIC (Basistraining)	Gemeinsames Spiel, Loben/belohnen, Grenzen setzen, Umgang mit Fehlverhalten.	Zu Hause
ADVANCE (Fortgeschrittenentraining)	Problemlösen, Ärgermanagement, Kommunikation, Kontrolle von Depression, Soziale Unterstützung geben und annehmen.	Zu Hause Arbeit Freizeit
EDUCATION SCHOOL	Anregungen geben, Lernroutinen nach der Schule, Unterstützung bei den Hausaufgaben, Leseübungen, Beteiligung an schulischen Veranstaltungen und Konferenzen.	Zu Hause Schule

parallelisiert. Die Jahreskosten der unauffälligen Gruppe lagen pro Fall bei 687 Euro, die der auffälligen bei 2632 Euro, das heißt, sie waren ungefähr viermal höher. Interessant ist, dass die Jahreskosten für Mädchen, die diese Diagnose erfüllen, höher ausfallen, als diejenigen der Jungen (2883 Euro gegenüber 2501 Euro). Diese Ergebnisse von Ewest et al. (2013) unterstreichen klar die gesundheitsökonomische Bedeutung einer erfolgreichen Behandlung der Störung des Sozialverhaltens.

12.2.1 Incredible Years

Das Programm »Incredible Years« wendet sich an Eltern, Kinder und Lehrkräfte und möchte die Erziehungskompetenz von Bezugspersonen und die sozial-emotionale Kompetenz von Kindern fördern. Das Programm besteht aus drei Teilprogrammen (Tab. 12.3), die folgende Bereiche fördern:

- Erziehungskompetenzen (BASIC Parent Training Program),
- interpersonelle Kompetenzen (ADVANCE Parent Training Program) und
- Lernkompetenzen (EDUCATION Training Program, SCHOOL Training Program).

Das Vorgehen dient der Prävention und Therapie aggressiven Verhaltens und ist für Kinder der Altersgruppe von zwei bis acht Jahren geeignet (Webster-Stratton 2005; Webster-Stratton et al. 2004).

Das BASIC-Elterntraining wird über 13 bis 14 Wochen angeboten, wobei Gruppen von 10 bis 14 Eltern gebildet werden. Die Basis der Arbeit mit den Eltern besteht aus dem Anschauen von themenspezifischen Videoausschnitten. Aus 250 Video-Vignetten von je ein bis zwei Minuten Länge wird eine Auswahl getroffen. Die Videos zeigen einen Elternteil und ein Kind in Alltagssituationen, in denen die Interaktionspartner mehr oder weniger erfolgreich miteinander umgehen. In dem Elterntraining wird also gezielt mit Filmmaterial gearbeitet, um auch bildungsferne Schichten zu erreichen. Nach dem Betrachten einer Video-Vignette erfolgt eine Gruppendiskussion über den Inhalt; in Rollenspielen werden Lösungen erarbeitet und zugleich ausprobiert; als Abschluss eines jeden Treffens werden strukturierte Hausaufgaben formuliert.

Beim ADVANCE-Programm sollen Elternkompetenzen in den Bereichen Selbstkontrolle,

Kommunikationsfertigkeiten, Problemlösekompetenz und soziale Unterstützung (geben und annehmen) gefördert werden. Im Prinzip wird damit die familiäre Stressbewältigungskompetenz der Eltern gestärkt, wodurch – vor allem auf Seiten der Mütter – ein sensitiver Umgang mit Kindern erst möglich wird (vgl. Hänggi, Benz-Fragniére, Haberkorn, Furler u. Perrez 2013). Im dritten Programmteil (EDUCATION) sollen die Eltern befähigt werden, ihre Kinder bei den schulischen Anforderungen zu unterstützen.

Für das Programm »Incredible Years« liegen ungefähr ein Dutzend randomisiert-kontrollierte Studien vor. In der Regel zeigten diese Studien, dass aggressives Verhalten und Problemverhalten der Kinder abgebaut sowie prosoziales Verhalten und die Problemlösekompetenz verbessert wurden. In einer in den Niederlanden durchgeführten Kontrollgruppenstudie (Posthumus et al. 2012) wurden die ersten beiden Programmteile (BASIC, ADVANCE) dazu herangezogen, um die Erziehungskompetenz von Eltern auffälliger Kinder zu verbessern. Die meisten Effekte (z. B. Anwenden angemessener Disziplinierungstechniken) konnten auch nach zwei Jahren noch beobachtet werden; allerdings konnte in dieser Studie nicht bestätigt werden, dass die Bereitschaft der Eltern, ihr Kind gezielt zu loben, längerfristig stabil blieb (Posthumus et al. 2012).

12.2.2 Training mit aggressiven Kindern

Ein sehr bekanntes Vorgehen stellt das Training mit aggressiven Kindern (Petermann u. Petermann 2012a) dar. Dieses Programm ist für Kinder ungefähr ab dem 6. Lebensjahr bis etwa 12 Jahre entwickelt worden; es besteht aus drei Elementen: einer Einzel- sowie Gruppentherapie und einer intensiven Eltern- oder Familienberatung. Die Einzel- und Gruppentherapie umfasst 14 bis 16 Sitzungen à 50 oder 100 Minuten, die Eltern- oder Familienberatung ungefähr 6 Termine à 100 Minuten. Die wichtigsten modulspezifischen Ziele sind im Folgenden zusammengestellt.

Training mit aggressiven Kindern – ausgewählte Ziele:

- **Ziele der Einzeltherapie**
  - auseinandersetzen mit aggressivem Verhalten,
  - Selbstverbalisationstechniken erlernen,
  - Konsequenzen vorhersehen,
  - Bildgeschichten verstehen und Wege der Problemlösung erarbeiten und
  - sich selbst im Rahmen von Problemlösungen kritisch einschätzen.
- **Ziele der Gruppentherapie**
  - Gruppenregeln erstellen,
  - Einfühlungsvermögen einüben,
  - mit Wut besser fertig werden,
  - Lob, Nichtbeachtung und Tadel erfahren und
  - angemessenes Verhalten stabilisieren und gegenüber Rückschlägen immunisieren.
- **Ziele der Eltern- und Familienberatung**
  - Vermitteln eines angemessenen Störungskonzeptes,
  - Vertrautmachen mit Verhaltensbeobachtung,
  - wirkungsvoll Aufforderungen stellen,
  - Einsatz von Punkteplänen,
  - Bearbeiten von Kommunikations- und Erziehungsproblemen,
  - Umstrukturieren des Familienlebens,
  - Stabilisieren positiver Veränderungen in der Familie und
  - Unterstützung anbieten, wenn Rückschläge drohen.

In verschiedenen Studien zu den langfristigen Effekten des Trainings mit aggressiven Kindern zeigten sich folgende positiven Effekte: Bei der Bewertung der langfristigen Wirksamkeit (Nitkowski et al. 2009a; Petermann et al. 2007) wird ersichtlich, dass das Training mit aggressiven Kindern aus der Sicht der Eltern und Lehrkräfte die Störung des Sozialverhaltens deutlich reduziert. Diese Effekte konnten mithilfe der Achenbach-Skalen (CBCL, TRF) auch sechs Monate nach Therapie-Ende bestätigt werden. Des Weiteren stimmen Eltern und Lehrkräfte in ihrer Einschätzung überein, dass aggressiv-dissoziales Verhalten der Kinder erheblich reduziert und das prosoziale Verhalten verbessert wurde (erfasst mit dem SDQ, Goodman 1997).

Zur Überprüfung der Wirksamkeit wurde das Training mit aggressiven Kindern sowohl ambulant als auch in der Jugendhilfe und Kinder-/Jugendpsychiatrie durchgeführt. Die deutliche Verbesserung des Sozialverhaltens konnte in allen Settings, in denen das Training durchgeführt wurde, auf der Basis von Elternurteilen belegt werden (Nitkowski et al. 2009b; Petermann et al. 2008). Im Vergleich profitieren Kinder, die am Training mit aggressiven Kindern im Kontext von Maßnahmen der Jugendhilfe und einer ambulanten kinderpsychiatrischen Maßnahme teilnahmen, nachweislich stärker als diejenigen, denen das Training nur isoliert angeboten wurde. Die Tatsache, dass und wie gut ein verhaltenstherapeutisches Angebot in eine Versorgungsstruktur eingebunden ist, bestimmt damit entscheidend über den langfristigen Erfolg einer solchen Behandlung.

12.2.3 Intensivtherapeutischer Ansatz (VIA)

Ein innovativer Ansatz stellt die intensivtherapeutische Behandlung aggressiver Kinder dar (vgl. Übersicht nach Pelham u. Hoza 1997 s.u.). Einen Vorschlag unterbreiteten Grasmann u. Stadler (2009) mit ihrem »Verhaltenstherapeutischen Intensivprogramm zum Abbau von Aggression (VIA)«. Das dreimonatige Programm umfasst ein zweiwöchiges tagesklinisches Intensivtraining (= 10 Therapietage von ca. 8 bis 17 Uhr) in der Gruppe von sechs Kindern (Altersgruppe 6–14 Jahre). Begleitend zum zweiwöchigen Gruppentraining findet ein achtwöchiges ambulantes Elterntraining statt, das drei Wochen vor dem Gruppentraining beginnt und sechs Wochen nach der tagesklinischen Behandlung endet. Während der strukturierten tagesklinischen Behandlung werden neue Verhaltensstrategien zur Impulskontrolle und neue Ansätze zur Problemlösung erlernt. Mit den kognitiv-verhaltenstherapeutischen Methoden gelingt es, eine angemessene soziale Informationsverarbeitung symptomspezifisch zu vermitteln (vgl. Stadler et al. 2012, S. 104).

Intensivtherapeutisches Verhalten nach Pelham u. Hoza (1997, zusammengestellt nach Petermann u. Petermann 2012b):

- **Punktesystem**: Die Kinder können täglich Punkte für angemessenes Verhalten sammeln und mit entsprechendem Fehlverhalten Punkte verlieren. Die erzielten Punkte können in Privilegien (z. B. Ausflüge) eingetauscht werden.
- **Soziales Kompetenztraining**: Durch Instruktions- und Kommunikationstraining, Modelllernen und Rollenspiele werden soziale Kompetenzen erlernt. Im Alltag bilden die Kinder feste Zweierteams, die regelmäßig gemeinsame Aktivitäten unternehmen, eine Freundschaft aufbauen sollen und von einem erwachsenen Coach darin unterstützt werden.
- **Daily Report Cards**: Den Eltern werden täglich Kärtchen mit individuellen Zielverhaltensweisen übergeben. Die Eltern werden geschult, ihre Kinder für das Einhalten der Vorgaben gezielt zu belohnen.
- **Sportliche Aktivitäten**: Drei Stunden werden altersangemessene sportliche Übungen mit den Kindern durchgeführt, um ihre Selbstwirksamkeit zu fördern, wodurch Verhaltensänderungen möglich werden.
- **Time-Out-Technik**: Unerwünschte Verhaltensweisen werden mit dem Verlust von Privilegien (für eine bestimmte Zeit) bestraft.

- **Unterricht**: Die Kinder werden drei Stunden täglich (eine Stunde ein spezifisches Thema, eine Stunde Computerunterricht, eine Stunde Kunst) unterrichtet. Diese Alltagsnähe besitzt den Vorteil, dass man direkt an schulbezogenen Problemen (z. B. Konzentration, Ausdauer) arbeiten kann.
- **Elterneinbezug**: Die Eltern werden aktiv in das Programm eingebunden. Es finden tägliche Kontakte, wöchentliche Elterngruppen zur Verhaltensmodifikation und gemeinsame Aktivitäten mit den Kindern statt.

12.2.4 Multisystemische Therapie (MST)

Bei der Multisystemischen Therapie (MST) handelt es sich um eine Therapieform, die von Scott Henggeler (Medical University of South Carolina, USA) ab 1980 etabliert und seitdem kontinuierlich weiterentwickelt wurde. Primäre Zielgruppe der MST sind Jugendliche mit aggressiv-dissozialem Verhalten, Delinquenz, Substanzmissbrauch und sexuell übergriffigem Verhalten sowie die Familien dieser Jugendlichen. Inzwischen liegen auch Adaptionen der MST für andere Zielgruppen vor, etwa vernachlässigte Kinder oder Kinder und Jugendliche mit chronischen somatischen Erkrankungen und Compliance-Problemen.

Die MST fußt auf der sozial-ökologischen Theorie nach Bronfenbrenner und leitet hieraus ihren Kerngedanken ab: die Behandlung der Symptome in dem jeweiligen System, in dem sie auftreten (d. h. Familie, Schule, Gleichaltrigengruppe etc.). Dieser Kerngedanke wird konkretisiert und erweitert in neun Leitsätzen der MST (z. B. »Positiv und an Stärken orientiert bleiben«, »Gegenwartsorientiert, handlungsorientiert und klar definiert«, »Auf Alltagstransfer achten«; Hengggler et al. 2012).

MST-Therapeuten sind meistens Pädagogen oder Psychologen, wobei therapeutische Vorkenntnisse nicht zwingend vorausgesetzt werden. Grundlage ist eine fünftägige MST-Basisausbildung, die durch quartalsweises Auffrischungstraining ergänzt wird.

Insgesamt dauert eine MST-Behandlung ca. vier bis sechs Monate. MST findet als aufsuchende Therapieform zu 90 % in der natürlichen Umgebung der Familien statt, Termine finden zu familienfreundlichen Zeiten statt. Jeder Therapeut hat eine niedrige Fallzahl von vier bis maximal sechs Familien, um genügend Zeit für ein therapeutisches Bündnis zu haben. Drei bis vier Therapeuten bilden ein MST-Team, das von einem MST-Teamleiter geleitet wird.

Die Verantwortlichkeit für das Engagement einer Familie liegt vor allem beim MST-Team, nicht bei der Familie selber. Dies mag auch die hohen Mitarbeitsquoten (bis zu 98 %) für MST-Behandlungen erklären. Die Zuweisung zu einer MST-Behandlung erfolgt über unterschiedliche Wege (z. B. Jugendamt, gerichtliche Auflage, andere soziale Dienste). Viele MST-Teams arbeiten unter dem Dach von Trägern der Jugendhilfe.

Die Grundprinzipien des MST-Programmes kann man knapp wie folgt formulieren:

- *Intensiv*: Die Behandlung dauert ca. vier bis sechs Monate und erfolgt durch ein therapeutisches Team (Sozialarbeiter, Psychologe), das für Notfälle rund um die Uhr erreichbar ist. Jeder Therapeut ist nur für vier bis fünf Familien zuständig, wodurch viel Zeit in der jeweiligen Familie verbracht werden kann.
- *Multisystemisch*: In der Familie wird vor allem darauf Wert gelegt, den Eltern bessere Erziehungskompetenzen zu vermitteln. Gleichzeitig werden außerfamiliäre Ressourcen wie Sportvereine, Schule, Arbeitsagentur und Nachbarschaft einbezogen und aktiviert, um eine prosoziale Entwicklung zu fördern und Kontakte zu massiv auffälligen Freundeskreisen zu verringern.
- *Realitätsnah*: Die betroffenen Kinder und Jugendlichen und ihre Familien werden vor

Ort in ihrem natürlichen Lebensumfeld aufgesucht und behandelt.
- *Aus einer Hand*: Das MST-Team bündelt und koordiniert die (sonst oft nebeneinander ablaufenden) Maßnahmen von Schule, Jugendamt, Arbeitsamt, Polizei und Justiz.

Die Behandlung ist grundsätzlich an den Stärken der Familie orientiert, die Familienmitglieder werden als vollwertige Mitarbeiter betrachtet und Behandlungsziele vornehmlich von Familienmitgliedern gesetzt. MST wird individualisiert angeboten, um flexibel auf die Bedürfnisse der Familien eingehen zu können.

Die MST verfügt über ein ausgefeiltes, manualisiertes System der Qualitätssicherung, das unter anderem aus einem speziellen Behandlungsprotokoll, einem Supervisionsprotokoll sowie einem speziellen Schulungsprotokoll besteht. Zudem erfolgt die Bewertung der Therapietreue der MST-Therapeuten durch die jeweilige betreute Familie (via Internet). Einmal wöchentlich werden alle Fallverläufe standardisiert protokolliert und mit dem Teamleiter im MST-Team besprochen, bei besonders schwierigen Fälle kann der Teamleiter mit einem externen MST-Fachberater Rücksprache halten.

Die MST kann derzeit als eine besonders gut erforschte Therapieform in diesem Bereich gelten, es liegen gegenwärtig 14 randomisiert-kontrollierte Studien zur MST vor (längstes Follow-up-Intervall 21,9 Jahre), die Kontrollgruppe in diesen Studien ist meistens die Routinebehandlung aggressiver Kinder. Die untersuchten Gruppen umfassen unterschiedliche Ethnien, die Studien wurden sowohl von den Programmentwicklern als auch von unabhängigen Forschungsgruppen durchgeführt. Da sich MST-Effekte in einer ganzen Reihe von Sektoren zeigen (z. B. Schulbesuch, familiärer Zusammenhalt), sind die Effektivitätsmaße der Studien unterschiedlich gewählt.

Für Efficacy-Studien zur MST sind mittlere bis große Effektstärken (d = 0,55–0,81) beschrieben, Effectiveness-Studien erbrachten Ergebnisse von d = 0,2 bis d = 0,4. Eine Meta-Analyse von Baldwin et al. (2012) ergab eher kleine Effektstärken, eine Cochrane-Analyse von Littell et al. (2009) mit einer kleinen Studienbasis kam zu dem Schluss, dass die Wirksamkeit der MST nicht belegt sei. Neueste europäische Arbeiten (z. B. Butler, Baruch, Hickey u. Fonagy 2011) berichten eine gute Wirksamkeit.

Ausgewählte Ergebnisse zeigen hervorragende Effekte in den Bereichen *Gesundheit* (Reduktion von psychiatrischen Krankenhausaufenthalten um 75 %), *Jugendhilfe* (Vermeidung von Heimunterbringung in ca. 50 % der Fälle), *Bildungswesen* (Steigerung der Schulbesuchsquote von 20 % auf 80 %), *Justizwesen* (Verminderung von Gefängnisaufhalten um ca. 50 %, Verringerung der Delikthäufigkeit) und *Familie* (Verbesserung der innerfamiliären Beziehungen). Zudem ergeben sich mittelfristig erhebliche Kostenersparnisse für Krankenkassen und Jugendämter.

12.3 Zusammenfassung und Schlussfolgerungen

Aggressives Verhalten bei Kindern und Jugendlichen zeichnet sich durch eine hohe Stabilität aus. In den letzten Jahrzehnten sind jedoch Behandlungsverfahren entstanden, die dieser Problemlage Rechnung tragen. Als wirksam haben sich die verhaltenstherapeutischen und kognitiv-verhaltenstherapeutischen Ansätze erwiesen.

Aus den empirisch gestützten Behandlungsstrategien lässt sich eine Reihe von Empfehlungen ableiten. Grundsätzlich variieren diese Strategien in Abhängigkeit vom Entwicklungsstand des Kindes und den praktischen Gegebenheiten der Durchführung (vgl. Kazdin u. Whitley 2006); demnach kann man unterscheiden:

- Bei jüngeren Kindern erwiesen sich vor allem behavioral-orientierte Maßnahmen und Elterntrainings als sinnvoll und besonders wirksam (vgl. Furlong et al. 2012). Gelingt es, das Erziehungsverhalten der Eltern gegenüber ihrem Kind andauernd zu verändern, ist von langfristig positiven Effekten auszugehen. Für den Erfolg einer Therapie sind vor allem Alltagserfahrungen mit dem neu erlernten Verhalten aufseiten der Eltern und des Kindes von Bedeutung. Die Wirksamkeit verhaltenstherapeutischer Maßnahmen wird unterstützt durch den Einsatz symptom- und altersspezifischer Therapiemanuale sowie kindgemäß gestalteter Therapiematerialien. Mit zunehmendem Alter des Kindes sind kognitive Therapiemethoden nützlich.
- Bei älteren Kindern sollten sich Therapieansätze vornehmlich auf die Kinder/Jugendlichen, die Gleichaltrigenbeziehungen und den schulischen Kontext beziehen, wobei vor allem sozial-kognitive Fertigkeits- und Problemlösetrainings eingesetzt werden sollten, um soziale und kognitive Fertigkeiten zu modifizieren und zu entwickeln (vgl. Petermann u. Petermann 2010b).
- Bei aggressiv-dissozialen Jugendlichen haben sich darüber hinaus auch familientherapeutische Vorgehensweisen bewährt (siehe etwa die Multisystemische Therapie).

Massive Formen aggressiv-dissozialen Verhaltens setzen intensivtherapeutische Vorgehensweisen voraus und im Extremfall die Kombination von Verhaltenstherapie und hochstrukturierten Maßnahmen aus dem Bereich der Jugendhilfe. Die letztgenannten Vorgehensweisen müssen, wie die Erfolge der Multisystemischen Therapie (MST) zeigen, milieunah geplant und umgesetzt werden. Obwohl der zeitliche Rahmen für intensivere und umfassendere Maßnahmen nur wenige Monate beträgt, sind die damit verbundenen Kosten erheblich. Dieser Tatbestand muss allerdings mit dem persönlichen Leid der Opfer aggressiver Handlungen und den Kosten, die unsere Gesellschaft infolge kriminellen Verhaltens aufbringen muss, in Relation gesetzt werden.

Literatur

AAA Foundation for Traffic Safety (2009). *2009 Traffic safety culture index*. Zugriff am 30.04.2013, https://www.aaafoundation.org/sites/default/files/2009TSCIndexFinalReport.pdf

Achenbach T. M. (1991). *Manual for the youth self-report and 1991 profile*. Burlington, VT: University of Vermont.

Achenbach, T. M. & Rescorla, L. A. (2001). *Manual for ASEBA school-age forms & profiles*. Burlington, VT: University of Vermont.

Adachi, P. J. & Willoughby, T. (2011). The effect of violent video games on aggression: Is it more than just the violence? *Aggression and Violent Behavior, 16*, 55–62.

Albert, M., Hurrelmann, K., Quenzel, G. & TNS Infratest Sozialforschung (2010). *Jugend 2010*. Frankfurt: Fischer.

Alpers, G. W. & Eisenbarth, H. (2008). *Psychopathy Personality Inventory Revised. Deutsche Version*. Göttingen: Hogrefe.

Alsaker, F. D. (2003). *Quälgeister und ihre Opfer*. Bern: Huber.

Alsaker, F. D. & Valkanover, S. (2001). Early diagnosis and prevention of victimization in kindergarten. In J. Juvonen & S. Graham (Eds.), *Peer harassment in school. The plight of the vulnerable and victimized* (S. 175–195). New York: Guilford.

Anderson, C. A. & Bushman, B. J. (2001). Effects of violent video games on aggressive behavior, aggressive cognition, aggressive affect, physiological arousal, and prosocial behavior: A meta-analytic review of the scientific literature. *Psychological Science, 12*, 353–359.

Anderson, C. A. & Bushman, B. J. (2002). Human aggression. *Annual Review of Psychology, 53*, 27–51.

Anderson, C. A. & Carnagey, N. L. (2004). Violent evil and the general aggression model. In A. Miller (Ed.), *The social psychology of good and evil* (S. 168–192). New York: Guilford.

Anderson, C. A. & Dill, K. E. (2000). Video games and aggressive thoughts, feelings, and behavior in the laboratory and in life. *Journal of Personality and Social Psychology, 78*, 772–790.

Anderson, C. A., Sakamoto, A., Gentile, D. A., Ihori, N., Shibuya, A., Yukawa, S., Naito, M. & Kobayashi, K. (2008). Longitudinal effects of violent video games on aggression in Japan and the United States. *Pediatrics, 122*, e1067–1072.

Anderson, C. A., Shibuya, A., Ihori, N., Swing, E. L., Bushman, B. J., Sakamoto, A., Rothstein, H. R. & Saleem, M. (2010). Violent video game effects on aggression, empathy, and prosocial behavior in eastern and western countries: A meta-analytic review. *Psychological Bulletin, 136*, 151–173.

Anderson, K. G., Tapert, S. F., Moadab, I., Crowley, T. J. & Brown, S. A. (2007). Personality risk profile for conduct disorder and substance use disorders in youth. *Addictive Behaviors, 32*, 2377–2382.

Andrews, D. A., Bonta, J. & Wormith, J. S. (2011). The Risk Need Responsivity (RNR) Model. Does adding the Good Lives Model contribute to effective crime prevention? *Criminal Justice and Behavior, 38*, 735–755.

Angold, A. & Costello, E. J. (1993). Depressive comorbidity in children and adolescents - Empirical, theoretical, and methodological issues. *American Journal of Psychiatry, 150*, 1779–1791.

Angold, A., Costello, E. J. & Erkanli, A. (1999). Comorbidity. *Journal of Child Psychology and Psychiatry, 40*, 57–87.

Armelius, B. A. & Andreassen, T. H. (2007). Cognitive-behavioral treatment for antisocial behavior in youth in residential treatment. *Cochrane Database of Systematic Reviews* (4).

Armstrong, T.D. & Costello, E.J. (2002). Community studies on adolescent substance use, abuse, or dependence and psychiatric comorbidity. *Journal of Consulting and Clinical Psychology, 70*,1224–1239.

Arnett, J. (1996). Sensation seeking, aggressiveness, and adolescent reckless behavior. *Journal of Personality and Individual Differences, 20*, 693–702.

Arsenio, W. F., Adams, E. & Gold, J. (2009). Social information processing, moral reasoning, and emotion attributions: Relations with adolescents' reactive and proactive aggression. *Child Development, 80*, 1739–1755.

Aslund, C., Nordquist, N., Comasco, E., Leppert, J., Oreland, L. & Nilsson, K. (2011). Maltreatment, MAOA, and delinquency: Sex differences in gene-environment interaction in a large population-based cohort of adolescents. *Behavior Genetics, 41*, 262–272.

Atzaba-Poria, N., Pike, A. & Deater-Deckard, K. (2004). Do risk factors for problem behaviour act in a cumulative manner? An examination of ethnic minority and majority children through an ecological perspective. *Journal of Child Psychology and Psychiatry, 45*, 707–718.

Averdijk, M., Malti, T., Eisner, M. & Ribeaud, D. (2012). Parental separation and child aggressive and internalizing behavior: An event history calendar analysis. *Child Psychiatry and Human Development, 43*, 184–200.

Ayduk, O., Rodriguez, M. L., Mischel, W., Shoda, Y. & Wright, J. (2007). Verbal intelligence and self-regulatory competencies: Joint predictors of boys' aggression. *Journal of Research in Personality, 41*, 374–388.

Bachmann, C. J., Lehmkuhl, G., Petermann, F. & Scott, S. (2010). Evidenzbasierte psychotherapeutische Interventionen für Kinder und Jugendliche mit aggressivem Verhalten. *Kindheit und Entwicklung, 19*, 245–254.

Baier, D., Pfeiffer, C., Simonson, J. & Rabold, S. (2009). *Jugendliche in Deutschland als Opfer und Täter von Gewalt. Erster Forschungsbericht zum gemeinsamen Forschungsprojekt des Bundesministeriums des Innern und des KFN*. Hannover: Kriminologisches Forschungsinstitut Niedersachsen.

Baier, D., Pfeiffer, C., Rabold, S., Simonson, J. & Kappes, C. (2010). *Kinder und Jugendliche in Deutschland: Gewalterfahrungen, Integration, Medienkonsum. Zweiter Bericht zum gemeinsamen Forschungsprojekt des Bundesministeriums des Inneren und des KFN*. Hannover: Kriminologisches Forschungsinstitut.

Baillargeon, R. H., Keenan, K. & Cao, G. Q. (2012). The development of opposition-defiance during toddlerhood:

A population-based cohort study. *Journal of Developmental and Behavioral Pediatrics, 33*, 608–617.
Baillargeon, R. H., Thibodeau, E., Lefebvre, F. & Jeyaganth, S. (2011). Obstetrical complications and physical aggression behaviours before the age of 2. *Canadian Journal of Psychiatry, 56*, 427–435.
Baldaro, B., Tuozzi, G., Codispoti, M., Montebarocci, O., Barbagli, F., Trombini, E. & Rossi, N. (2004). Aggressive and non-violent videogames: Short-term psychological and cardiovascular effects on habitual players. *Stress and Health, 20*, 203–208.
Baldwin, S. A. Christian, S., Berkeljon, A. & Shadish, W. R. (2012). The effects of family therapies for adolescent delinquency and substance abuse: A meta-analytic analysis. *Journal of Marital and Family Therapy, 38*, 281–304.
Ballard, M. E. & Lineberger, R. (1999). Video game violence and confederate gender: Effects on reward and punishment given by college males. *Sex Roles, 41*, 541–558.
Bandura, A. (1977). Self-efficacy: Toward a unifying theory of behavioral change. *Psychological Review, 84*, 191–215.
Bandura, A. (1979). *Sozial-kognitive Lerntheorie*. Stuttgart: Klett-Cotta.
Bandura, A. (1982). Self-efficacy mechanism in human agency. *American Journal of Psychology, 37*, 122–147.
Barker, E. D., Oliver, B. R. & Maughan, B. (2010). Co-occurring problems of early onset persistent, childhood limited, and adolescent onset conduct problem youth. *Journal of Child Psychology and Psychiatry, 51*, 1217–1226.
Barlett, C. P. & Rodeheffer, C. (2009). Effects of realism on extended violent and nonviolent video game play on aggressive thoughts, feelings, and physiological arousal. *Aggressive Behavior, 35*, 213–224.
Barlett, C. P., Harris R. J. & Baldassaro R. (2007). Longer you play, the more hostile you feel: Examination of first person shooter video games and aggression during video game play. *Aggressive Behavior, 33*, 1-12.
Barlett, C., Branch, O., Rodeheffer, C. & Harris, R. (2009). How long do the short-term violent video game effects last? *Aggressive Behavior, 35*, 225–236.
Barry, C. T., Frick, P. J., DeShazo, T. M., McCoy, M. G., Ellis, M. & Loney, B. R. (2000). The importance of callous-unemotional traits for extending the concept of psychopathy to children. *Journal of Abnormal Psychology, 109*, 335–340.
Battin, S. R., Hill, K. G., Abbott, R. D., Catalano, R. F. & Hawkins, J. D. (1998). The contribution of gang membership to delinquency beyond delinquent friends. *Criminology, 36*, 93–115.
Baumert, A., Fetchenhauer, D., Gollwitzer, M., Rothmund, T. & Schlösser, T. (2009). Sensibilität für Ungerechtigkeit. *Psychologische Rundschau, 60*, 8–22.
Beauchaine, T. P., Gatzke-Kopp, L. & Mead, H. K. (2007). Polyvagal theory and developmental psychopathology: Emotion dysregulation and conduct problems from preschool to adolescence. *Biological Psychology, 74*, 174–184.
Beelmann, A., Jaursch, S. & Lösel, F. (2004). *Ich kann Probleme lösen: Soziales Trainingsprogramm für Vorschulkinder.* Erlangen, Universität Erlangen-Nürnberg, Institut für Psychologie.
Beelmann, A. & Lösel, F. (2007). Entwicklungsbezogene Prävention dissozialer Verhaltensprobleme: Eine Meta-Analyse zur Effektivität sozialer Kompetenztrainings. In W. von Suchodoletz (Hrsg.), *Prävention von Entwicklungsstörungen* (S. 235–258). Göttingen: Hogrefe.
Beelmann, A. & Raabe, T. (2007). *Dissoziales Verhalten von Kindern und Jugendlichen*. Göttingen: Hogrefe.
Begg, D. J. & Langley, J. D. (2004). Identifying predictors of persistent non-alcohol or drug-related risky driving behaviours among a cohort of young adults. *Accident Analysis and Prevention, 36*, 1067–1071.
Beitchman, J.H., Douglas, L., Wilson, C., Johnson, C., Young, A., Atkinson, L., Escobar, M. & Taback, N. (1999). Adolescent substance use disorders: Findings from a 14-year follow-up of speech/language-impaired and control children. *Journal of Clinical Child Psychopathology, 28*, 312–321.
Beland, K. (1988). *Second Step. A violence-prevention curriculum. Grades 1-3*. Seattle: Committee for Children.
Bender, D. & Lösel, F. (2011). Mobbing at school as a predictor of delinquency, violence and other anti-social behaviour in adulthood. *Criminal Behaviour and Mental Health, 21*, 99–106.
Benfield, J. A., Szlemo, W. J. & Bell, P. A. (2007). Driver personality and anthropomorphic attributions of vehicle personality relate to reported aggressive driving tendencies. *Personality and Individual Differences, 42*, 247–258.
Berkowitz, L. (1989). Frustration aggression hypothesis - examination and reformulation. *Psychological Bulletin, 106*, 59–73.
Bettencourt, B. A., Talley, A., Benjamin, A. J. & Valentine, J. (2006). Personality and aggressive behavior under provoking and neutral conditions: A meta-analytic review. *Psychological Bulletin, 132*, 751–777.
Bezdjian, S., Raine, A., Baker, L. A. & Lynam, D. R. (2011). Psychopathic personality in children: Genetic and environmental contributions. *Psychological Medicine, 41*, 589–600.
Bierman, K. L. (2004). *Peer rejection: Developmental processes and intervention strategies*. New York: Guilford.
Bierman, K. L., Coie, J. D., Dodge, K. A., Foster, E. M., Greenberg, M. T., Lochman, J. E., McMahon, R. J., Pinderhughes, E. E. & Research Conduct Problems Prevention Group (2007). Fast track randomized controlled trial to prevent externalizing psychiatric disorders: Findings from grades 3 to 9. *Journal of the American Academy of Child and Adolescent Psychiatry, 46*, 1250–1262.
Biglan, A., Mrazek, P. J., Carnine, D. & Flay, B. R. (2003). The integration of research and practice in the prevention of youth problem behaviors. *American Psychologist, 58*, 433–440.

Biederman, J., Faraone, S. V., Wozniak, J. & Monuteaux, M. C. (2000). Parsing the association between bipolar, conduct, and substance use disorders: A familial risk analysis. *Biological Psychiatry*, *48*, 1037–1044.
Bijvank, M. N., Konijn, E. A. & Bushman, B. J. (2012). »We don't need no education«: Video game preferences, video game motivations, and aggressiveness among adolescent boys of different educational ability levels. *Journal of Adolescence*, 35, 153–162.
Bijvank, M. N., Konijn, E. A., Bushman, B. J. & Roelofsma, P. H. (2009). Age and violent-content labels make video games forbidden fruits for youth. *Pediatrics*, *123*, 870–876.
BIU (2011). *Gamer in Deutschland 2011* [Internet]. http://www.biu-online.de/fileadmin/ user_upload/pdf/BIU_Profilstudie_Gamer_in_ Deutschland_2011.pdf [29.08.2012].
Bjorkqvist, K., Lagerspetz, K. & Kaukiainen, A. (1992). Do girls manipulate and boys fight? Developmental trends in regard to direct and indirect aggression. *Aggressive Behavior, 18*, 117–127.
Blair, R. J. R. (2008). Cognitive neuroscience of psychopathy. *Journal of Neurology, Neurosurgery and Psychiatry*, *79*, 968–968.
Blair, R. J. R., Budhani, S., Colledge, E. & Scott, S. (2005). Deafness to fear in boys with psychopathic tendencies. *Journal of Child Psychology and Psychiatry*, *46*, 327–336.
Blair, R. J. R., Colledge, E., Murray, L. & Mitchell, D. G. V. (2001). A selective impairment in the processing of sad and fearful expressions in children with psychopathic tendencies. *Journal of Abnormal Child Psychology*, *29*, 491–498.
Blair, R. J. R., Mitchell, D. & Blair, K. (2005). *The psychopath. Emotion and the brain*. Oxford: Blackwell.
Blair, R. J. R., Peschardt, K., Budhani, S., Mitchell, D. & Pine, D. (2006). The development of psychopathy. *Journal of Child Psychology and Psychiatry*, *47*, 262–275.
Blonigen, D. M., Hicks, B. M., Krueger, R. F., Patrick, C. J. & Iacono, W. G. (2006). Continuity and change in psychopathic traits as measured via normal-range personality: A longitudinal-biometric study. *Journal of Abnormal Psychology*, *115*, 85–95.
Bloomquist, M. L. & Schnell, S. V. (2005). *Helping children with aggression and conduct problems. Best practices for intervention*. New York: Guilford.
Boden, J. M., Fergusson, D. M. & Horwood, L. J. (2010). Risk factors for conduct disorder and oppositional/defiant disorder: Evidence from a New Zealand Birth Cohort. *Journal of the American Academy of Child and Adolescent Psychiatry*, *49*, 1125–1133.
Borden, L. A., Schultz, T. R., Herman, K. C. & Brooks, C. M. (2010). The Incredible Years Parent Training Program: Promoting resilience through evidence-based prevention groups. *Group Dynamics-Theory Research and Practice*, *14*, 230–241.
Borduin, C. M., Henggeler, S. W., Blaske, D. M. & Stein, R. J. (1990). Multisystemic treatment of adolescent sexual offenders. *International Journal of Offender Therapy and Comparative Criminology*, *34*, 105–113.
Bornstein, M. H., Hahn, C.-S. & Haynes, O. M. (2010). Social competence, externalizing, and internalizing behavioral adjustment from early childhood through early adolescence: Developmental cascades. *Development and Psychopathology*, *22*, 717–735.
Bösche, W. (2010). Violent video games prime both aggressive and positive cognitions. *Journal of Media Psychology: Theories, Methods, and Applications*, *22*, 139–146.
Bowen, E. & Nowicki, S. (2007). The nonverbal decoding ability of children exposed to family violence or maltreatment: Prospective evidence from a British cohort. *Journal of Nonverbal Behavior*, *31*, 169–184.
Bowlby, J. (1969). *Attachment and loss: Vol. 1. Attachment. Vol. 1*. New York: Basic Books.
Bowlby, J. (1980). *Attachment and loss: Loss, sadness and depression. Vol. 3*. New York: Basic Books.
Branstrom, R., Sjostrom, E. & Andreasson, S. (2008). Individual, group and community risk and protective factors for alcohol and drug use among Swedish adolescents. *European Journal of Public Health*, *18*, 12–18.
Bratberg, G., Nilsen, T. I., Holmen, T. L. & Vatten, L. J. (2005). Sexual maturation in early adolescence and alcohol drinking and cigarette smoking in late adolescence. A prospective study of 1.129 Norwegian girls and boys. *European Journal of Pediatric*, *164*, 621–625.
Brendgen, M., Girard, A., Dionne, G., Boivin, M., Vitaro, F. & Perusse, D. (2005). Examining genetic and environmental effects on social aggression: A study of 6-year-old twins. *Child Development*, *76*, 930–946.
Brennan, P. A., Hall, J., Bor, W., Najman, J. M. & Williams, G. (2003). Integrating biological and social processes in relation to early-onset persistent aggression in boys and girls. *Developmental Psychology*, *39*, 309–323.
Brings, S. (2012). Öffentliche Sicherheit und Strafverfolgung. In Statistisches Bundesamt (Hrsg.), *Datenreport 2011. Der Sozialbericht für Deutschland*. Wiesbaden: Statistisches Bundesamt.
Bronfenbrenner, U. (1979). *The ecology of human development: Experiments by nature and design*. Cambridge, MA: Harvard University Press.
Bronfenbrenner, U. (1992). *The ecology of human development: Experiments by nature and design*. Cambridge, MA: Harvard University Press.
Brooks, F. M., Magnusson, J., Spencer, N. & Morgan, A. (2012). Adolescent multiple risk behaviour: An asset approach to the role of family, school and community. *Journal of Public Health*, *34*, i48–i56.
Bucolo, D. (2011). Violent video game exposure and physical aggression in adolescence: tests of the general aggression model. *Dissertation Abstracts International: Section B: The Sciences and Engineering*, *71*(8-B), 5180.
Buker, H. (2011). Formation of self-control: Gottfredson and Hirschi's general theory of crime and beyond. *Aggression and Violent Behavior*, *16*, 265–276.

Bundeskriminalamt (Hg.) (2011). *Polizeiliche Kriminalstatistik. Bundesrepublik Deutschland. Berichtsjahr 2010.* Wiesbaden: Bundeskriminalamt.

Bundeszentrale für gesundheitliche Aufklärung (2011). *Der Alkoholkonsum Jugendlicher und junger Erwachsener in Deutschland 2010. Kurzbericht zu einer akutellen Repräsentativbefragung und Trends.* Köln: Bundeszentrale für gesundheitliche Aufklärung.

Button, T. M. M., Rhee, S. H., Hewitt, J. K., Young, S. E., Corley, R. P. & Stallings, M. C. (2007). The role of conduct disorder in explaining the comorbidity between alcohol and illicit drug dependence in adolescence. *Drug and Alcohol Dependence, 87,* 46–53.

Button, T. M. M., Rhee, S. H., Hewitt, J. K., Young, S. E. & Stallings, M. C. (2005). Is the comorbidity between substance use disorders explained by conduct disorder? *Behavior Genetics, 35,* 795–796.

Burk, L. R., Armstrong, J. M., Park, J. H., Zahn-Waxler, C., Klein, M. H. & Essex, M. J. (2011). Stability of early identified aggressive victim status in elementary school and associations with later mental health problems and functional impairments. *Journal of Abnormal Child Psychology, 39,* 225–238.

Burke, J. D., Loeber, R. & Birmaher, B. (2002). Oppositional defiant disorder and conduct disorder: A review of the past 10 years, part II. *Journal of the American Academy of Child and Adolescent Psychiatry, 41,* 1275–1293.

Burke, J. D., Waldman, I. & Lahey, B. B. (2010). Predictive validity of childhood oppositional defiant disorder and conduct disorder: Implications for the DSM-V. *Journal of Abnormal Psychology, 119,* 739–751.

Burt, S. A. (2009). Are there meaningful etiological differences within antisocial behavior? Results of a meta-analysis. *Clinical Psychology Review, 29,* 163-178.

Burt, S. A. (2012). How do we optimally conceptualize the heterogeneity within antisocial behavior? An argument for aggressive versus non-aggressive behavioral dimensions. *Clinical Psychology Review, 32,* 263–279.

Bushman, B. J. & Anderson, C. A. (2002). Violent video games and hostile expectations: a test of the general aggression model. *Personality and Social Psychology Bulletin, 28,* 1679–1686.

Bushman, B. J., Baumeister, R. F. & Phillips, C. M. (2001). Do people aggress to improve their mood? Catharsis beliefs, affect regulation opportunity, and aggressive responding. *Journal of Personality and Social Psychology, 81,* 17–32.

Buss, A. H. & Perry, M. (1992). The aggression questionnaire. *Journal of Personality and Social Psychology, 63,* 452–459.

Buss, A. H. & Warren W. L. (2000). *Aggression questionnaire manual.* Los Angeles, CA: WPS.

Buss, D. M. & Shackelford, T. K. (1997). Human aggression in evolutionary psychological perspective. *Clinical Psychology Review, 17,* 605–619.

Buttler, S., Baruch, G., Hickey, N. & Fonagy, P. (2011). A randomized controlled trial of multisystemic therapy and satutory therapeutic intervention for young offenders. *Journal of the American Child and Adolescent Psychiatry, 50,* 1220–1235.

Calkins, S. D. (2010). Commentary: Conceptual and methodological challenges to the study of emotion regulation and psychopathology. *Journal of Psychopathology and Behavioral Assessment, 32,* 92–95.

Campbell, S. B. (2002). *Behavior problems in preschool children. Clinical and developmental issues (2nd ed.).* New York: Guilford.

Campbell, S. B., Spieker, S., Vandergrift, N., Belsky, J., Burchinal, M. & NICHD Early Child Care Research Network (2010). Predictors and sequelae of trajectories of physical aggression in school-age boys and girls. *Development and Psychopathology, 22,* 133–150.

Canino, G., Polanczyk, G., Bauermeister, J. J., Rohde, L. A. & Frick, P. J. (2010). Does the prevalence of CD and ODD vary across cultures? *Social Psychiatry and Psychiatric Epidemiology, 45,* 695–704.

Caravita, S. C. S., Di Blasio, P. & Salmivalli, C. (2009). Unique and interactive effects of empathy and social status on involvement in mobbing. *Social Development, 18,* 140–163.

Carbonneau, R., Vitaro, F. & Tremblay, R. E. (2001). The Montreal Longitudinal and Experimental Study: Results from a multi-component prevention experiment with low socio-economic status boys. *Aggressive Behavior, 27,* 155–156.

Carnagey, N. L., Anderson, C. A. & Bushman, B. J. (2007). The effect of video game violence on physiological desensitization to real-life violence. *Journal of Experimental Social Psychology, 43,* 489–496.

Caspi, A., Begg, D., Dickson, N., Harrington, H., Langley, J., Moffitt, T. & Silva, P. (1997). Personality differences predict health-risk behaviors in young adulthood: Evidence from a longitudinal study. *Journal of Personality and Social Psychology, 73,* 1052–1063.

Caspi, A., McClay, J., Moffitt, T. E., Mill, J., Martin, J., Craig, I. W., Taylor, A. & Poulton, R. (2002). Role of genotype in the cycle of violence in maltreated children. *Science, 297,* 851–854.

Castellanos-Ryan, N. & Conrod, P. J. (2011). Personality correlates of the common and unique variance across conduct disorder and substance misuse symptoms in adolescence. *Journal of Abnormal Child Psychology, 39,* 563–576.

Cerda, M., Sagdeo, A. & Galea, S. (2008). Comorbid forms of psychopathology: Key patterns and future research directions. *Epidemiologic Reviews, 30,* 155–177.

Chassin, L., Pitts, S. C. & Prost, J. (2002). Binge drinking trajectories from adolescence to emerging adulthood in a high-risk sample: Predictors and substance abuse outcomes. *Journal of Consulting and Clinical Psychology, 70,* 67–78.

Cicchetti, D. & Hinshaw, S. P. (2002). Prevention and intervention science: Contributions to developmental theory. *Development and Psychopathology, 14,* 667–671.

Cicchetti, D. & Rogosch, F. A. (1999). Psychopathology as risk for adolescent substance use disorders: A developmental psychopathology perspective. *Journal of Clinical Child Psychology, 28*, 355–365.

Cicchetti, D., Rogosch, F. A. & Thibodeau, E. L. (2012). The effects of child maltreatment on early signs of antisocial behavior: Genetic moderation by tryptophan hydroxylase, serotonin transporter, and monoamine oxidase A genes. *Development and Psychopathology, 24*, 907–928.

Cierpka, M. (2004a) Faustlos - Kindergarten. Göttingen: Hogrefe.

Cierpka, M. (2004b) Faustlos - Grundschule. Göttingen: Hogrefe.

Cleckley, H. (1941). *The mask of sanity*. St. Louis: Mosby.

Coccaro, E. F., Posternak, M. A. & Zimmerman, M. (2005). Prevalence and features of intermittent explosive disorder in a clinical setting. *Journal of Clinical Psychiatry, 66*, 1221–1227.

Cohen, D. (2010). Probabilistic epigenesis: An alternative causal model for conduct disorders in children and adolescents. *Neuroscience and Biobehavioral Reviews, 34*, 119–129.

Colledge, E. & Blair, J. (2001). The relationship in children between the inattention and impulsivity components of attention deficit and hyperactivity disorder and psychopathic tendencies. *Personality and Individual Differences, 30*, 1175–1187.

Conduct Problems Prevention Research, G. (2011). The effects of the Fast Track Preventive Intervention on the development of conduct disorder across childhood. *Child Development, 82*, 331–345.

Conner, B. T. & Lochman, J. E. (2010). Comorbid conduct disorder and substance use disorders. *Clinical Psychology-Science and Practice, 17*, 337–349.

Conner, B. T., Hellemann, G. S., Ritchie, T. L. & Noble, E. P. (2010). Genetic, personality, and environmental predictors of drug use in adolescents. *Journal of Substance Abuse Treatment, 38*, 178–190.

Contreras, L., Molina, V. & Cano, M. D. (2011). In search of psychosocial variables linked to the recidivism in young offenders. *European Journal of Psychology Applied to Legal Context, 3*, 77–88.

Cooke, D. J., Michie, C., Hart, S. D. & Clark, D. A. (2004). Reconstructing psychopathy: Clarifying the significance of antisocial and socially deviant behavior in the diagnosis of psychopathic personality disorder. *Journal of Personality Disorders, 18*, 337–357.

Costello, E. J., Erkanli, A., Copeland, W. & Angold, A. (2010). Association of family income supplements in adolescence with development of psychiatric and substance use disorders in adulthood among an American Indian population. *Journal of the American Medical Association, 303*, 1954–1960.

Costello, E. J., Foley, D. L. & Angold, A. (2006). 10-year research update review: The epidemiology of child and adolescent psychiatric disorders: II. Developmental epidemiology. *Journal of the American Academy of Child and Adolescent Psychiatry, 45*, 8–25.

Costello, E. J., Mustillo, S., Erkanli, A., Keeler, G. & Angold, A. (2003). Prevalence and development of psychiatric disorders in childhood and adolescence. *Archives of General Psychiatry, 60*, 837–844.

Côté, S., Vaillancourt, T., Le Blanc, J., Nagin, D. & Tremblay, R. E. (2006). The development of physical aggression from toddlerhood to preadolescence: A nationwide longitudinal study of Canadian children. *Journal of Abnormal Child Psychology, 34*, 68–82.

Craig, W. M., Pepler, D. & Atlas, R. (2000). Observations of mobbing in the playground and in the classroom. *School Psychology International, 21*, 22–36.

Craig, W., Harel-Fisch, Y., Fogel-Grinvald, H., Dostaler, S., Hetland, J., Simons-Morton, B., Molcho, M., Gaspar de Mato, M., Overpeck, M., Due, P., Pickett, W. & the HBSC Violence and Injuries Prevention Focus Group and the HBSC Mobbing Writing Group (2009). A cross-national profile of mobbing and victimization among adolescents in 40 countries. *International Journal of Public Health, 54*, 216–224.

Crick, N. R. (1997). Engagement in gender normative versus nonnormative forms of aggression: Links to social psychological adjustment. *Developmental Psychology, 33*, 610–617.

Crick, N. R. & Dodge, K. A. (1994). A review and reformulation of social information-processing mechanisms in children´s social adjustment. *Psychological Bulletin, 115*, 74–101.

Crick, N. R. & Dodge, K. A. (1996). Social information-processing mechanisms in reactive and proactive aggression. *Child Development, 67*, 993–1002.

Crick, N. R. & Grotpeter, J. K. (1995). Relational aggression, gender, and social psychological adjustment. *Child Development, 66*, 710–722.

Crick, N. R., Grotpeter, J. K. & Bigbee, M. A. (2002). Relationally and physically aggressive children´s intend attributions and feelings of distress for relational and instrumental peer provocations. *Child Development, 73*, 1134–1142.

Crick, N. R. & Zahn-Waxler, C. (2003). The development of psychopathology in females and males: Current progress and future challenges. *Development and Psychopathology, 15*, 719–742.

Crockenberg, S. C., Leerkes, E. M. & Jo, P. S. B. (2008). Predicting aggressive behavior in the third year from infant reactivity and regulation as moderated by maternal behavior. *Development and Psychopathology, 20*, 37–54.

Cullen, F. T., Blevins, K. R., Trager, J. S. & Gendreau, P. (2005). The rise and fall of boot camps: A case study in common-sense corrections. *Journal of Offender Rehabilitation, 40*, 53–70.

Cullerton-Sen, C., Cassidy, A. R., Murray-Close, D., Cicchetti, D., Crick, N. R. & Rogosch, F. A. (2008). Childhood maltreatment and the development of relational and physical aggression: The importance of a gender-informed approach. *Child Development, 79*, 1736–1751.

Cunningham, N. R. & Ollendick, T. H. (2010). Comorbidity of anxiety and conduct problems in children: Implications for clinical research and practice. *Clinical Child and Family Psychology Review, 13*, 333–347.

Dadds, M. R., Fraser, J., Frost, A. & Hawes, D. J. (2005). Disentangling the underlying dimensions of psychopathy and conduct problems in childhood: A community study. *Journal of Consulting and Clinical Psychology, 73*, 400–410.

Dadds, M. R., Hawes, D. J., Frost, A. D., Vassallo, S., Bunn, P., Hunter, K. & Merz, S. (2009). Learning to 'talk the talk': the relationship of psychopathic traits to deficits in empathy across childhood. *Journal of Child Psychology and Psychiatry, 50*, 599–606.

Dadds, M. R. & Salmon, K. (2003). Punishment insensitivity and parenting: Temperament and learning as interacting risks for antisocial behavior. *Clinical Child and Family Psychological Review, 6*, 69–86.

Dahlen, E. R., Edwards, B. D., Tubre, T., Zyphur, M. J. & Warren, C. R. (2012). Taking a look behind the wheel: An investigation into the personality predictors of aggressive driving. *Accident Analysis and Prevention, 45*, 1–9.

Dahlen, E. R., Martin, R. C., Ragan, K. & Kuhlman, M. M. (2005). Driving anger, sensation seeking, impulsiveness, and boredom proneness in the prediction of unsafe driving. *Accident Analysis and Prevention, 37*, 341–348.

Dahlen, E. R. & White, R. P. (2006). The Big Five factors, sensation seeking, and driving anger in the prediction of unsafe driving. *Personality and Individual Differences, 41*, 903–915.

Dariotis, J. K., Bumbarger, B. K., Duncan, L. G. & Greenberg, M. T. (2008). How do implementation efforts relate to program adherence? Examining the role of organizational, implementer, and program factors. *Journal of Community Psychology, 36*, 744–760.

Daversa, M. T. (2010). Early environmental predictors of the affective and interpersonal constructs of psychopathy. *International Journal of Offender Therapy and Comparative Criminology, 54*, 6–21.

de Castro, B. O., Verhulp, E. E. & Runions, K. (2012). Rage and revenge: Highly aggressive boys' explanations for their responses to ambiguous provocation. *European Journal of Developmental Psychology, 9*, 331–350.

de Graaf, I., Speetjens, P., Smit, F., de Wolff, M. & Tavecchio, L. (2008). Effectiveness of the Triple P Positive Parenting Program on behavioral problems in children - A meta-analysis. *Behavior Modification, 32*, 714–735.

de Wied, M., Goudena, P. P. & Matthys, W. (2005). Empathy in boys with disruptive behavior disorders. *Journal of Child Psychology and Psychiatry, 46*, 867–880.

de Winter, A. F., Oldehinkel, A. J., Veenstra, R., Brunnekreef, J. A., Verhulst, F. C. & Ormel, J. (2005). Evaluation of non-response bias in mental health determinants and outcomes in a large sample of pre-adolescents. *European Journal of Epidemiology, 20*, 173–181.

De Sanctis, V., Trampush, J., Harty, S., Marks, D., Newcorn, J., Miller, C. & Halperin, J. (2008). Childhood maltreatment and conduct disorder: Independent predictors of adolescent substance use disorders in youth with Attention Deficit/Hyperactivity Disorder. *Journal of Clinical Child and Adolescent Psychology, 37*, 785–793.

Deater-Deckard, K., Dodge, K. A., Bates, J. E. & Pettit, G. S. (1998). Multiple risk factors in the development of externalizing behaviors problems: Group and individual differences. *Development and Psychopathology, 10*, 469–493.

Deater-Deckard, K., Petrill, S. A. & Thompson, L. A. (2007). Anger/frustration, task persistence, and conduct problems in childhood: A behavioral genetic analysis. *Journal of Child Psychology and Psychiatry, 48*, 80–87.

Declercq, F., Markey, S., Vandist, K. & Verhaeghe, P. (2009). The Youth Psychopathic Trait Inventory: Factor structure and antisocial behaviour in non-referred 12-17-year-olds. *Journal of Forensic Psychiatry & Psychology, 20*, 577–594.

Deffenbacher, J. L., Lynch, R. S., Deffenbacher, D. M. & Oetting, E. R. (2001). Further evidence of reliability and validity for the driving anger expression inventory. *Psychological Reports, 89*, 535–540.

Deffenbacher, J. L., Lynch, R. S., Filetti, L. B., Dahlen, E. R. & Oetting, E. R. (2003). Anger, aggression, risky behavior, and crash-related outcomes in three groups of drivers. *Behaviour Research and Therapy, 41*, 333–349.

Deffenbacher, J. L., Lynch, R. S., Oetting, E. R. & Swaim, R. C. (2002). The driving anger expression inventory: A measure of how people express their anger on the road. *Behaviour Research and Therapy, 40*, 717–737.

Deffenbacher, J. L., Oetting, E. R. & Lynch, R. S. (1994). Development of a driving anger scale. *Psychological Reports, 74*, 83–91.

Deffenbacher, J. L., White, G. S. & Lynch, R. S. (2004). Evaluation of two new scales assessing driving anger: The driving anger expression inventory and the driver's angry thoughts questionnaire. *Journal of Psychopathology and Behavioral Assessment, 26*, 87–99.

Delcher, C., Maldonado-Molina, M. M. & Wagenaar, A. C. (2012). Effects of alcohol taxes on alcohol-related disease mortality in New York State from 1969 to 2006. *Addictive Behaviors, 37*, 783–789.

DeLisi, M., Vaughn, M., Beaver, K. M., Wexler, J., Barth, A. E. & Fletcher, J. M. (2011). Fledgling psychopathy in the classroom: ADHD subtypes, psychopathy, and reading comprehension in a community sample of adolescents. *Youth Violence and Juvenile Justice, 9*, 43–58.

Denham, S. A., Blair, K. A., DeMulder, E., Levitas, J., Sawyer, K., Auerbach-Major, S. & Queenan, P. (2003). Preschool emotional competence: Pathway to social competence? *Child Development, 74*, 238–256.

Denham, S. A., Caverly, S., Schmidt, M., Blair, K., DeMulder, E., Caal, S., Hamada, H. & Mason, T. (2002). Preschool understanding of emotions: contributions to classroom anger and aggression. *Journal of Child Psychology and Psychiatry and Allied Disciplines, 43*, 901–916.

Derzon, J. H., Sale, E., Springer, J. F. & Brounstein, P. (2005). Estimating intervention effectiveness: Synthetic projection of field evaluation results. *The Journal of Primary Prevention, 26*, 321–343.

Dijkstra, J. K., Berger, C. & Lindenberg, S. (2011). Do physical and relational aggression explain adolescents' friendship selection? The competing roles of network characteristics, gender, and social status. *Aggressive Behavior, 37*, 417–429.

Dishion, T. J. & McMahon, R. J. (1998). Parental monitoring and the prevention of child and adolescent problem behavior: A conceptual and empirical formulation. *Clinical Child and Familiy Psychology Review, 1*, 61–75.

Dishion, T. J., McCord, J. & Poulin, F. (1999). When interventions harm - Peer groups and problem behavior. *American Psychologist, 54*, 755–764.

Dishion, T. J. & Owen, L.D. (2002). A longitudinal analysis of friendships and substance use: A bidirectional influence from adolescence to childhood. *Developmental Psychology, 38*, 480–491.

Dodge, K. A. & Crick, N. R. (1990). Social information-processing bases of aggressive behavior in children. *Personality and Social Psychology Bulletin, 16*, 8–22.

Dodge, K. A., Laird, R., Lochman, J. E. & Zelli, A. (2002). Multidimensional latent-construct analysis of children's social information processing patterns: Correlations with aggressive behavior problems. *Psychological Assessment, 14*, 60–73.

Domitrovich, C. E., Gest, S. D., Jones, D., Gill, S. & DeRousie, R. M. S. (2010). Implementation quality: Lessons learned in the context of the Head Start REDI trial. *Early Childhood Research Quarterly, 25*, 284–298.

Domitrovich, C. E., Greenberg, M. T., Kusche, C., & Cortes, R. (2005). *The preschool PATHS curriculum.* South Deerfield, MA: Channing Bete.

Dukes, R. L., Clayton, S. L., Jenkins, L. T., Miller, T. L. & Rodgers, S. E. (2001). Effects of aggressive driving and driver characteristics on road rage. *The Social Science Journal, 38*, 323–331.

Durkin, K. & Barber, B. (2002). Not so doomed: Computer game play and positive adolescent development. *Journal of Applied Developmental Psychology, 23*, 373–392.

Durlak, J. A. & DuPre, E. P. (2008). Implementation matters: A review of research on the influence of implementation on program outcomes and the factors affecting implementation. *American Journal of Community Psychology, 41*, 327–350.

Durlak, J. A., Weissberg, R. P., Dymnicki, A. B., Taylor, R. D. & Schellinger, K. B. (2011). The impact of enhancing students' social and emotional learning: A meta-analysis of school-based universal interventions. *Child Development, 82*, 405–432.

Durlak, J. A. & Wells, A. M. (1998). Evaluation of indicated preventive intervention (secondary prevention) mental health programs for children and adolescents. *American Journal of Community Psychology, 26*, 775–802.

Edens, J. F., Skopp, N. A. & Cahill, M. A. (2008). Psychopathic features moderate the relationship between harsh and inconsistent parental discipline and adolescent antisocial behavior. *Journal of Clinical Child and Adolescent Psychology, 37*, 472–476.

Eisenberg, N. (2000). Emotion, regulation, and moral development. *Annual Review of Psychology, 51, 665–697.*

Eklund, J. M. & Klinteberg, B. A. (2003). Childhood behaviour as related to subsequent drinking offences and violent offending: a prospective study of 11- to 14-year-old youths into their fourth decade. *Criminal Behaviour and Mental Health, 13*, 294–309.

Eme, R. F. (2007). Sex differences in child-onset, life-course-persistent conduct disorder. A review of biological influences. *Clinical Psychology Review, 27*, 607–627.

Eron, L., Huesmann, L. R., Spindler, A., Guerra, N., Henry, D., Tolan, P., Van Acker, R. & Metropolitan Area Child Study (2002). A cognitive-ecological approach to preventing aggression in urban settings: Initial outcomes for high-risk children. *Journal of Consulting and Clinical Psychology, 70*, 179–194.

Essau, C. A., Baschta, M., Koglin, U., Meyer, L. & Petermann, F. (1998). Substanzmissbrauch und –abhängigkeit bei Jugendlichen. *Praxis der Kinderpsychologie und Kinderpsychiatrie, 47*, 754–766.

Essau, C. A., Sasagawa, S. & Frick, P. J. (2006). Callous-unemotional traits in a community sample of adolescents. *Assessment, 13*, 454–469.

Estell, D. B., Jones, M. H., Pearl, R., Van Acker, R., Farmer, T. W. & Rodkin, P. C. (2008). Peer groups, popularity, and social preference trajectories of social functioning among students with and without learning disabilities. *Journal of Learning Disabilities, 41*, 5–14.

Ewest, F., Reinhold, T., Vloet, T. D., Wenning, U. & Bachmann, C. J. (2013). Durch Jugendliche mit Störungen des Sozialverhaltens ausgelöste Krankenkassenausgaben. Eine gesundheitsökonomische Analyse von Versichertendaten einer gesetzlichen Krankenkasse. *Kindheit und Entwicklung, 22*, 40–46.

Eysenck, S., Pearson, P., Easting, G. & Allsopp, J. (1985). Age norms for impulsiveness, venturesomeness and empathy in adults. *Personality and Individual Differences, 6*, 613–619.

Fagan, J. (1996). The comparative advantage of juvenile versus criminal court sanctions on recidivism among adolescents felony offenders. *Law and Policy, 18*, 77–112.

Fandrem, H., Strohmeier, D. & Roland, E. (2009). Mobbing and victimization among native and immigrant adolescents in Norway. *The Journal of Early Adolescence, 29*, 898–923.

Fanti, K. A., Frick, P. J. & Georgiou, S. (2009). Linking callous-unemotional traits to instrumental and non-instrumental forms of aggression. *Journal of Psychopathology and Behavioral Assessment, 31*, 285–298.

Farrington, D. P. (1995). The Twelfth Jack Tizard Memorial Lecture *. The development of offending and antisocial behaviour from childhood: Key findings from the

Cambridge Study in Delinquent Development. *Journal of Child Psychology and Psychiatry, 36*, 929–964.

Farrington, D. P. (2003). Key results from the first 40 years of the Cambridge Study in Delinquent Development. In T. P. Thornbery & M. D. Krohn (Eds.), *Taking stock of delinquency: An overview of findings from contemporary longitudinal studies (S. 173–183)*. New York: Kluwer/ Plenum.

Farrington, D. P & Ttofi, M. M. (2009). School-based programs to reduce mobbing and victimization. *Campbell Systematic Reviews* 2009:6. Verfügbar unter *http://wwwcampbellcollaboration.org/reveiws_crime_justice/index.php*.

Farrington, D. P., Ttofi, M. M. & Coid, J. W. (2009). Development of adolescence-limited, late-onset, and persistent offenders from age 8 to age 48. *Aggressive Behavior, 35*, 150–163.

Farrington, D. P., Ttofi, M. M. & Lösel, F. (2011). School mobbing and later criminal offending. *Criminal Behaviour and Mental Health, 21*, 77–79.

Fekkes, M., Pijpers, F. I. M. & Vanhorick, S. P. (2005). Mobbing: Who does what, when and where? Involvement of children, teachers and parents in Mobbing behavior. *Health Education Research*, 20, 81–91.

Fekkes, M., Pijpers, F. I. M., Fredriks, A. M., Vogels, T. & Verloove-Vanhorick, S. P. (2006). Do bullied children get ill, or do ill children get bullied? A prospective cohort study on the relationship between mobbing and health-related symptoms. *Pediatrics, 117*, 1568–1574.

Feng, J., Spence, I. & Pratt, J. (2007). Playing an action video game reduces gender differences in spatial cognition. *Psychological Science, 18*, 850–855.

Ferguson, C. J. (2007). The good, the bad and the ugly: A meta-analytic review of positive and negative effects of violent video games. *Psychiatric Quarterly, 78*, 309–316.

Ferguson, C. J. (2009). Research on the effects of violent video games: a critical analysis. *Social and Personality Psychology Compass, 3*, 351–364.

Ferguson, C. J., Rueda, S. M., Cruz, A. M., Ferguson, D. E., Fritz, S. & Smith, S. M. (2008). Violent video games and aggression: causal relationship or byproduct of family violence and intrinsic violence motivation? *Criminal Justice and Behavior, 35*, 311–332.

Ferguson, C. J., San Miguel, C. & Hartley, R. D. (2009). A multivariate analysis of youth violence and aggression: The influence of family, peers, depression, and media violence. *The Journal of Pediatrics, 155*, 904–908.

Fergusson, D. M., Boden, J. M. & Horwood, L. J. (2010). Classification of behavior disorders in adolescence: Scaling methods, predictive validity, and gender differences. *Journal of Abnormal Psychology, 119*, 699–712.

Fergusson, D. M. & Horwood, L. J. (2001). The Christchurch Health and Development Study: Review of findings on child and adolescent mental health. *Australian and New Zealand Journal of Psychiatry, 35*, 287–296.

Fergusson, D. M., Horwood, L. J. & Lynskey, M. (1994). The childhood of multiple problem adolescents - A 15-year longitudinal-study. *Journal of Child Psychology and Psychiatry and Allied Disciplines, 35*, 1123–1140.

Fergusson, D. M., Horwood, L. J. & Ridder, E. M. (2005). Show me the child at seven II: Childhood intelligence and later outcomes in adolescence and young adulthood. *Journal of Child Psychology and Psychiatry, 46*, 850–858.

Fergusson, D. M., John Horwood, L. & Ridder, E. M. (2005). Show me the child at seven II: childhood intelligence and later outcomes in adolescence and young adulthood. *Journal of Child Psychology and Psychiatry, 46*, 850–858.

Fergusson, D. M., Swain-Campbell, N. & Horwood, L. J. (2004). How does childhood economic disadvantage lead to crime? *Journal of Child Psychology and Psychiatry, 45*, 956–966.

Flay, B. R., Biglan, A., Boruch, R. F., Castro, F. G., Gottfredson, D., Kellam, S., Moscicki, E. K., Schinke, S., Valentine, J. C. & Ji, P. (2005). Standards of evidence: Criteria for efficacy, effectiveness and dissemination. *Prevention Science, 6*, 151–175.

Flowers, A. L., Hastings, T. L. & Kelley, M. L. (2000). Development of a screening instrument for exposure to violence in children: The KID-SAVE. *Journal of Psychopathology and Behavioral Assessment, 22*, 91–104.

Flory, K., Milich, R., Lynam, D. R., Leukefeld, C. & Clayton, R. (2003). Relation between childhood disruptive behavior disorders and substance use and dependence symptoms in young adulthood: Individuals with symptoms of attention-deficit/hyperactivity disorder and conduct disorder are uniquely at risk. *Psychology of Addictive Behaviors, 17*, 151–158.

Fontaine, N., Carbonneau, R., Vitaro, F., Barker, E. D. & Tremblay, R. E. (2009). Research review: A critical review of studies on the developmental trajectories of antisocial behavior in females. *Journal of Child Psychology and Psychiatry, 50*, 363–385.

Fontaine, N., Rijsdijk, F. V., McCrory, E. J. P. & Viding, E. (2010). Etiology of different developmental trajectories of callous-unemotional traits. *Journal of the American Academy of Child and Adolescent Psychiatry, 49*, 656–664.

Forth, A. E., Kosson, D. S. & Hare, R. D. (2003). *Psychopathy Checklist Youth Version: Technical manual*. Toronto: Multi-Health Systems.

Foxcroft, D. R. & Tsertsvadze, A. (2011). Universal family-based prevention programs for alcohol misuse in young people. *Cochrane Database of Systematic Reviews*, 9.

Foxcroft, D. R. & Tsertsvadze, A. (2012). Universal alcohol misuse prevention programmes for children and adolescents: Cochrane systematic reviews. *Perspectives in Public Health, 132*, 128–134.

Frick, P. J. (1998). *Conduct disorders and severe antisocial behavior*. New York: Plenum Press.

Frick, P. J. (2012). Developmental pathways to conduct disorder: Implications for future directions in research, assessment, and treatment. *Journal of Clinical Child and Adolescent Psychology, 41*, 378–389.

Frick, P. J. & Hare, R. (2001). *Antisocial Process Screening Device (APSD). Technical manual.* Toronto: Multi-Health Systems.

Frick, P. J., Kimonis, E. R., Dandreaux, D. M. & Farell, J. M. (2003). The 4 year stability of psychopathic traits in non-referred youth. *Behavioral Sciences & the Law, 1,* 713–736.

Frick, P. J. & Morris, A. S. (2004). Temperament and developmental pathways to conduct problems. *Journal of Clinical Child and Adolescent Psychology, 33,* 54–68.

Frick, P. J. & Nigg, J. T. (2012). Current issues in the diagnosis of attention deficit hyperactivity disorder, oppositional defiant disorder, and conduct disorder. *Annual Review of Clinical Psychology, 8,* 77–107.

Frick, P. J., Stickle, T. R., Dandreaux, D. M., Farrell, J. M. & Kimonis, E. R. (2005). Callous-unemotional traits in predicting the severity and stability of conduct problems and delinquency. *Journal of Abnormal Child Psychology, 33,* 471–487.

Funk, J. B., Bechtoldt, H., Pasold, T. & Baumgardner, J. (2004). Violence exposure in real-life, video games, television, movies, and the internet: is there desensitization? *Journal of Adolescence, 27,* 23–39.

Funk, J. B., Buchman, D. D., Jenks, J. & Bechtoldt, H. (2003). Playing violent video games, desensitization, and moral evaluation in children. *Applied Developmental Psychology, 24,* 413–436.

Funk, J. B., Elliott, R., Bechtoldt, H., Pasold, T. & Tsavoussis, A. (2003a). The attitudes toward violence scale. *Journal of Interpersonal Violence, 18,* 186–196.

Funk, J. B., Elliott, R., Bechtoldt, H., Pasold, T. & Tsavoussis, A. (2003b). *The children's empathy questionnaire.* Unpublished raw data.

Funk, J. B., Hagan, J., Schimming, J., Bullock, W. A., Buchman, D. D. & Myers, M. (2002). Aggression and psychopathology in adolescents with a preference for violent electronic games. *Aggressive Behavior, 28,* 134–144.

Furlong, M., Mc Gilloway, S., Bywater, T., Hutchings, J., Smith, S. M. & Donnelly, M. (2012). Behavioural and cognitive-behavioural group-based parenting programmes for early-onset conduct problems in children aged 3 to 12 years. *Cochrane Database of Systematic Reviews, Issue 2.*

Galloway, T. A. & Skardhamar, T. (2010). Does parental income matter for onset of offending? *European Journal of Criminology, 7,* 424–441.

Garai, E. P., Forehand, R., Colletti, C. J. M. & Rakow, A. (2009). The role of anxiety/depression in the development of youth high risk behaviors: An examination of two competing hypotheses in a sample of African-American, single mother families. *Journal of Psychopathology and Behavioral Assessment, 31,* 340–346.

Garner, P. W., Dunsmore, J. C. & Southam-Gerrow, M. (2008). Mother-child conversations about emotions: Linkages to child aggression and prosocial behavior. *Social Development, 17,* 259–277.

Gatzke-Kopp, L. M., Greenberg, M. T., Fortunato, C. K. & Coccia, M. A. (2012). Aggression as an equifinal outcome of distinct neurocognitive and neuroaffective processes. *Development and Psychopathology, 24,* 985–1002.

Geen, R. G., & Quanty, M. B. (1977). The catharsis of aggression: An evaluation of a hypothesis. In L. Berkowitz (Ed.), *Advances in experimental social psychology* (Vol. 10, S. 1–37). New York: Academic Press.

Gentile, D. A. & Gentile, J. R. (2008). Violent video games as exemplary teachers: a conceptual analysis. *Journal of Youth and Adolescence, 9,* 127–141.

Gentile, D. A., Lynch, P. J., Linder, J. R. & Walsh, D. A. (2004). The effects of violent video game habits on adolescent hostility, aggressive behaviors, and school performance. *Journal of Adolescence, 27,* 5–22.

Gentile, D. A., Walsh, D. A., Ellison, P. R., Fox, M. & Cameron, J. (2004). *Media violence as a risk factor for children: a lonitudinal study.* Paper presented at the American Psychological Society 16th Annual Convention, Chicago, Illinois [Internet]. http://www.psychology.iastate.edu/~dgentile/pdfs/Gentile_et_al_APS_2004.pdf [20.11.2012].

Gerken, N., Natzke, H., Petermann, F. & Walter, H.-J. (2002). Verhaltenstraining für Schulanfänger: Ein Programm zur Primärprävention von aggressivem und unaufmerksamem Verhalten. *Kindheit und Entwicklung, 11,* 119–129.

Gershoff, E. T., Lansford, J. E., Sexton, H. R., Davis-Kean, P. & Sameroff, A. J. (2012). Longitudinal links between spanking and children's externalizing behaviors in a national sample of white, black, hispanic, and Asian American families. *Child Development, 3,* 838–843.

Gifford-Smith, M., Dodge, K. A., Dishion, T. J. & McCord, J. (2005). Peer influence in children and adolescents: Crossing the bridge from developmental to intervention science. *Journal of Abnormal Child Psychology, 33,* 255–265.

Gini, G. (2006). Social cognition and moral cognition in mobbing: what's wrong? *Aggressive Behavior, 32,* 528–539.

Giumetti, G. W. & Markey, P. M. (2007). Violent video games and anger as predictors of aggression. *Journal of Research in Personality, 41,* 1234–1243.

Glantz, M. D. (1992). A developmental psychopathology model of drug abuse vulnerability. In M. D. Glantz & R. W. Pickens (Eds.), *Vulnerability to drug abuse* (S. 389-418). Washington: American Psychiatric Association.

Glantz, M.D. (2002). Introduction to the special issue on the impact of childhood psychopathology interventions on subsequent substance abuse: Pieces of the puzzle. *Journal of Consulting and Clinical Psychology, 70,* 1203–1206.

Golding, J., Pembrey, M., Jones, R. & Team, A. S. (2001). ALSPAC-The Avon Longitudinal Study of Parents and Children - I. Study methodology. *Paediatric and Perinatal Epidemiology, 15,* 74–87.

Goldstein, R. B., Grant, B. F., Ruan, W. J., Smith, S. M. & Saha, T. D. (2006). Antisocial personality disorder with childhood- vs adolescence-onset conduct disorder - Results from the National Epidemiologic Survey on Alcohol and Related Conditions. *Journal of Nervous and Mental Disease, 194,* 667–675.

Goodman, R. (1997). The Strengths and Difficulties Questionaire: A research note. *Journal of Child Psychology and Psychiatry, 38*, 581–586.
Gottfredson, D. C., Mcneil, R. J. & Gottfredson, G. D. (1991). Social area influences on delinquency - a multilevel analysis. *Journal of Research in Crime and Delinquency, 28*, 197–226.
Gottfredson, G. D., Gottfredson, D. C., Payne, A. A. & Gottfredson, N. C. (2005). School climate predictors of school disorder: Results from a national study of delinquency prevention in schools. *Journal of Research in Crime and Delinquency, 42*, 412–444.
Gottfredson, M. R. & Hirschi, T. (1990). *A general theory of crime*. Stanford, CA: Stanford University Press.
Gradinger, P., Strohmeier, D. & Spiel, C. (2009). Traditional mobbing and cybermobbing. Identification of risk groups for adjustment problems. *Journal of Psychology, 217*, 205–213.
Grasmann, D. & Stadler, C. (2009). *Verhaltenstherapeutisches Intensivprogramm zum Abbau von Aggression (VIA)*. Wien: Springer.
Grove, A. B., Evans, S. W., Pastor, D. A. & Mack, S. D. (2008). A meta-analytic examination of follow-up studies of programs designed to prevent the primary symptoms of oppositional defiant and conduct disorders. *Aggression and Violent Behavior, 13*, 169–184.
Gulliver, P. & Begg, D. (2007). Personality factors as predictors of persistent risky driving behavior and crash involvement among young adults. *Injury Prevention, 13*, 376–381.
Hahlweg, K. & Heinrichs, N. (2007). Prävention von kindlichen Verhaltensstörungen mit dem Triple P-Elterntraining. In W. v. Suchodoletz (Hrsg.), *Prävention von Entwicklungsstörungen* (S. 183–214). Göttingen: Hogrefe.
Hahlweg, K. & Kessemeier, Y. (2003). Erwiderung auf kritische Stellungnahmen zum „Positiven Erziehungsprogramm" Triple-P. *Beratung Aktuell. Zeitschrift für Theorie und Praxis der Beratung*, 158-177.
Hall, R. C. W., Day, T. & Hall, R. C. W. (2011). A plea for caution: violent video games, the supreme court, and the role of science. *Mayo Clinic Proceedings, 86*, 315-321.
Hänggi, J., Benz-Fragniére, C. Haberkorn, K., Furler, K. & Perrez, M. (2013). Determinanten elterlicher Sensitivität. *Kindheit und Entwicklung, 22*, 22–29.
Hare, R. D. (2003). *The Hare Psychopathy Checklist -Revised (PCL-R) (2nd edn.)*. Toronto: Multi-Health Systems.
Harden, K. P. & Tucker-Drob, E. M. (2011). Individual differences in the development of sensation seeking and impulsivity during adolescence: Further evidence for a dual systems model. *Developmental Psychology, 47*, 739–746.
Harris, G. T. & Rice, M. E. (2006). Treatment of psychopathy. A review of empirical findings. In C. J. Patrick (Ed.), *Handbook of psychopathy (S. 555–572)*. New York: Guilford.
Harris, P. B. & Houston, J. M. (2010). Recklessness in context: Individual and situational correlates to aggressive driving. *Environment and Behavior, 42*, 44–60.
Hawes, D. J. & Dadds, M. R. (2007). Stability and malleability of callous-unemotional traits during treatment for childhood conduct problems. *Journal of Clinical Child and Adolescent Psychology, 36*, 347–355.
Hawker, D. S. J. & Boulton, M. J. (2000). Twenty years' research on peer victimization and psychosocial maladjustment: A meta-analytic review of cross-sectional studies. *Journal of Child Psychology and Psychiatry and Allied Disciplines, 41*, 441–455.
Hektner, J. M., August, G. J. & Realmuto, G. M. (2003). Effects of pairing aggressive and nonaggressive children in strategic peer affiliation. *Journal of Abnormal Child Psychology, 31*, 399–412.
Helmsen, J. & Petermann, F. (2010). Emotionsregulationsstrategien und aggressives Verhalten im Kindergartenalter. *Praxis der Kinderpsychologie und Kinderpsychiatrie, 59*, 775–791.
Helmsen, J., Koglin, U. & Petermann, F. (2012). Emotion regulation and aggressive behavior in preschoolers: The mediating role of social information processing. *Child Psychiatry and Human Development, 43*, 87–101.
Henggeler, S. W. & Sheidow, A. J. (2012). Empirically supported family-based treatments for conduct disorder and delinquency in adolescents. *Journal of Marital and Family Therapy, 38*, 30–58.
Henggeler, S. W., Cunningham, P. B., Pickrel, S. G., Schoenwald, S. K. & Brondino, M. J. (1996). Multisystemic therapy: An effective violence prevention approach for serious juvenile offenders. *Journal of Adolescence, 19*, 47–61.
Henggeler, S. W., Schoenwald, S. K., Borduin, C. M., Rowland, M. D. & Cunningham, P. B. (2009). *Multisystemic therapy for antisocial behavior in children and adolescents* (2nd ed.). New York: Guilford.
Henggeler, S. W., Schoenwald, S. K., Borduin, C. M., Rowland, M. D. & Cunningham, P. B. (2012). *Multisystemische Therapie bei dissozialem Verhalten von Kindern und Jugendlichen*. Heidelberg: Springer.
Heron, J., Macleod, J., Munafo, M. R., Melotti, R., Lewis, G., Tilling, K. & Hickman, M. (2012). Patterns of alcohol use in early adolescence predict problem use at age 16. *Alcohol and Alcoholism, 47*, 169–177.
Herzberg, P. Y. (2003). Faktorstruktur, Gütekriterien und Konstruktvalidität der deutschen Übersetzung des Aggressionsfragebogens von Buss und Perry. *Zeitschrift für Differentielle und Diagnostische Psychologie, 24*, 311–323.
Herzberg, P. Y. & Schlag, B. (2003). Sensation Seeking und Verhalten im Straßenverkehr. In M. Roth & P. Hammelstein (Hrsg.), *Sensation Seeking - Konzeption, Diagnostik und Anwendung* (S. 162–182). Göttingen: Hogrefe.
Heron, J., Macleod, J., Munafo, M. R., Melotti, R., Lewis, G., Tilling, K. & Hickman, M. (2012). Patterns of alcohol use in early adolescence predict problem use at age 16. *Alcohol and Alcoholism, 47*, 169–177.
Hettema, J. M., Prescott, C. A. & Kendler, K. S. (2003). The effects of anxiety, substance use and conduct disorders

on risk of major depressive disorder. *Psychological Medicine, 33*, 1423–1432.

Hill, A. L., Degnan, K. A., Calkins, S. D. & Keane, S. P. (2006). Profiles of externalizing behavior problems for boys and girls across preschool: The roles of emotion regulation and inattention. *Developmental Psychology, 42*, 913–928.

Hinckers, A., Laucht, M., Heinz, A. & Schmidt, M. H. (2005). Alkoholkonsum in der Adoleszenz - soziale und individuelle Einflussfaktoren. *Zeitschrift für Kinder- und Jugendpsychiatrie und Psychotherapie, 33*, 273–284.

Hipwell, A. E., Pardini, D. A., Loeber, R., Sembower, M., Keenan, K. & Stouthamer-Loeber, M. (2007). Callous-unemotional behaviors in young girls: Shared and unique effects relative to conduct problems. *Journal of Clinical Child and Adolescent Psychology, 36*, 293–304.

Hoffman, M. L. (2000). *Empathy and moral development*. New York: Cambridge University Press.

Hofvander, B., Ossowski, D., Lundstrom, S. & Anckarsater, H. (2009). Continuity of aggressive antisocial behavior from childhood to adulthood: The question of phenotype definition. *International Journal of Law and Psychiatry, 32*, 224–234.

Hölling, H., Erhart, M., Ravens-Sieberer, U. & Schlack, R. (2007). Verhaltensauffälligkeiten bei Kindern und Jugendlichen. Erste Ergebnisse aus dem Kinder- und Jugendgesundheitssurvey (KiGGS). *Bundesgesundheitsblatt–Gesundheitsforschung–Gesundheitsschutz, 50*, 784–793.

Holsen, I., Smith, B. H. & Frey, K. S. (2008). Outcomes of the social competence program Second Step in Norwegian elementary schools. *School Psychology International, 29*, 71–88.

Houston, J. M., Harris, P. B. & Norman, M. (2003). The Aggressive Driving Behavior Scale: Developing a self-report measure of unsafe driving practices. *North American Journal of Psychology, 5*, 269–278.

Howard, R., Finn, P., Jose, P. & Gallagher, J. (2012). Adolescent-onset alcohol abuse exacerbates the influence of childhood conduct disorder on late adolescent and early adult antisocial behaviour. *Journal of Forensic Psychiatry & Psychology, 23*, 7–22.

Hubbard, J. A., McAuliffe, M. D., Morrow, M. T. & Romano, L. J. (2010). Reactive and proactive aggression in childhood and adolescence: Precursors, outcomes, processes, experiences, and measurement. *Journal of Personality, 78*, 95–118.

Hudziak, J. J., Achenbach, T. M., Althoff, R. R. & Pine, D. S. (2007). A dimensional approach to developmental psychopathology. *International Journal of Methods in Psychiatric Research, 16*, S16–S23.

Huesmann, L. R. (2010). Nailing the coffin shut on doubts that violent video games stimulate aggression: comment on Anderson et al. (2010). *Psychological Bulletin, 136*, 179–181.

Huesmann, L. R., Dubow, E. F. & Boxer, P. (2009). Continuity of aggression from childhood to early adulthood as a predictor of life outcomes: Implications for the adolescent-limited and life-course-persistent models. *Aggressive Behavior, 35*, 136–149.

Huesmann, L. R., Moise-Titus, J., Podolski C.-L. & Eron, L. D. (2003). Longitudinal relations between children´s exposure to TV violence and their aggressive and violent behavior in young adulthood: 1977-1992. *Developmental Psychology, 39*, 201–221.

Hussong, A. M. (2002). Differentiating peer contexts and risk for adolescent substance use. *Journal of Youth and Adolescence, 31*, 207–220.

Hussong, A. M., Curran, P. J., Moffitt, T. E., Caspi, A. & Carrig, M. M. (2004). Substance abuse hinders desistance in young adults' antisocial behavior. *Development and Psychopathology, 16*, 1029–1046.

Iacono, W. G., Malone, S. M. & McGue, M. (2008). Behavioral disinhibition and the development of early-onset addiction: Common and specific influences. *Annual Review of Clinical Psychology 4*, 325–348.

Ihle, W. & Esser, G. (2002). Epidemiologie psychischer Störungen im Kindes- und Jugendalter: Prävalenz, Verlauf, Komorbidität und Geschlechtsunterschiede. *Psychologische Rundschau, 53*, 159–169.

Ihle, W., Esser, G., Schmidt, M. H. & Blanz, B. (2002). Die Bedeutung von Risikofaktoren des Kindes- und Jugendalters für psychische Störungen von Kindheit bis ins frühe Erwachsenenalter. *Kindheit und Entwicklung, 11*, 201–211.

Ilomaki, E., Rasanen, P., Viilo, K., Hakko, H. & Study, W. (2007). Suicidal behavior among adolescents with conduct disorder - the role of alcohol dependence. *Psychiatry Research*, 150, 305–311.

Ingoldsby, E. M., Kohl, G. O., McMahon, R. J., Lengua, L. & Conduct Problems Prevention Research Group (2006). Conduct problems, depressive symptomatology and their co-occurring presentation in childhood as predictors of adjustment in early adolescence. *Journal of Abnormal Child Psychology, 34*, 603–621.

Irwin A. R. & Gross A. M. (1995). Cognitive tempo, violent video games, and aggressive behavior in young boys. *Journal of Family Violence, 10*, 337–350.

Jefferys-Duden, K. (2008). *Das Streitschlichter-Programm. Mediatorenausbildung für Schülerinnen und Schüler der Klassen 3 bis 6* (3., neu ausges. Aufl.). Weinheim: Beltz.

Jehle, J.-M., Albrecht, H.-J., Hohmann-Fricke, S. & Tetal, C. (2010). *Legalbewährung nach strafrechtlichen Sanktionen. Eine bundesweite Rückfalluntersuchung 2004 bis 2007*. Berlin: Bundesministerium für Justiz.

Jennings, P. A. & Greenberg, M. T. (2009). The Prosocial Classroom: Teacher social and emotional competence in relation to student and classroom outcomes. *Review of Educational Research, 79*, 491–525.

Jerusalem, M. & Klein-Heßling, J. (2002). Soziale Kompetenz. Entwicklungstrends und Förderung in der Schule. *Zeitschrift für Psychologie, 210*, 164–174.

Jessor, R. (1987). Problem-behavior theory, psychososocial development, and adolescent problem drinking. *British Journal of Addiction, 82*, 331–342.

Jessor, R., Turbin, M. S., Costa, F. M., Dong, Q., Zhang, H. C. & Wang, C. H. (2003). Adolescent problem behavior in China and the United States: A cross-national study of psychosocial protective factors. *Journal of Research on Adolescence, 13*, 329–360.

Johnson, J. G., Cohen, P., Kasen, S. & Brook, J. S. (2008). Parental concordance and offspring risk for anxiety, conduct, depressive, and substance use disorders. *Psychopathology, 41*, 124–128.

Johnson, J. G., Cohen, P., Smailes, E. M., Kasen, S. & Brook, J. S. (2002). Television viewing and aggressive behavior during adolescence and adulthood. *Science, 295*, 2468–2471.

Jolliffe, D. & Farrington, D. P. (2006). Examining the relationship between low empathy and mobbing. *Aggressive Behavior, 32*, 540–550.

Juby, H. & Farrington, D. P. (2001). Disentangling the link between disrupted families and delinquency. *British Journal of Criminology, 41*, 22–40.

Jungmann, T., Kurtz, V., Brand, T., Sierau, S. & von Klitzing, K. (2010). Präventionsziel Kindergesundheit im Rahmen des Modellprojektes »Pro Kind«: Vorläufige Befunde einer längsschnittlichen, randomisierten Kontrollgruppenstudie. *Bundesgesundheitsblatt - Gesundheitsforschung - Gesundheitsschutz, 53*, 1180–1187.

Jungmann, T. & Pfeiffer, C. (2010). Zur Notwendigkeit von Prävention aus kriminologischer Perspektive. In R. Kißgen & N. Heinen (Hrsg.*), Frühe Risiken und frühe Hilfen (S. 17–46)*. Stuttgart: Klett-Cotta.

Kallestad, J. H. & Olweus, D. (2003). Predicting teachers´ and schools´ implementation of the Olweus Bullying Prevention Program: A multilevel Study. *Prevention and Treatment, 6*.

Kaminski, J. W., Valle, L. A., Filene, J. H. & Boyle, C. L. (2008). A meta-analytic review of components associated with training program effectiveness. *Journal of Abnormal Child Psychology, 36*, 567–589.

Karlberg, P., Klackenberg, G., Klackenberg-Larsson, I., Licenstein, H., Stensson, J. & Svennberg, I. (1968). The development of children in a Swedish urban community. A prospective longitudinal study. I. Introduction, design and aims of the study. Description of the sample. *Acta Paediatrica Scandinavica, Supplement, 187*, 9–27.

Karna, A., Voeten, M., Poskiparta, E. & Salmivalli, C. (2010). Vulnerable children in varying classroom contexts bystanders' behaviors moderate the effects of risk factors on victimization. *Merrill-Palmer Quarterly-Journal of Developmental Psychology, 56*, 261–282.

Katzer, C., Fechtenhauer, D. & Belschak, F. (2009a). Cybermobbing: Who are the victims? A comparison of victimization in internet chatrooms and victimization in school. *Journal of Media Psychology, 21*, 25–36.

Katzer, C., Fechtenhauer, D. & Belschak, F. (2009b). Cybermobbing in Internet-Chatrooms: Wer sind die Täter. Ein Vergleich von Mobbing in Internet-Chatrooms mit Mobbing in der Schule aus der Täterperspektive. *Zeitschrift für Entwicklungspsychologie und Pädagogische Psychologie, 41*, 33–44.

Kazdin, A. E. & Whitley, M. K. (2006). Comorbidy, case complexity, and effects of evidence-based treatment for children referred for disruptive behaviour. *Journal of Consulting and Clinical Psychology, 74*, 455–467.

Keenan, K., Wroblewski, K., Hipwell, A., Loeber, R. & Stouthamer-Loeber, M. (2010). Age of onset, symptom threshold, and expansion of the nosology of conduct disorder for girls. *Journal of Abnormal Psychology, 119*, 689–698.

Kim, H. W., Cho, S. C., Kim, B. N., Kim, J. W., Shin, M. S. & Yeo, J. Y. (2010). Does oppositional defiant disorder have temperament and psychopathological profiles independent of attention deficit/hyperactivity disorder? *Comprehensive Psychiatry, 51*, 412–418.

Kim, M. J., Catalano, R. F., Haggerty, K. P. & Abbott, R. D. (2011). Mobbing at elementary school and problem behaviour in young adulthood: A study of mobbing, violence and substance use from age 11 to age 21. *Criminal Behaviour and Mental Health, 21*, 136–144.

Kirsh, S. J. & Mounts, J. R. W. (2007). Violent video game play impacts facial emotion recognition. *Aggressive Behavior, 33*, 353–358.

Klein, J. & Cornell, D. (2010). Is the link between large high schools and student victimization an illusion? *Journal of Educational Psychology, 102*, 933–946.

Klimmt, C. (2004). Computer- und Videospiele. In R. Mangold, P. Vorderer & G. Bente (Hrsg.), *Lehrbuch der Medienpsychologie* (S. 694–716). Göttingen: Hogrefe.

Klimmt C. & Trepte, S. (2003). Theoretisch-methodische Desiderata der medienpsychologischen Forschung über die aggressionsfördernde Wirkung gewalthaltiger Computer- und Videospiele. *Zeitschrift für Medienpsychologie, 15*, 114–121.

Klinteberg, B. Humble, K. & Schalling, D. (1992). Personality and psychopathy of males with a history of early criminal behaviour. *European Journal of Personality, 6*, 245–266.

Klomek, A. B., Sourander, A. & Gould, M. (2010). The association of suicide and mobbing in childhood to young adulthood: A review of cross-sectional and longitudinal research findings. *Canadian Journal of Psychiatry, 55*, 282–221.

Klomek, A. B., Sourander, A., Niemela, S., Kumpulainen, K., Piha, J., Tamminen, T. et al. (2009). Childhood mobbing behaviors as a risk for suicide attempts and completed suicides: A population-based birth cohort study. *Journal of the American Academy of Child and Adolescent Psychiatry, 48*, 254–261.

Knop, J., Penick, E. C., Nickel, E. J., Mortensen, E. L., Sullivan, M. A., Murtaza, S., Jensen, P., Manzardo, A. M. & Gabrielli, W. F. (2009). Childhood ADHD and conduct disorder as independent predictors of male alcohol dependence at age 40. *Journal of Studies on Alcohol and Drugs, 70*, 169–177.

Kochanska, G. (1997). Multiple pathways to conscience for children with different temperaments: From toddlerhood to age 5. *Developmental Psychology, 33*, 228–240.

Kochenderfer-Ladd, B. (2003). Identification of aggressive and asocial victims and the stability of their peer victimization. *Merrill-Palmer Quarterly, 49*, 401.

Kochenderfer-Ladd, B. J. & Wardrop, J. L. (2001). Chronicity and instability of children's peer victimization experiences as predictors of loneliness and social satisfaction trajectories. *Child Development, 72*, 134–151.

Koehler, J. A., Lösel, F., Akoensi, T. D. & Humphreys, D. K. (2012). A systematic review and meta-analysis on the effects of young offender treatment programs in Europe. *Journal of Experimental Criminology*, im Druck.

Koglin, U., Hefter, P., Petermann, F. & Petermann, U. (2010). Längerfristige Effekte des JobFit-Trainings für Jugendliche. *Zeitschrift für Psychiatrie, Psychologie und Psychotherapie, 58*, 235–242.

Koglin, U. & Petermann, F. (2004). Zum Konzept der Inhibition in der Psychopathologie. *Zeitschrift für Klinische Psychologie, Psychiatrie und Psychotherapie, 52*, 91–117.

Koglin, U. & Petermann, F. (2008). Inkonsistentes Erziehungsverhalten – Ein Risikofaktor für aggressives Verhalten? *Zeitschrift für Psychologie, Psychiatrie und Psychotherapie*, 56, 287–293.

Koglin, U. & Petermann, F. (2011). The effectiveness of the behavioural training for preschool children. *European Early Childhood Education Research Journal, 19*, 57–71.

Koglin, U. & Petermann, F. (2013). *Verhaltenstraining im Kindergarten* (2., veränd. Aufl.) Göttingen: Hogrefe

Koglin, U., Witthöft, J. & Petermann, F. (2009). Gewalthaltige Computerspiele und aggressives Verhalten im Jugendalter. *Psychologische Rundschau, 60*, 163–172.

Kolko, D. J. & Pardini, D. A. (2010). ODD dimensions, ADHD, and callous-unemotional traits as predictors of treatment response in children with disruptive behavior disorders. *Journal of Abnormal Psychology, 119*, 713–725.

Kolko, D. J., Dorn, L. D., Bukstein, O. G., Pardini, D., Holden, E. A. & Hart, J. (2009). Community vs. clinic-based modular treatment of children with early-onset ODD or CD: A clinical trial with 3-year follow-up. *Journal of Abnormal Child Psychology, 37*, 591–609.

Konijn, E. A., Bijvank, M. N. & Bushman, B. J. (2007). I wish I were a warrior: Effects of violent video games on adolescent boys. *Developmental Psychology, 43*, 1038–1044.

Koolhof, R., Loeber, R., Wei, E. H., Pardini, D. & D'Escury, A. C. (2007). Inhibition deficits of serious delinquent boys of low intelligence. *Criminal Behaviour and Mental Health, 17*, 274–292.

Kopp, L. M. & Beauchaine, T. P. (2007). Patterns of psychopathology in the families of children with conduct problems, depression, and both psychiatric conditions. *Journal of Abnormal Child Psychology, 35*, 301–312.

Korczak, D., Steinhauser, G. & Dietl, M. (2011). *Prävention des Alkoholmissbrauchs von Kindern, Jugendlichen und Erwachsenen*. Köln: Deutsches Institut für Medizinische Dokumentation und Information.

Kowalski, R. M. & Limber, S. P. (2007). Electronic mobbing among middle school students. *Journal of Adolescent Health, 41*, S22–S30.

Krahé, B. (2005). Predictors of women's aggressive driving behavior. *Aggressive Behavior, 31*, 537–546.

Krahé, B. & Fenske, I. (2002). Predicting aggressive driving behavior: The role of macho personality, age, and power of car. *Aggressive Behavior, 28*, 21–29.

Krahé, B. & Möller I. (2004). Playing violent electronic games, hostile attributional style, and aggression-related norms in German adolescents. *Journal of Adolescence, 27*, 53–69.

Krahé, B. & Möller, I. (2010). Longitudinal effects of media violence on aggression and empathy among German adolescents. *Journal of Applied Developmental Psychology, 31*, 401–409.

Krischer, M. K. & Sevecke, K. (2008). Early traumatization and psychopathy in female and male juvenile offenders. *International Journal of Law and Psychiatry, 31*, 253–262.

Krohn, M. D., Hall, G. P. & Lizotte, A. J. (2009). Family transitions and later delinquency and drug use. *Journal of Youth and Adolescence, 38*, 466–480.

Kroneman, L. M., Hipwell, A. E., Loeber, R., Koot, H. M. & Pardini, D. A. (2011). Contextual risk factors as predictors of disruptive behavior disorder trajectories in girls: the moderating effect of callous-unemotional features. *Journal of Child Psychology and Psychiatry, 52*, 167–175.

Kubak, F. A. & Salekin, R. T. (2009). Psychopathy and anxiety in children and adolescents: New insights on developmental pathways to offending. *Journal of Psychopathology and Behavioral Assessment, 31*, 271–284.

Kullik, A. & Petermann, F. (2012). *Emotionsregulation im Kindesalter*. Göttingen: Hogrefe.

Lahey, B. B., Loeber, R., Burke, J. & Rathouz, P. J. (2002). Adolescent outcomes of childhood conduct disorder among clinic-referred boys: Predictors of improvement. *Journal of Abnormal Child Psychology, 30*, 333–348.

Lahey, B. B. & Waldman, I. D. (2011). Annual Research Review: Phenotypic and causal structure of conduct disorder in the broader context of prevalent forms of psychopathology. *Journal of Child Psychology and Psychiatry, 52*, 536–557.

Lahey, B. B. & Waldman, I. D. (2012). Annual Research Review: Phenotypic and causal structure of conduct disorder in the broader context of prevalent forms of psychopathology. *Journal of Child Psychology and Psychiatry, 53*, 536–557.

Lajunen, T. & Parker, D. (2001). Are aggressive people aggressive drivers? A study of the relationship between self-reported general aggressiveness, driver anger and aggressive driving. *Accident Analysis and Prevention, 33*, 243–255.

Lambert, E. W., Wahler, R. G., Andrade, A. R. & Bickman, L. (2001). Looking for the disorder in conduct disorder. *Journal of Abnormal Psychology, 110*, 110–123.

LaPrairie, J. L., Schechter, J. C., Robinson, B. A. & Brennan, P. A. (2011). Perinatal risk factors in the development of aggression and violence. In R. Huber, D. L. Bannasch, P. Brennan & K. Frishman (Eds.), *Aggression* (Vol. 75, S. 215–253). San Diego: Elsevier Academic Press.

Lattimore, P.K., Visher, C.A. & Linster, R.L.(1995). Predicting rearrest for violence among serious youthful offenders. *Journal of Research in Crime and Delinquency, 32*, 54–83.

Laub, J. H. & Vaillant, G. E. (2000). Delinquency and mortality: A 50-year follow-up study of 1,000 delinquent and nondelinquent boys. *American Journal of Psychiatry, 157*, 96–102.

Ledoux, S., Miller, P., Choquet, M. & Plant, M. (2002). Family structure, parent-child relationships, and alcohol and other drug use among teenagers in France and the United Kingdom. *Alcohol and Alcoholism, 37*, 52–60.

Leiber, M. J., Mack, K. Y. & Featherstone, R. A. (2009). Family structure, family processes, economic factors, and delinquency similarities and differences by race and ethnicity. *Youth Violence and Juvenile Justice, 7*, 79–99.

Li, Q. (2006). Cybermobbing in schools. *School Psychology International, 27*, 157–170.

Li, Y., Zhang, W., Liu, J., Arbeit, M. R., Schwartz, S. J., Bowers, E. P. & Lerner, R. M. (2011). The role of school engagement in preventing adolescent delinquency and substance use: A survival analysis. *Journal of Adolescence, 34*, 1181–1192.

Lieb, R., Schuster, P., Pfister, H., Fuetsch, M., Höfler, M., Isensee, B., Müller, N., Sonntag, H. & Wittchen, H.-U. (2000). Epidemiologie des Konsums, Missbrauchs und der Abhängigkeit von legalen und illegalen Drogen bei Jugendlichen und jungen Erwachsenen: Die prospektiv-longitudinale Verlaufsstudie EPSD. *Sucht, 46*, 18–31.

Little, S. G. & Akin-Little, A. (2008). Psychology's contributions to classroom management. *Psychology in the Schools, 45*, 227–234.

Littel, J. H., Campell, M., Green, S., & Toews, B. (2009). Multisystemic therapy for social, emotional and behavioural problems in youth aged 10-17. *Cochrane Database of systematic Reviews, Issue 4.*

Lochman, J. E. & Wells, K. C. (2004). The coping power program for preadolescent aggressive boys and their parents: Outcome effects at the 1-year follow-up. *Journal of Consulting and Clinical Psychology, 72*, 571–578.

Loeber, R., Burke, J. D. & Lahey, B. B. (2002). What are adolescent antecedents to antisocial personality disorder? *Criminal Behaviour and Mental Health, 12*, 24–36.

Loeber, R., Burke, J. D. & Pardini, D. A. (2009). Development and etiology of disruptive and delinquent behavior. *Annual Review of Clinical Psychology, 5*, 291–310.

Loeber, R., Burke, J. D., Lahey, B. B., Winters, A. & Zera, M. (2000). Oppositional defiant and conduct disorder: A review of the past 10 years, Part I. *Journal of the American Academy of Child and Adolescent Psychiatry, 39*, 1468–1484.

Loeber, R., Farrington, D. P., Stouthamer-Loeber, M., Moffitt, T. E., Caspi, A. & Lynam, D. (2001). Male mental health problems, psychopathy, and personality traits: Key findings from the first 14 years of the Pittsburgh Youth Study. *Clinical Child and Family Psychology Review, 4*, 273–297.

Loeber, R. & Hay, D. (1997). Key issues in the development of aggression and violence from childhood to early adulthood. *Annual Review of Psychology, 48*, 371–410.

Lopez, C. & DuBois, D. L. (2005). Peer victimization and rejection: Investigation of an integrative model of effects on emotional, behavioral, and academic adjustment in early adolescence. *Journal of Clinical Child and Adolescent Psychology, 34*, 25–36.

Lopez, B., Schwartz, S., Prado, G., Huang, S., Rothe, E., Wang, W. & Pantin, H. (2008). Correlates of early alcohol and drug use in hispanic adolescents: Examining the role of ADHD with comorbid conduct disorder, family, school, and peers. *Journal of Clinical Child and Adolescent Psychology, 37*, 820–832.

Lorber, M. F. & Egeland, B. (2011). Parenting and infant difficulty: Testing a mutual exacerbation hypothesis to predict early onset conduct problems. *Child Development, 82*, 2006–2020.

Lösel, F., Beelmann, A., Stemmler, M. & Jaursch, S. (2006). Prävention von Problemen des Sozialverhaltens im Vorschulalter. Evaluation des Eltern- und Kindertrainings EFFEKT. *Zeitschrift für Klinische Psychologie und Psychotherapie, 35*, 127–139.

Lösel, F., Bliesener, T. & Averbeck, M. (1999). Erlebens- und Verhaltensprobleme von Tätern und Opfern. In H. G. Holtappels, W. Heitmeyer, W. Melzer & K. Tillmann (Hrsg.), *Forschung über Gewalt an Schulen: Erscheinungsformen, Ursachen, Konzepte und Prävention* (S. 137–154). Weinheim: Juventa.

Lösel, F., Koehler, J. A. & Hamilton, L. (2012). Resozialisierung junger Straftäter in Europa: Ergebnisse einer internationalen Studie über Maßnahme zur Rückfallprävention. *Bewährungshilfe-Soziales-Strafrecht-Kriminalpolitik, 59*, 175–190.

Lundahl, B., Risser, H. J. & Lovejoy, M. C. (2006). A meta-analysis of parent training: moderators and follow-up effects. *Clinical Psychology Review, 26*, 86–104.

Lustman, M., Wiesenthal, D. L. & Flett, G. L. (2010). Narcissism and aggressive driving: Is an inflated view of the self a road hazard? *Journal of Applied Social Psychology, 40*, 1423–1449.

Lykken, D. T. (1957). A study of anxiety in the sociopathic personality. *Journal of Abnormal and Social psychology, 55*, 6–10.

Lykken, D. T. (1995). *The antisocial personalities.* Hillsdale: Erlbaum.

Lynam, D. R. (2002). Fledgling psychopathy: A review from personality theory. *Law and Human Behavior, 25*, 255–259.

Lynam, D. R., Caspi, A., Moffit, T. E., Loeber, R. & Stouthamer-Loeber, M. (2007). Longitudinal evidence that psychopathy scores in early adolescence predict adult psychopathy. *Journal of Abnormal Psychology, 116,* 155–165.

Lynam, D. R., Charnigo, R., Moffitt, T. E., Raine, A., Loeber, R. & Stouthamer-Loeber, M. (2009). The stability of psychopathy across adolescence. *Development and Psychopathology, 21,* 1133–1153.

Maas, C., Herrenkohl, T. I. & Sousa, C. (2008). Review of research on child maltreatment and violence in youth. *Trauma Violence & Abuse, 9,* 56–67.

MacKenzie, D. L., Wilson, D. B., Armstrong, G. S. & Gover, A. R. (2001). The impact of boot camps and traditional institutions on juvenile residents: Perceptions, adjustment, and change. *Journal of Research in Crime and Delinquency, 38,* 279–313.

MacKenzie, D. L., Wilson, D. B. & Rider, S. B. (2001). Effects of correctional boot camps on offending. *The Annals of the American Academy of Political and Social Science, 578,* 126-143.

Malta, L. S., Blanchard, E. B. & Freidenberg, B. M. (2005). Psychiatric and behavioral problems in aggressive drivers. *Behaviour Research and Therapy, 43,* 1467–1484.

Marini, Z. A., Dane, A. V., Bosacki, S. L. & YLC-CURA (2006). Direct and indirect bully-victims: Differential psychosocial risk factors associated with adolescents involved in mobbing and victimization. *Aggressive Behavior, 32,* 551–569.

Marsee, M. A. & Frick, P. J. (2007). Exploring the cognitive and emotional correlates to proactive and reactive aggression in a sample of detained girls. *Journal of Abnormal Child Psychology, 35,* 969–981.

Marsee, M. A., Silverthorn, P. & Frick, P. J. (2005). The association of psychopathic traits with aggression and delinquency in non-referred boys and girls. *Behavioral Sciences and the Law, 23,* 803–817.

Marsh, A. A., Finger, E. C., Mitchell, D. G. V., Reid, M. E., Sims, C., Kosson, D. S., Towbin, K. E., Leibenluft, E., Pine, D. S. & Blair, R. J. R. (2008). Reduced amygdala response to fearful expressions in children and adolescents with callous-unemotional traits and disruptive behavior disorders. *American Journal of Psychiatry, 165,* 712–720.

Marsh, A. A., Finger, E. E., Schechter, J. C., Jurkowitz, I. T. N., Reid, M. E. & Blair, R. J. R. (2010). Adolescents with psychopathic traits report reductions in physiological responses to fear. *Journal of Child Psychology and Psychiatry, 51,* 834-841.

Martinson, R. (1974). What works? Questions and answers about prison reform. *The Public Interest, 35,* 22–54.

Mesman, J. & Koot, H. M. (2001). Early preschool predictors of preadolescent internalizing and externalizing DSM-IV diagnoses. *Journal of the American Academy of Child and Adolescent Psychiatry, 40,* 1029–1036.

Mason, W. A., Kosterman, R., Hawkins, D., Herrenkohl, T. I., Lengua, L. J. & McCauley, E. (2004). Predicting depression, social phobia, and violence in early adulthood from childhood behavior problems. *Journal of the American Academy of Child and Adolescent Psychiatry, 43,* 307–315.

Maughan, B., Rowe, R., Messer, J., Goodman, R. & Meltzer, H. (2004). Conduct disorder and oppositional defiant disorder in a national sample: developmental epidemiology. *Journal of Child Psychology and Psychiatry, 45,* 609–621.

McCart, M. R., Henggeler, S. W. & Hales, S. (2011). Multisystemic therapy. In J. P. Mitchell (Ed.), *Encyclopedia of adolescence* (S. 202–209). San Diego: Academic Press.

McLaughlin, K. A., Hatzenbuehler, M. L., Mennin, D. S. & Nolen-Hoeksema, S. (2011). Emotion dysregulation and adolescent psychopathology: A prospective study. *Behaviour Research and Therapy, 49,* 544–554.

McLinton, S. S. & Dollard, M. F. (2010). Work stress and driving anger in Japan. *Accident Analysis and Prevention, 42,* 174–181.

Meade, B. & Steiner, B. (2010). The total effects of boot camps that house juveniles: A systematic review of the evidence. *Journal of Criminal Justice, 38,* 841–853.

Medienpädagogischer Forschungsverbund Südwest (2009). *JIM 2009. Jugend, Information, (Multi-)Media. Basisstudie zum Medienumgang 12- bis 19-Jähriger in Deutschland.* Stuttgart: Medienpädagogischer Forschungsverbund Südwest.

Merrell, K. W. & Carney, A. G. (2001). Mobbing in schools - Perspectives on understanding and preventing an international problem. *School Psychology International, 22,* 364–382.

Miles, D. E. & Johnson, G. L. (2003). Aggressive driving behaviors: Are there psychological and attitudinal predictors? *Transportation Research Part F: Traffic Psychology and Behaviour, 6,* 147–161.

Miller D., & Norman, S. (1975). Actor-observer differences in perceptions of effective control. *Journal of Personality and Social Psychology, 31,* 503–515.

Moffitt, T. E. (1993a). Adolescence-limited and life-course-persistent antisocial-behavior - a developmental taxonomy. *Psychological Review, 100,* 674–701.

Moffitt, T. E. (1993b). The neuropsychology of conduct disorder. *Development and Psychopathology, 5,* 135–151.

Moffitt, T. E., Arseneault, L., Jaffee, S. R., Kim-Cohen, J., Koenen, K. C., Odgers, C. L., Slutske, W. S. & Viding, E. (2008). DSM-V conduct disorder: Research needs for an evidence base. *Journal of Child Psychology and Psychiatry, 49,* 3–33.

Moffitt, T. E. & Caspi, A. (2001). Childhood predictors differentiate life-course persistent and adolescence-limited antisocial pathways among males and females. *Development and Psychopathology, 13,* 355–375.

Moffitt, T. E., Caspi, A., Dickson, N., Silva, P. & Stanton, W. (1996). Childhood-onset versus adolescent-onset antisocial conduct problems in males: Natural history from ages 3 to 18 years. *Development and Psychopathology, 8,* 399–424.

Moffitt, T. E., Caspi, A., Rutter, M. & Silva, P. A. (2001). *Sex differences in antisocial behavior: Conduct disorders, delinquency, and violence in the Dunedin Longitudinal Study.* New York: Cambridge University Press.

Molcho, M., Craig, W., Due, P., Pickett, W., Harel-Fisch, Y., Overpeck, M. and the HBSC Mobbing Writing Group (2009). Cross-national time trends in mobbing behaviour 1994-2006: Findings from Europe and North America. *International Journal of Public Health, 54*, 225–234.

Morrow, M. T., Hubbard, J. A., McAuliffe, M. D., Rubin, R. M. & Dearing, K. F. (2006). Childhood aggression, depressive symptoms, and peer rejection: The mediational model revisited. *International Journal of Behavioral Development, 30*, 240–248.

Möller, I. (2006). *Mediengewalt und Aggression. Eine längsschnittliche Betrachtung des Zusammenhangs am Beispiel des Konsums gewalthaltiger Bildschirmspiele* [Internet]. *http://opus.kobv.de/ubp/volltexte/2006/773/pdf/moeller_diss.pdf* [28.11.2012].

Möller, I. & Krahé, B. (2009). Exposure to violent video games and aggression in German adolescents: a longitudinal analysis. *Aggressive Behavior, 35*, 75–89.

Molto, J., Poy, R., Segarra, P., Pastor, M. C. & Montanes, S. (2007). Response perseveration in psychopaths: Interpersonal/affective or social deviance traits? *Journal of Abnormal Psychology, 116*, 632–637.

Monks, C. E., Smith, P. K. & Swettenham, J. (2003). Aggressors, victims, and defenders in preschool: Peer, self-, and teacher reports. *Merrill-Palmer Quarterly-Journal of Developmental Psychology, 49*, 453–469.

Montoya, E., Terburg, D., Bos, P. & van Honk, J. (2012). Testosterone, cortisol, and serotonin as key regulators of social aggression: A review and theoretical perspective. *Motivation and Emotion, 36*, 65–73.

Moos, R. & Moos, B. (2002). *Family environment scale manual*. Palo Alto: Mindgarden.

Moran, P., Rowe, R., Flach, C., Briskman, J., Ford, T., Maughan, B., Scott, S. & Goodman, R. (2009). Predictive value of callous-unemotional traits in a large community sample. *Journal of the American Academy of Child and Adolescent Psychiatry, 48*, 1079–1084.

Mrazek, P. J., & Haggerty, R.J. (Eds.). (1994). *Reducing risks for mental disorders: Frontiers for preventive intervention research*. Washington, DC: National Academy Press.

Mueser, K. T., Crocker, A. G., Frisman, L. B., Drake, R. E., Covell, N. H. & Essock, S. M. (2006). Conduct disorder and antisocial personality disorder in persons with severe psychiatric and substance use disorders. *Schizophrenia Bulletin, 32*, 626–636.

Mueser, K. T., Rosenberg, S. D., Drake, R. E., Miles, K. M., Wolford, G., Vidaver, R. & Carrieri, K. (1999). Conduct disorder, antisocial personality disorder and substance use disorders in schizophrenia and major affective disorders. *Journal of Studies on Alcohol, 60*, 278–284.

Mulder, E., Brand, E., Bullens, R. & van Marle, H. (2010). A classification of risk factors in serious juvenile offenders and the relation between patterns of risk factors and recidivism. *Criminal Behaviour and Mental Health, 20*, 23–38.

Mulder, E., Vermunt, J., Brand, E., Bullens, R. & Van Marle, H. (2012). Recidivism in subgroups of serious juvenile offenders: Different profiles, different risks? *Criminal Behaviour and Mental Health, 22*, 122–135.

Murray, J. & Farrington, D. P. (2010). Risk factors for conduct disorder and delinquency: Key findings from longitudinal studies. *Canadian Journal of Psychiatry, 55*, 633–642.

Murray, C. & Greenberg, M. T. (2000). Children's relationship with teachers and bonds with school an investigation of patterns and correlates in middle childhood. *Journal of School Psychology, 38*, 423–445.

Murray-Close, D., Ostrov, J. M. & Crick, N. R. (2007). A short-term longitudinal study of growth of relational aggression during middle childhood: Associations with gender, friendship intimacy, and internalizing problems. *Development and Psychopathology, 19*, 187–203.

Myers, M.G., Stewart, D.G. & Brown, S.A. (1998). Progression from conduct disorder to antisocial personality disorder following treatment for adolescent substance abuse. *American Journal of Psychiatry, 55, 479–485.*

Nada-Raja, S., Langley, J. D., McGee, R., Williams, S. M., Begg, D. J. & Reeder, A. I. (1997). Inattentive and hyperactive behaviors and driving offenses in adolescence. *Journal of the American Academy of Child and Adolescent Psychiatry, 36*, 515–522.

Natvig, G. K., Albrektsen, G. & Qvarnstrom, U. (2001). School-related stress experience as a risk factor for mobbing behavior. *Journal of Youth and Adolescence, 30*, 561–575.

Nelson, G., Westhues, A. & MacLeod, J. (2003). A meta-analysis of longitudinal research on preschool prevention programs for children. *Prevention and Treatment, 6*.

Nesbit, S. M., Blankenship, K. L. & Murray, R. A. (2012). The influence of just-world beliefs on driving anger and aggressive driving intentions. *Aggressive Behavior, 38*, 389–402.

Niemela, S., Brunstein-Klomek, A., Sillanmaki, L., Helenius, H., Piha, J., Kumpulainen, K., Moilanen, I., Tamminen, T., Almqvist, S. & Sourander, A. (2011). Childhood mobbing behaviors at age eight and substance use at age 18 among males. A nationwide prospective study. *Addictive Behaviors, 36*, 256–260.

Nigg, J. T. (2006). Temperament and developmental psychopathology. *Journal of Child Psychology and Psychiatry, 47*, 395–422.

Nisbett, R. E. & Ross, L. (1980). *Human inference: Strategies an shortcomings of social judgement*. Englewood Cliffs, NJ: Prentice Hall.

Nitkowski, D., Petermann, F., Büttner, P., Krause-Leipoldt, C. & Petermann, U. (2009a). Behaviour modification of aggressive children in Child Welfare. *Behaviour Modification, 33*, 474–492.

Nitkowski, D., Petermann, F., Büttner, P. Krause-Leipoldt, C. & Petermann, U. (2009b). Verhaltenstherapie und Jugendhilfe: Ergebnisse zur Optimierung der Versorgung aggressiver Kinder. *Zeitschrift für Kinder- und Jugendpsychiatrie und Psychotherapie, 37*, 461–468.

Nock, M. K., Kazdin, A. E., Hiripi, E. & Kessler, R. C. (2006). Prevalence, subtypes, and correlates of DSM-IV conduct disorder in the national comorbidity survey replication. *Psychological Medicine, 36*, 699–710.

Nordhagen, R., Nielsen, A., Stigum, H. & Kohler, L. (2005). Parental reported mobbing among Nordic children: a population-based study. *Child Care Health and Development, 31*, 693–701.

Nouvion, S. O., Cherek, D. R., Lane, S. D., Tcheremissine, O. V. & Lieving, L. M. (2007). Human proactive aggression: Association with personality disorders and psychopathy. *Aggressive Behavior, 33*, 552–562.

O'Brien, B. & Frick, P. (1996). Reward dominance: Associations with anxiety, conduct problems, and psychopathy in children. *Journal of Abnormal Child Psychology, 24*, 223–240.

Odgers, C. L., Caspi, A., Russell, M. A., Sampson, R. J., Arseneault, L. & Moffitt, T. E. (2012). Supportive parenting mediates neighborhood socioeconomic disparities in children's antisocial behavior from ages 5 to 12. *Development and Psychopathology, 24*, 705–721.

Odgers, C. L., Milne, B. J., Caspi, A., Crump, R., Poulton, R. & Moffitt, T. E. (2007). Predicting prognosis for the conduct-problem boy: Can family history help? *Journal of the American Academy of Child and Adolescent Psychiatry, 46*, 1240–1249.

Odgers, C. L., Moffitt, T. E., Broadbent, J. M., Dickson, N., Hancox, R. J., Harrington, H., Poulton, R., Sears, M. R., Thomson, W. M. & Caspi, A. (2008). Female and male antisocial trajectories: From childhood origins to adult outcomes. *Development and Psychopathology, 20*, 673–716.

Offord, D. R., Kraemer, H. C., Kazdin, A. E., Jensen, P. S. & Harrington, R. (1998). Lowering the burden of suffering from child psychiatric disorder: Trade-offs among clinical, targeted, and universal interventions. *Journal of the American Academy of Child and Adolescent Psychiatry, 37*, 686–694.

Ogloff, J. R. P. & Davis, M. R. (2004). Advances in offender assessment and rehabilitation: Contributions of the risk-needs-responsivity approach. *Psychology Crime & Law, 10*, 229–242.

Ohannessian, C. M. (2012). Parental problem drinking and adolescent psychosocial adjustment: The mediating role of adolescent-parent communication. *Journal of Research on Adolescence, 22*, 498–511.

Ohlemacher, Th., Sögding, D., Höynck, T., Ethé, N. & Welte, G. (2001). *Anti-Aggressivitätstraining und Legalbewährung: Versuch einer Evaluation. Forschungsberichte des Kriminologischen Forschungsinstituts Niedersachsen* Nr. 83. Hannover: Kriminologisches Forschungsinstitut Hannover.

Olds, D. L. (2006). The nurse-family partnership: An evidence-based preventive intervention. *Infant Mental Health Journal, 27*, 5–25.

Olds, D. L., Henderson, C. R., Cole, R., Eckenrode, J., Kitzman, H., Luckey, D., Pettitt, L., Sidora, K., Morris, P. & Powers, J. (1998). Long-term effects of nurse home visitation on children's criminal and antisocial behavior. 15-year follow-up of a randomized controlled trial. *Journal of the American Medical Association, 280*, 1238–1244.

Olds, D. L., Henderson, C. R., Kitzman, H. J., Eckenrode, J. J., Cole, R. E. & Tatelbaum, R. C. (1999). Prenatal and infancy home visitation by nurses: Recent findings. *The Future of Children, 9*, 44–63.

Olds, D. L., Hill, P., Mihalic, S. & O'Brien, R. (1998). *Blueprints for violence prevention, Book Seven: Prenatal and infancy home visitation by nurses*. Boulder, CO: Center for the Study and Prevention of Violence.

Olds, D. L., Robinson, J. A., O'Brien, R., Luckey, D. W., Pettitt, L. M., Henderson, C. R., Sheff, K. L., Kormacher, J., Hiatt, S. & Talmi, A. (2002). Home visiting by paraprofessionals and by nurses: A randomized, controlled trial. *Pediatrics, 110*, 486–496.

Olson, C. K., Kutner, L. A., Baer, L., Beresin, E. V., Warner, D. E. & Nicholi, A. M. Jr. (2009). M-rated video games and aggressive or problem behavior among young adolescents. *Applied Developmental Science, 13*, 188–198.

Olweus, D. (1994). Mobbing at school: Basic facts and effects of a school based intervention program. *Journal of Child Psychology and Psychiatry, 35*, 1171–1190.

Olweus, D. (1996). *The revised olweus bully/victim questionnaire*. Bergen: University of Bergen.

Olweus, D. (2001). Peer harassment: A critical analysis and some important issues. In J. Juvonen & S. Graham (Eds.), *Peer harassement in school* (S. 3–20). New York: Guilford.

Olweus, D. (2008). *Gewalt in der Schule: Was Lehrer und Eltern wissen sollten und tun können* (4. durchges. Aufl.). Bern: Huber.

Olweus, D. & Limber, S. P. (2010a). Mobbing in school: Evaluation and dissemination of the Olweus Mobbing Prevention Program. *American Journal of Orthopsychiatry, 80*, 124–134.

Olweus, D. & Limber, S. P. (2010b). The Olweus Mobbing Prevention Program: Implementation end evaluation over two decades. In S. R. Jimerson, S. M. Swearer & D. L. Espelage (Eds.), *The handbook of school mobbing: An international perspective* (S. 377–401). New York: Routledge.

Orobio de Castro, B., Merk, W., Koops, W., Veerman, J. W. & Bosch, J. D. (2005). Emotions in social information processing and their relations with reactive and proactive aggression in refereed aggressive boys. *Journal of Clinical Child and Adolescent Psychology, 34*, 105–116.

Ostrov, J. M. & Crick, N. R. (2007). Forms and functions of aggression during early childhood: A short-term longitudinal study. *School Psychology Review, 36*, 22–43.

Ostrov, J. M. & Keating, C. F. (2004). Gender differences in preschool aggression during free play and structured interactions: An observational study. *Social Development, 13*, 255–277.

Paleti, R., Eluru, N. & Bhat, C. R. (2010). Examining the influence of aggressive driving behavior on driver injury severity in traffic crashes. *Accident Analysis and Prevention, 42*, 1839–1854.

Pardini, D. A. & Fite, P. J. (2010). Symptoms of conduct disorder, oppositional defiant disorder, attention-deficit/hyperactivity disorder, and callous-unemotional traits as unique predictors of psychosocial maladjustment in boys: Advancing an evidence base for DSM-V. *Journal of the American Academy of Child and Adolescent Psychiatry, 49*, 1134–1144.

Pardini, D. A., Lochman, J. E. & Frick, P. J. (2003). Callous/ unemotional traits and social-cognitive processes in adjudicated youths. *Journal of the American Academy of Child and Adolescent Psychiatry, 42*, 364–371.

Parker, D., Lajunen, T. & Summala, H. (2002). Anger and aggression among drivers in three European countries. *Accident Analysis and Prevention, 34*, 229–235.

Pasalich, D. S., Dadds, M. R., Hawes, D. J. & Brennan, J. (2011). Callous-unemotional traits moderate the relative importance of parental coercion versus warmth in child conduct problems: An observational study. *Journal of Child Psychology and Psychiatry, 52*, 1308-1315.

Paternoster, R. & Mazerolle, P. (1994). General strain theory and delinquency: a replication and extension. *Journal of Research in Crime and Delinquency, 31*, 235–263.

Patterson, C. M. & Newman, J. P. (1993). Reflectivity and learning from aversive events: Toward a psychological mechanism for the syndromes of disinhibition. *Psychological Review, 100*, 716–736.

Patterson, G. R. (1982). *Coercive family processes*. Eugene, OR: Castalia.

Patterson, G. R., Dishion, T. J. & Yoerger, K. (2000). Adolescent growth in new forms of problem behavior: Macro- and micro-peer dynamics. *Prevention Science, 1*, 3–13.

Patterson, J., Barlow, J., Mockford, C., Klimes, I., Pyper, C. & Stewart-Brown, S. (2002). Improving mental health through parenting programmes: Block randomised controlled trial. Archives *of Disease in Childhood, 87*, 472–477.

Patock-Peckham, J. A., King, K. M., Morgan-Lopez, A. A., Ulloa, E. C. & Moses, J. M. F. (2011). Gender-specific mediational links between parenting styles, parental monitoring, impulsiveness, drinking control, and alcohol-related problems. *Journal of Studies on Alcohol and Drugs, 72*, 247–258.

Patton, G. C., Coffey, C., Sawyer, S. M., Viner, R. M., Haller, D. M., Bose, K. & Mathers, C. D. (2009). Global patterns of mortality in young people: A systematic analysis of population health data. *The Lancet, 374*, 881–892.

Payne, A. A. (2008). A multilevel analysis of the relationships among communal school organization, student bonding, and delinquency. *Journal of Research in Crime and Delinquency, 45*, 429–455.

Pelham, W. E. & Hoza, B. (1997). Intensive treatment: A summer treatment program for children with ADHD. In E. D. Hibbs & P. S. Jensen (Eds.), *Psychosocial treatments for child and adolescent disorders: Empirically based strategies for clinical practice* (3th ed., S. 311–340). Washington: American Psychological Association.

Pellegrini, A. D. & Long, J. D. (2002). A longitudinal study of mobbing, dominance, and victimization during the transition from primary school through secondary school. *British Journal of Developmental Psychology, 20*, 259–280.

Pellegrini, A. D., Roseth, C. J., Mliner, S., Bohn, C. M., Van Ryzin, M., Vance, N., Cheatham, C. L. & Tarullo, A. (2007). Social dominance in preschool classrooms. *Journal of Comparative Psychology, 121*, 54–64.

Perren, S. & Alsaker, F. D. (2006). Social behavior and peer relationships of victims, bully-victims, and bullies in kindergarten. *Journal of Child Psychology and Psychiatry, 47*, 45–57.

Petermann, F. (2002). Klinische Kinderpsychologie. Das Konzept der sozialen Kompetenz. *Zeitschrift für Psychologie, 210*, 175–185.

Petermann, F. (2005). Epidemiologie psychischer Störungen im Kindes- und Jugendalter. Eine kritische Bestandsaufnahme. *Kindheit und Entwicklung, 14*, 48–57.

Petermann, F., Koglin, U., Natzke, H. & von Marees, N. (2013). *Verhaltenstraining in der Grundschule* (2., erweit. Aufl.). Göttingen: Hogrefe.

Petermann, F. & Natzke, H. (2008). Preliminary results of a comprehensive approach to prevent antisocial behaviour in preschool and primary school pupils in Luxembourg. *School Psychology International, 29*, 606–626.

Petermann, F., Natzke, H., Gerken, N. & Walter, H.-J. (2013). *Verhaltenstraining für Schulanfänger* (3., überarb. Aufl.). Göttingen: Hogrefe.

Petermann, F. & Petermann, U. (2000). *Aggressionsdiagnostik*. Göttingen: Hogrefe.

Petermann, F. & Petermann, U. (2010a). Aggression. *Kindheit und Entwicklung, 19*, 205–208.

Petermann, F. & Petermann, U. (2010b). *Training mit Jugendlichen. Förderung von Arbeits- und Sozialverhalten* (9., völlig veränd. Aufl.). Göttingen: Hogrefe.

Petermann, F. & Petermann, U. (2012a). *Training mit aggressiven Kindern* (13., veränd. Aufl.). Weinheim: Beltz.

Petermann, F. & Petermann, U. (2012b). Intensivtherapie. *Kindheit und Entwicklung*, 21, 77–80.

Petermann, F., Petermann, U., Besier, T., Goldbeck, L., Büttner, P., Krause-Leipold, C. & Nitkowski, D. (2008). Zur Effektivität des Trainings mit aggressiven Kindern in Psychologie und Jugendhilfe. *Kindheit und Entwicklung, 17*, 182–189.

Petermann, F. & Wiedebusch, S. (2008). *Emotionale Kompetenz bei Kindern* (2., veränd. Aufl.). Göttingen: Hogrefe.

Petermann, U., Koglin, U., Petermann, F. & Hefter, P. (2010). Kompetenzaufbau durch das JobFit-Training für Schulklassen. *Psychologie in Erziehung und Unterricht, 57*, 144–152.

Petermann, U., Nitkowski, D., Polchow, D., Pätel, J., Roos, S., Kanz, F.-J. & Petermann, F. (2007). Langfristige Effekte des Trainings mit aggressiven Kindern. *Kindheit und Entwicklung, 16*, 143–151.

Petermann, U., Reinartz, H. & Petermann, F. (2002). IDL 0-2: Ein Explorationsbogen zur Identifikation differentieller Lernweg in der Sozialentwicklung. *Zeitschrift für Klinische Psychologie, Psychiatrie und Psychotherapie, 50*, 427–457.

Pine, D. S., Cohen, E., Cohen, P. & Brook, J. S. (2000). Social phobia and the persistence of conduct problems.

Journal of Child Psychology and Psychiatry and Allied Disciplines, 41, 657–665.

Posthumus, J. A., Raaijmakes, M. A. J., Maassen, G. H., von Engeland, H. & Matthys, W. (2012). Sustained effects of Incredible Years as a preventive intervention in preschool children with conduct problems. *Journal of Abnormal Child Psychology, 40*, 487–500.

Pratt, T. C. & Cullen, F. T. (2000). The empirical status of Gottfredson and Hirschi's general theory of crime: A meta-analysis. *Criminology, 38*, 931–964.

Preiser, S. & Wagner, U. (2003). Gewaltprävention und Gewaltverminderung. Qualitätskriterien für Präventions- und Interventionsprogramme. *Report Psychologie, 28*, 660–666.

Prinstein, M. J., Boergers, J. & Spirito, A. (2001). Adolescents' and their friends' health-risk behavior: Factors that alter or add to peer influence. *Journal of Pediatric Psychology, 26*, 287–298.

Raine, A. (2002). Biosocial studies of antisocial and violent behavior in children and adults: a review. *Journal of Abnormal Child Psychology, 30*, 311–326.

Raine, A., Dodge, K., Loeber, R., Gatzke-Kopp, L., Lynam, D., Reynolds, C. & Liu, J. (2006). The reactive-proactive aggression questionnaire: Differential correlates of reactive and proactive aggression in adolescent boys. *Aggressive Behavior, 32*, 159–171.

Rammstedt, B. & John, O. P. (2005). Kurzversion des Big Five Inventory (BFI-K): Entwicklung und Validierung eines ökonomischen Inventars zur Erfassung der fünf Faktoren der Persönlichkeit. *Diagnostica, 51*, 195–206.

Ratchford, M. & Beaver, K. M. (2009). Neuropsychological deficits, low self-control, and delinquent involvement. Toward a biosocial explanation of delinquency. *Criminal Justice and Behavior, 36*, 147–162.

Ravens-Sieberer, U., Wille, N., Bettge, S. & Erhart, M. (2007). Psychische Gesundheit von Kindern und Jugendlichen in Deutschland. Ergebnisse aus der BELLA-Studie im Kinder- und Jugendgesundheitssurvey (KiGGS). *Bundesgesundheitsblatt-Gesundheitsforschung-Gesundheitsschutz, 50*, 871–878.

Rees, C. & Pogarsky, G. (2011). One bad apple may not spoil the whole bunch: Best friends and adolescent delinquency. *Journal of Quantitative Criminology, 27*, 197–223.

Reimuller, A., Hussong, A. & Ennett, S. (2011). The influence of alcohol-specific communication on adolescent alcohol use and alcohol-related consequences. *Prevention Science, 12*, 389–400.

Remschmidt, H., Schmidt, M. H. & Poustka, F. (Hrsg.). (2001). *Multiaxiales Klassifikationsschema für psychische Störungen des Kindes- und Jugendalters nach ICD-10 der WHO.* (4. Aufl.). Bern: Huber.

Rhee, S. & Waldman, I. D. (2002). Genetic and environmental influences on antisocial behavior: A meta-analyses of twin and adoption studies. *Psychological Bulletin*, 128, 490–529.

Rhee, S. H., Willcutt, E. G., Hartman, C. A., Pennington, B. F. & DeFries, J. C. (2008). Test of alternative hypotheses explaining the comorbidity between attention-deficit/hyperactivity disorder and conduct disorder. *Journal of Abnormal Child Psychology, 36*, 29–40.

Rhodes, S. M., Park, J., Seth, S. & Coghill, D. R. (2012). A comprehensive investigation of memory impairment in attention deficit hyperactivity disorder and oppositional defiant disorder. *Journal of Child Psychology and Psychiatry, 53*, 128–137.

Riebel, J., Jäger, R. S. & Fischer, U. C. (2009). Cyberbullyig in Germany - an exploration of prevalence, overlapping with real life Mobbing and coping strategies. *Psychology Science Quarterly, 51*, 298–314.

Rivers, I. & Noret, N. (2010). Participant roles in mobbing behavior and their association with thoughts of ending one's life. *Crisis, 31*, 143–148.

Roberton, T., Daffern, M. & Bucks, R. S. (2012). Emotion regulation and aggression. *Aggression and Violent Behavior, 17*, 72–82.

Rothmund, T., Gollwitzer, M. & Klimmt, C. (2011). Of virtual victims and victimized virtues: differential effects of experienced aggression in video games on social cooperation. *Personality and Social Psychology Bulletin, 37*, 107–119.

Rowe, R., Costello, E. J., Angold, A., Copeland, W. E. & Maughan, B. (2010). Developmental pathways in oppositional defiant disorder and conduct disorder. *Journal of Abnormal Psychology, 119*, 726–738.

Rücker, S., Petermann, U., Büttner, P. & Petermann, F. (2009). Zur Wirksamkeit ambulanter und teilstationärer Jugendhilfemaßnahmen. *Zeitschrift für Kinder- und Jugendpsychiatrie und Psychotherapie, 37*, 551–558.

Rueger, S. Y., Malecki, C. K. & Demaray, M. K. (2011). Stability of peer victimization in early adolescence: Effects of timing and duration. *Journal of School Psychology, 49*, 443–464.

Runions, K. C. & Keating, D. P. (2007). Young children's social information processing: Family antecedents and behavioral correlates. *Developmental Psychology, 43*, 838–849.

Rutter, M. (2006). *Genes and behavior.* Oxford, UK: Blackwell Publishing.

Rutter, M. (2009). Understanding and testing risk mechanisms for mental disorders. *Journal of Child Psychology and Psychiatry, 50*, 44–52.

Rutter, M. & Sroufe, L. A. (2000). Developmental psychopathology: Concepts and challenges. *Development and Psychopathology, 12*, 265–296.

Ryan, W. & Smith, J. D. (2009). AntiMobbing programs in schools: How effective are evaluation practices? *Prevention Science, 10*, 248–259.

Sakai, J. T., Stallings, M. C., Crowley, T. J., Gelhorn, H. L., McQueen, M. B. & Ehringer, M. A. (2010). Test of association between GABRA2 (SNP rs279871) and adolescent conduct/alcohol use disorders utilizing a sample of clinic referred youth with serious substance and conduct problems, controls and available first degree relatives. *Drug and Alcohol Dependence, 106*, 199–203.

Salekin, R. T., Neumann, C. S., Leistico, A. M. R. & Zalot, A. A. (2004). Psychopathy in youth and intelligence: An investigation of Cleckley's hypothesis. *Journal of Clinical Child and Adolescent Psychology, 33*, 731–742.

Salmivalli, C. (2010). Mobbing and the peer group: A review. *Aggression and Violent Behavior, 15*, 112–120.

Salmivalli, C. & Nieminen, E. (2002). Proactive and reactive aggression among school bullies, victims, and bully-victims. *Aggressive Behavior, 28*, 30–44.

Salmivalli, C. & Peets, K. (2008). Bullies, victims and bully-victim relationships. In K. Rubin, W. Bukowski & B. Lauren (Eds.), *Handbook of peer interactions, relationships, and groups (S. 322–340)*. New York: Guil-ford.

Salmivalli, C., Ojanen, T., Haanpaa, J. & Peets, K. (2005). „I'm OK but you're not" and other peer-relational schemas: Explaining individual differences in children's social goals. *Developmental Psychology, 41*, 363–375.

Sanders, M. R. (1999). The Triple P-Positive Parenting Program: Towards an empirically validated multi-level parenting and family support strategy for the prevention and treatment of child behaviour and emotional problems. *Child and Family Psychology Review, 2*, 71–90.

Sanders, M. R. (2012). Development, evaluation, and multinational dissemination of the Triple P-Positive Parenting Program. In S. Nolen-Hoeksema (Ed.), *Annual Review of Clinical Psychology, 8*, 345–379.

Sanders, M. R., Markie-Dadds, C., Tully, L. A. & Bor, W. (2000). The Triple P-Positive Parenting Program: A comparison of enhanced, standard and self-directed behavioral family intervention for parents of children with early onset conduct problems. *Journal of Consulting and Clinical Psychology, 68*, 624–640.

Saß, H., Wittchen, H.-U., Zaudig, M. & Houben, I. (Hrsg.) (2003). *Diagnostisches und Statistisches Manual Psychischer Störungen - Textrevision - DSM-IV-TR*. Göttingen: Hogrefe.

Schäfer, M., Hörmann, C. & Zihl, J. (2006). *Fragebogen zur Erfassung der Mitschülerrollen im Grundschulalter.Modifizierte Version des Participant Role Questionnaire (Salmivalli, 2000)*. Verfügbar unter: http://www.psy.lmu.de/mobbing/instrumente.html [20.11.2012].

Scheithauer, H., Hayer, T. & Petermann, F. (2003). *Bullying unter Schülern*. Göttingen: Hogrefe.

Scheithauer, H. & Petermann, F. (2010). Entwicklungsmodelle aggressiv-dissozialen Verhaltens und ihr Nutzen für Prävention und Behandlung. *Kindheit und Entwicklung, 19*, 209–217.

Schick, A. & Cierpka, M. (2006). Evaluation des Faustlos-Curriculums für den Kindergarten. *Praxis der Kinderpsychologie und Kinderpsychiatrie, 55*, 459–474.

Schlack, R., Hölling, H. & Petermann, F. (2009). Psychosoziale Risiko- und Schutzfaktoren bei Kindern und Jugendlichen mit Gewalterfahrungen. *Psychologische Rundschau, 60*, 137–151.

Schlack, R., Hölling, H., Erhart, M., Petermann, F. & Ravens-Sieberer, U. (2010). Elterliche Psychopathologie, Aggression und Depression bei Kindern und Jugendlichen. *Kindheit und Entwicklung, 19*, 228–238.

Schmeck, K. & Poustka, F. (2000). Biologischen Grundlagen von impulsiv-aggressivem Verhalten. *Kindheit und Entwicklung, 9*, 3–13.

Schmidt, M. H., Petermann, F. & Schipper, M. (2012). Epigenetik - Revolution der Entwicklungspsychopathologie? *Kindheit und Entwicklung, 21*, 245–253.

Schonberg, M. A. & Shaw, D. S. (2007). Do the predictors of child conduct problems vary by high- and low-levels of socio-economic and neighbourhood risk? *Clinical Child and Family Psychology Review, 10*, 101–136.

Schwartz, D., Dodge, K. A., Pettit, G. S. & Bates, J. E. (1997). The early socialization of aggressive victims of mobbing. *Child Development, 68*, 665–675.

Schwebel, D. C., Severson, J., Ball, K. K. & Rizzo, M. (2006). Individual difference factors in risky driving: The roles of anger/hostility, conscientiousness, and sensation-seeking. *Accident Analysis and Prevention, 38*, 801–810.

Schwenck, C., Mergenthaler, J., Keller, K., Zech, J., Salehi, S., Taurines, R., Romanos, M., Schecklmann, M., Schneider, W., Warnke, A. & Freitag, C. M. (2012). Empathy in children with autism and conduct disorder: group-specific profiles and developmental aspects. *Journal of Child Psychology and Psychiatry, 53*, 651–659.

Scott, S., Knapp, M., Henderson, J. & Manghan, B. (2001). Financial cost of social exclusion: Follow up study of antisocial children into adulthood. *British Medical Journal, 323*, 191–194.

Sevecke, K. & Krischer, M. K. (2013). *Die Psychopathy-Checkliste für Jugendliche, deutsche Übersetzung*. Göttingen: Hogrefe.

Sevecke, K., Krischer, M. K., Walger, P., Lehmkuhl, G. & Flechtner, H. (2006). *Erfassung von Persönlichkeitsdimensionen der Psychopathy nach Hare bei der strafrechtlichen Begutachtung von Jugendlichen*. Köln: Manuskript.

Sevecke, K., Lehmkuhl, G. & Krischer, M. (2011). Epidemiologische Daten zu Persönlichkeitsdimensionen der Psychopathy bei Jungen und Mädchen. *Zeitschrift für Kinder- und Jugendpsychiatrie und Psychotherapie, 39*, 9–21.

Shields, A. & Cicchetti, D. (2001). Parental maltreatment and emotion dysregulation as risk factors for bullying and victimization in middle childhood. *Journal of Clinical Child Psychology, 30*, 349–363.

Shure, M. B. (1992). *I can problem solve. An interpersonal cognitive problem-solving program*. Champaign: Research Press.

Sijtsema, J. J., Lindenberg, S. M. & Veenstra, R. (2010). Do they get what they want or are they stuck with what they can get? Testing homophily against default selection for friendships of highly aggressive boys. The TRAILS Study. *Journal of Abnormal Child Psychology, 38*, 803–813.

Sjoberg, R. L., Ducci, F., Barr, C. S., Newman, T. K., Dell'Osso, L., Virkkunen, M. & Goldman, D. (2008). A non-additive interaction of a functional MAO-A VNTR and testosterone predicts antisocial behavior. *Neuropsychopharmacology, 33*, 425–430.

Slater, M. D., Henry, K. L., Swaim, R. C. & Anderson, L. L. (2003). Violent media content and aggressiveness in adolescents: a downward spiral model. *Communication Research, 30*, 713–736.

Slutske, W. S., Heath, A. C., Dinwiddie, S. H., Madden, P. A. F., Bucholz, K. K., Dunne, M. P., Statham, D. J. & Martin, N. G. (1998). Common genetic risk factors for conduct disorder and alcohol dependence. *Journal of Abnormal Psychology, 107*, 363–374.

Smith, P. K., Cowie, H., Olafsson, F. & Liefooghe, P. D. (2002). Definitions of mobbing: A comparison of terms used, and age and gender differences in a fourteen-country international comparison. *Child Development, 73*, 1119–1133.

Smith, P. K., Madsen, K. C. & Moody, J. C. (1999). What causes the age decline in reports of being bullied at school? Towards a developmental analysis of risks of being bullied. *Educational Research, 41*, 267–285.

Smith, P., Waterman, M. & Ward, N. (2006). Driving aggression in forensic and non-forensic populations: Relationships to self-reported levels of aggression, anger and impulsivity. *British Journal of Psychology, 97*, 387–403.

Sobanski, E. (2006). Psychiatric comorbidity in adults with attention-deficit/hyperactivity disorder (ADHD). *European Archives of Psychiatry and Clinical Neuroscience, 256*, i26–i31.

Sobell, M. B. & Sobell, L. (2004). The role of low risk drinking in the treatment of alcohol problems: A commentary. *Verhaltenstherapie, 14*, 127–131.

Sommerfeld, P. (2006). Erlebnisorientierung/Erlebnispädagogik. In B. Dölllinger & J. Raithel (Hrsg.), *Aktivierende Sozialpädagogik - Ein kritisches Glossar (S. 109–126)*. Wiesbaden: Verlag für Sozialwissenschaften.

Sousa, C., Herrenkohl, T. I., Moylan, C. A., Tajima, E. A., Klika, J. B., Herrenkohl, R. C. & Russo, M. J. (2011). Longitudinal study on the effects of child abuse and children's exposure to domestic violence, parent-child attachments, and antisocial behavior in adolescence. *Journal of Interpersonal Violence, 26*, 111–136.

Sroufe, L. A. (1997). Psychopathology as an outcome of development. *Development and Psychopathology, 9*, 251–268.

Stadler, C., Kröger, A., Clement, H.-W. & Grasmann, D. (2012). Störungen des Sozialverhaltens: Wirksamkeit des intensivtherapeutischen Ansatzes VIA. *Kindheit und Entwicklung, 21*, 103–113.

Statistisches Bundesamt (2011). *Verkehrsunfälle - Unfälle von 18-24-Jährigen im Straßenverkehr*. Wiesbaden: Statistisches Bundesamt.

Stein, L. A. R., Hesselbrock, V. & Bukstein, O. G. (2008). Conduct disorder and oppositional defiant disorder and adolescent substance use disorders. In Y. Kaminer & O. B. Bukstein (Eds.), *Adolescent substance abuse: Psychiatric comorbidity and high-risk behaviors* (S. 163–194). New York: Routledge.

Steinberg, L. (2010). A dual systems model of adolescent risk-taking. *Developmental Psychobiology, 52*, 216–224.

Sterzer, P. & Stadler, C. (2009). Neuroimaging of aggressive and violent behaviour in children and adolescents. *Frontiers in Behavioral Neuroscience, 3, Art. 35.*

Stickle, T. R., Kirkpatrick, N. M. & Brush, L. N. (2009). Callous-unemotional traits and social information processing: Multiple risk-factor models for understanding aggressive behavior in antisocial youth. *Law and Human Behavior, 33*, 515–529.

Strasburger, V. C. (2009). Children, adolescents and the media: what we know, what we don't know and what we need to find out (quickly!). *Archives of Disease in Childhood, 94*, 655–657.

Straus, M., Hamby, S. & Warren, W. (2003). *The conflict tactics scales handbook*. Los Angeles: Western Psychology Society.

Strohmeier, D., Wagner, P., Spiel, C. & von Eye, A. (2010). Stability and constancy of bully-victim behavior. Looking at variables and individuals. *Journal of Psychology, 218*, 185–193.

Sung, M. J., Erkanli, A., Angold, A. & Costello, E. J. (2004). Effects of age at first substance use and psychiatric comorbidity on the development of substance use disorders. *Drug and Alcohol Dependence, 75*, 287–299.

Tarter, R. E., Kirisci, L., Mezzich, A., Cornelius, J. R., Pajer, K., Vanyukov, M., Gardner, W., Blackson, T. & Clark, D. (2003). Neurobehavioral disinhibition in childhood predicts early age at onset of substance use disorder. *American Journal of Psychiatry, 160*, 1078–1085.

Tasca, L., 2000. *A review of the literature on aggressive driving* [Internet]. Verfügbar unter: http://www.aggressive.drivers.com/papers/tasca/tasca.pdf [13.11.2012].

Taub, J. (2002). Evaluation of the Second Step Violence Prevention Program at a rural elementary school. *School Psychology Review, 31*, 186–200.

Teisl, M. & Cicchetti, D. (2008). Physical abuse, cognitive and emotional processes, and aggressive/disruptive behavior problems. *Social Development, 17*, 1–23.

Teng, S. K., Chong, G. Y., Siew, A. S. & Skoric, M. M. (2011). Grand theft auto IV comes to singapore: effects of repeated exposure to violent video games on aggression. *Cyberpsychology, Behavior, and Social Networking, 14, 597-602.*

Thomas, A. & Chess, S. (1977). *Temperament and development*. New York: New York University Press.

Thompson, A. L., Molina, B. S. G., Pelham, W. & Gnagy, E. M. (2007). Risky driving in adolescents and young adults with childhood ADHD. *Journal of Pediatric Psychology, 32*, 745–759.

Tokunaga, R. S. (2010). Following you home from school: A critical review and synthesis of research on cyberMobbing victimization. *Computers in Human Behavior, 26*, 277–287.

Tremblay, R. E. (2010). Developmental origins of disruptive behaviour problems: The 'original sin' hypothesis, epigenetics and their consequences for prevention. *Journal of Child Psychology and Psychiatry, 51,* 341–367.

Tremblay, R. E., LeMarquand, D. & Vitaro, F. (1999). The prevention of oppositional defiant disorder and conduct disorder. In H. C. Quay & A. E. Hogan (Eds.), *Handbook of disruptive behavior disorders* (S. 525–555). New York: Kluwer Academic/Plenum Publishers.

Tremblay, R. E., Nagin, D. S., Seguin, J. R., Zoccolillo, M., Zelazo, P. D., Boivin, M., Perusse, D. & Japel, C. (2004). Physical aggression during early childhood: Trajectories and predictors. *Pediatrics, 114,* E43-E50.

Tremblay, R. E., Vitaro, F., Nagin, D., Pagani, L. & Séguin J. R. (2001). The Montreal Longitudinal and Experimental Study. Rediscovering the power of descriptions. In T. P. Thornbery & M. D. & Krohn (Eds.), *Taking stock of delinquency: An overview of findings from contemporary longitudinal studies* (S. 205–254). New York: Kluwer/Plenum.

Ttofi, M. M., Farrington, D. P., Lösel, F. & Loeber, R. (2011). The predictive efficiency of school mobbing versus later offending: A systematic/meta-analytic review of longitudinal studies. *Criminal Behaviour and Mental Health, 21,* 80–89.

Unnever, J. D. (2005). Bullies, aggressive victims, and victims: Are they distinct groups? *Aggressive Behavior, 31,* 153–171.

Unnever, J. D. & Cornell, D. G. (2003). Mobbing, self-control and ADHD. *Journal of Interpersonal Violence, 18,* 129–147.

Unnever, J. D. & Cornell, D. G. (2004). Middle school victims of mobbing: Who reports being bullied? *Aggressive Behavior, 30,* 373–388.

Unsworth, G., Devilly, G. & Ward, T. (2007). The effect of playing violent video games on adolescents: should parents be quaking in their boots? *Psychology, Crime and Law, 13,* 383–394.

van Lier, P. A. C. & Crijnen, A. A. (2005). Trajectories of peer-nominated aggression: Risk status, predictors and outcomes. *Journal of Abnormal Child Psychology, 33,* 99–112.

van Lier, P. A. C., van der Ende, J., Koot, H. M. & Verhulst, F. C. (2007). Which better predicts conduct problems? The relationship of trajectories of conduct problems with ODD and ADHD symptoms from childhood into adolescence. *Journal of Child Psychology and Psychiatry, 48,* 601–608.

Vanlaar, W., Simpson, H., Mayhew, D. & Robertson, R. (2008). Aggressive driving: A survey of attitudes, opinions and behaviors. *Journal of Safety Research, 39,* 375–381.

Vassallo, S., Smart, D., Sanson, A., Cockfield, S., Harris, A., McIntyre, A. & Harrison, W. (2008). Risky driving among young Australian drivers II: Co-occurrence with other problem behaviours. *Accident Analysis Prevention, 40,* 376–386.

Veenstra, R., Lindenberg, S., Verhulst, F. C. & Ormel, J. (2009). Childhood-limited versus persistent antisocial behavior: Why do some recover and others do not? The TRAILS Study. *Journal of Early Adolescence, 29,* 718–742.

Viding, E., Blair, R. J. R., Moffitt, T. E. & Plomin, R. (2005). Evidence for substantial genetic risk for psychopathy in 7-year-olds. *Journal of Child Psychology and Psychiatry, 46,* 592–597.

Viding, E., Jones, A. P., Paul, J. F., Moffitt, T. E. & Plomin, R. (2008). Heritability of antisocial behaviour at 9: Do callous-unemotional traits matter? *Developmental Science, 11,* 17–22.

Viding, E. & McCrory, E. J. (2012). Why should we care about measuring callous-unemotional traits in children? *British Journal of Psychiatry, 200,* 177–178.

Villieux, A. & Delhomme, P. (2010). Driving anger and its expressions: Further evidence of validity and reliability for the driving anger expression inventory French adaptation. *Journal of Safety Research, 41,* 417–422.

Vingilis, E., Smart, R. G., Mann, R. E., Paglia-Boak, A., Stoduto, G. & Adlaf, E. M. (2011). Prevalence and correlates of street racing among Ontario high school students. *Traffic Injury Prevention, 12,* 443–450.

Vitale, J. E., Newman, J. P., Bates, J. E., Goodnight, J., Dodge, K. A. & Pettit, G. S. (2005). Deficient behavioral inhibition and anomalous selective attention in a community sample of adolescents with psychopathic traits and low-anxiety traits. *Journal of Abnormal Child Psychology, 33,* 461–470.

Vitiello, B. & Stoff, D. M. (1997). Subtypes of aggression and their relevance to child psychiatry. *Journal of the American Academy of Child and Adolescent Psychiatry, 36,* 307–315.

von Grünigen, R., Perren, S., Nägele, C. & Alsaker, F. D. (2010). Immigrant children's peer acceptance and victimization in kindergarten: The role of local language competence. *British Journal of Developmental Psychology, 28,* 679–697.

von Marées, N. & Petermann, F. (2008). Erhebung von Mobbing im Kindergarten- und Grundschulalter: Ein Review. *Psychologie in Erziehung und Unterricht, 55,* 161–174.

von Marées, N. & Petermann, F. (2009). Förderung sozial-emotionaler Kompetenzen im Grundschulalter. *Kindheit und Entwicklung, 18,* 244–253.

von Marées, N. & Petermann, F. (2010a). Mobbing in German primary schools: Gender differences, age trends and influence of parents' migration and educational backgrounds. *School Psychology International, 31,* 178–198.

von Marées, N. & Petermann, F. (2010b). *Mobbing- und Viktimisierungsfragebogen (BVF). Kinderversion und Lehrerversion.* Göttingen: Hogrefe.

von Marées, N., & Petermann, F. (2010c). Effektivität des Verhaltenstrainings in der Grundschule zur Förderung sozialer Kompetenz und Reduktion von Verhaltensproblemen. *Praxis der Kinderpsychologie und Kinderpsychiatrie, 59,* 224–241.

Vreeman, R. D. & Carroll, A. E. (2007). A systematic review of school-based interventions to prevent mobbing. *Archives of Pediatric and Adolescent Medicine, 161*, 78–88.

Wadepohl, H., Koglin, U., Vonderlin, E. & Petermann, F. (2011). Förderung sozial-emotionaler Kompetenz im Kindergarten. *Kindheit und Entwicklung, 20*, 219–228.

Wagenaar, A. C., Tobler, A. L. & Komro, K. A. (2010). Effects of alcohol tax and price policies on morbidity and mortality: A systematic review. *American Journal of Public Health, 100*, 2270–2278.

Wagner, M. K. (2001). Behavioral characteristics related to substance abuse and risk-taking, sensation-seeking, anxiety sensitivity, and self-reinforcement. *Addictive Behaviors, 26*, 115–120.

Wakschlag, L. S., Tolan, P. H. & Leventhal, B. L. (2010). Research Review: 'Ain't misbehavin': Towards a developmentally-specified nosology for preschool disruptive behavior. *Journal of Child Psychology and Psychiatry, 51*, 3–22.

Waldman, I. D., Tackett, J. L., Van Hulle, C. A., Applegate, B., Pardini, D., Frick, P. J. & Lahey, B. B. (2011). Child and adolescent conduct disorder substantially shares genetic influences with three socioemotional dispositions. *Journal of Abnormal Psychology, 120*, 57–70.

Wang, J., Nansel, T. R. & Iannotti, R. J. (2011). Cyber and traditional mobbing: Differential association with depression. *Journal of Adolescent Health, 48*, 415–417.

Ward, T. & Eccleston, L. (2004). Risk, responsivity, and the treatment of offenders: Introduction to the special issue. *Psychology, Crime and Law, 10*, 223–227.

Ward, T. & Maruna, S. (2007). *Rehabilitation. Beyond the risk paradigm*. New York: Routledge.

Ward, T. & Stewart, C. (2003). Criminogenic needs and human needs: A theoretical model. *Psychology, Crime and Law, 9*, 125–143.

Ward, T., Melser, J. & Yates, P. M. (2007). Reconstructing the Risk-Need-Responsivity Model: A theoretical elaboration and evaluation. *Aggression and Violent Behavior, 12*, 208–228.

Ward, T., Yates, P. M. & Willis, G. M. (2012). The Good Lives Model and the Risk Need Responsivity Model. A critical response to Andrews, Bonta, and Wormith (2011). *Criminal Justice and Behavior, 39*, 94–110.

Waschbusch, D. A. & Willoughby, M. T. (2008). Attention-deficit/hyperactivity disorder and callous-unemotional traits as moderators of conduct problems when examining impairment and aggression in elementary school children. *Aggressive Behavior, 34*, 139–153.

Weaver, I. C. G., Meaney, M. J. & Szyf, M. (2006). Maternal care effects on the hippocampal transcriptome and anxiety-mediated behaviors in the offspring that are reversible in adulthood. *Proceedings of the National Academy of Sciences of the United States of America, 103*, 3480–3485.

Webster-Stratton, C. (2005). The Incredible Years: A training series for the prevention and treatment of conduct problems in young children. In E. D. Hibbs & P. S. Jensen (Eds.), *Psychosocial treatments for child and adolescent disorders: Empirically based strategies for clinical practice* (2nd ed., S. 507–555). Washington: American Psychological Association.

Webster-Stratton, C. & Taylor, T. (2001). Nipping early risk factors in the bud: preventing substance abuse, delinquency, and violence in adolescence through interventions targeted at young children (0-8 years). *Prevention Science, 2*, 165–192.

Webster-Stratton, C., Reid, M. J. & Hammond, M. (2001). Preventing conduct problems, promoting social competence: A parent and teacher training partnership in Head Start. *Journal of Clinical Child Psychology, 30*, 283–302.

Webster-Stratton, C., Reid, M. J. & Hammond, M. (2004). Treating children with early-onset conduct problems: Intervention outcomes for parent, child and teacher training. *Journal of Clinical Child and* Adolescent Psychology, *33*, 105-124.

Webster-Stratton, C., Reid, M. J. & Stoolmiller, M. (2008). Preventing conduct problems and improving school readiness: Evaluation of the Incredible Years Teacher and Child Training Programs in high-risk schools. *Journal of Child Psychology and Psychiatry, 49*, 471–488.

Weidner, J. (2008). *Anti-Aggressivitäts-Training für Gewalttäter*. Bad Godesberg: Forum Verlag.

Weidner, J. (2011). Das Anti-Aggressivitäts-Training (AAT) zur Behandlung gewalttätiger Intensivtäter. In A. Boeger (Hrsg.), *Jugendliche Intensivtäter* (S. 85–110). Wiesbaden: Verlag für Sozialwissenschaften.

White, J. L., Moffitt, T. E. & Silva, P. A. (1989). A prospective replication of the protective effects of IQ in subjects at high-risk for juvenile-delinquency. *Journal of Consulting and Clinical Psychology, 57*, 719–724.

White, R. & Renk, K. (2012). Externalizing behavior problems during adolescence: An ecological perspective. *Journal of Child and Family Studies, 21*, 158–171.

Wilens, T. E., Martelon, M., Kruesi, M. J. P., Parcell, T., Westerberg, D., Schillinger, M., Gignac, M. & Bierman, J. (2009). Does conduct disorder mediate the development of substance use disorders in adolescents with bipolar disorder? A case-control family study. *Journal of Clinical Psychiatry, 70*, 259–265.

Wilkowski, B. M. & Robinson, M. D. (2008). The cognitive basis of trait anger and reactive aggression: An integrative analysis. *Personality and Social Psychology Review, 12*, 3–21.

Wilkowski, B. M., Robinson, M. D. & Troop-Gordon, W. (2010). How does cognitive control reduce anger and aggression? The role of conflict monitoring and forgiveness processes. *Journal of Personality and Social Psychology, 98*, 830–840.

Wilson, D. B., MacKenzie, D. L. & Mitchel, F. N. (2008). Effects of correctional boot camps on offending. *Campbell Systematic Reviews*. Verfügbar unter: http://www.campbellcollaboration.org/library.php. (Zugriff am 28.11.2012).

Wilson, S. J. & Lipsey, M. W. (2000). Wilderness challenge programs for delinquent youth: a meta-analysis of outcome evaluations. *Evaluation and Program Planning, 23*, 1–12.

Wilson, S. J. & Lipsey, M. W. (2007). School-based interventions for aggressive and disruptive behavior - Update of a meta-analysis. *American Journal of Preventive Medicine, 33*, S130–S143.

Wilson, S. J., Lipsey, M. W. & Derzon, J. H. (2003). The effects of school-based intervention programs on aggressive behavior: A meta-analysis. *Journal of Consulting and Clinical Psychology, 71*, 136–149.

Wittchen, H.-U., Nelson, C.B. & Lachner, G. (1998). Prevalence of mental disorders and psychosocial impairments in adolescents and young adults. *Psychological Medicine, 28*, 109–126.

Witthöft, J., Koglin, U. & Petermann, F. (2010). Zur Komorbidität von aggressivem Verhalten und ADHS. *Kindheit und Entwicklung, 19*, 218–227.

Witthöft, J., Koglin, U. & Petermann, F. (2011). Neuropsychologische Korrelate aggressiv-dissozialen Verhaltens. *Zeitschrift für Psychiatrie, Psychologie und Psychotherapie, 59*, 11–23.

Wolff, J. C. & Ollendick, T. H. (2006). The comorbidity of conduct problems and depression in childhood and adolescence. *Clinical Child and Family Psychology Review, 9*, 201–220.

Wolke, D., Woods, S. & Samara, M. (2009). Who escapes or remains a victim of mobbing in primary school? *British Journal of Developmental Psychology, 27*, 835–851.

Wong, S. (2000). Psychopathic offenders. In S. Hodgins & R. Müller-Isberner (Eds.), *Violence, Crime and mentally disordered offenders: Concept and methods for effective treatment and prevention* (S. 87-112). Chichester: Wiley.

Wong, S. & Hare, R. (2003). *Program guidelines for the institutional treatment of violent psychopathic offenders.* Toronto: Multi-Health Systems.

Woolfenden, S., Williams, K. J. & Peat, J. (2001). Family and parenting interventions in children and adolescents with conduct disorder and delinquency aged 10–17. *Cochrane Database of Systematic Reviews, Issue 1.*

Wootton, J. M., Frick, P. J., Shelton, K. K. & Silverthorn, P. (1997). Ineffective parenting and childhood conduct problems: The moderating role of callous-unemotional traits. *Journal of Consulting and Clinical Psychology, 65*, 292–300.

World Health Organization and International Society for Prevention of Child Abuse and Neglect (2006). *Preventing child maltreatment: A guide to taking action and generating evidence.* Genf: WHO Press.

Xie, H. L., Drabick, D. A. G. & Chen, D. A. E. (2011). Developmental trajectories of aggression from late childhood through adolescence: Similarities and differences across gender. *Aggressive Behavior, 37*, 387–404.

Yoshikawa, H. (1994). Prevention as cumulative protection: Effects of early family support and education on chronic delinquency and its risks. *Psychological Bulletin, 115*, 28–54.

Young, S. E., Smolen, A., Hewitt, J. K., Haberstick, B. C., Stallings, M. C., Corley, R. P. & Crowley, T. J. (2006). Interaction between MAO-A genotype and maltreatment in the risk for conduct disorder: Failure to confirm in adolescent patients. *American Journal of Psychiatry, 163*, 1019–1025.

Zernicke, K. A., Cantrell, H., Finn, P. R. & Lucas, J. (2010). The association between earlier age of first drink, disinhibited personality, and externalizing psychopathology in young adults. *Addictive Behaviors, 35*, 414–418.

Zins, J. E., Weissberg., R. P., Wang, M. C., & Walberg, H. J. (Eds). (2004). *Building academic success on social and emotional learning: What does the research say?* New York, NY: Teachers College Press.

Zuckerman, M. (1979). *Sensation seeking: Beyond the optimal level of arousal.* Hillsdale: Erlbaum.

Zuckerman, M. (2006). *Sensation seeking and risky behavior.* Washington, DC: American Psychological Association.

Zuckerman, M., Eysenck, S. B. & Eysenck, H. J. (1978). Sensation seeking in England and America: Cross-cultural, age, and sex comparisons. *Journal of Consulting and Clinical Psychology, 46*, 139–149.

Stichwortverzeichnis

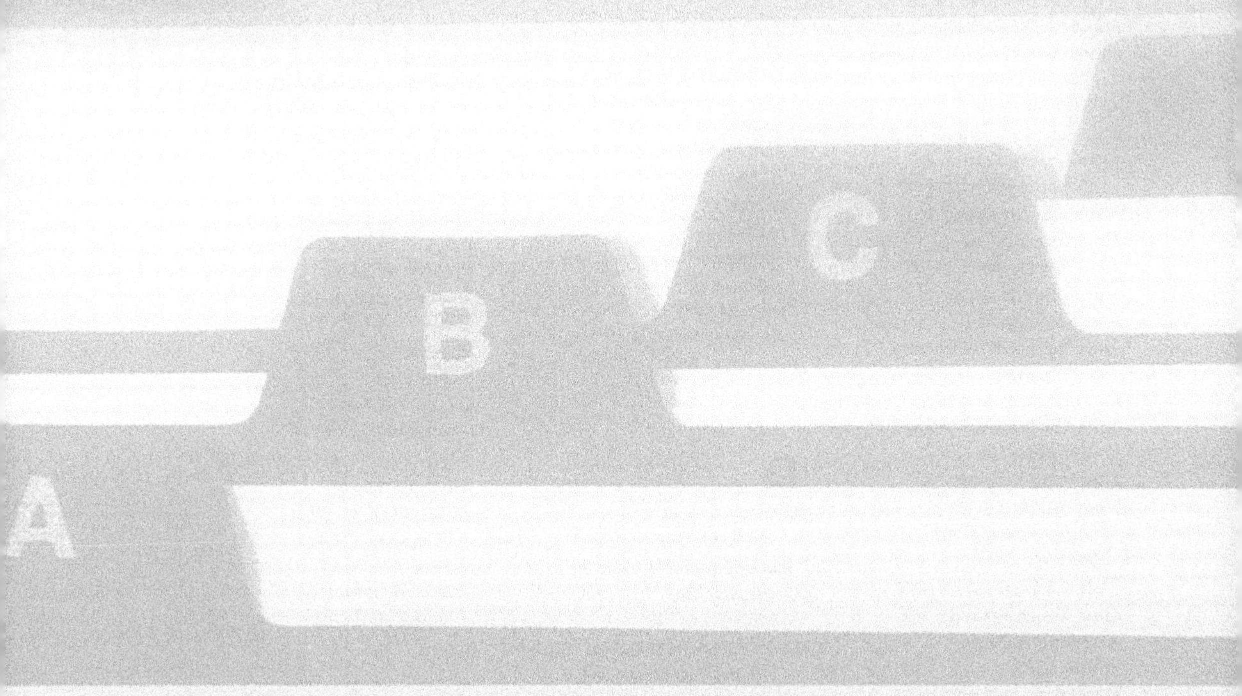

A

B

C

D

E

F

N

O

P

R

S

T

U

V

W

Z